全国教育科学"十三五"教育部重点课题研究资助项目
浙江省哲学社会科学规划课题研究资助项目
浙江传媒学院科研启动基金资助项目

许志红 著

Culture：An Underlying Factor in Counseling Psychology

心理咨询 的文化性研究

U0347655

科学出版社

北京

内 容 简 介

心理咨询的独特性质决定着心理咨询研究不可能脱离具体的文化背景。文化应成为检视心理咨询的视角和推动心理咨询创新的途径。

本书以文化学视角，把心理咨询纳入到特定的文化框架中，分析心理咨询与文化的关系，梳理心理咨询演进中的文化脉络，探讨心理咨询文化品质的元素关系，揭示心理咨询本土化的必然趋势，挖掘中国文化中的心理咨询资源，架构出心理咨询的全貌，体现出对心理咨询文化意识的积极拓展。

本书对心理学方面的学者、学生，心理咨询师，以及心理学爱好者有重要参考价值。

图书在版编目（CIP）数据

心理咨询的文化性研究 / 许志红著. —北京：科学出版社，2016.6
ISBN 978-7-03-049325-5

Ⅰ．①心… Ⅱ．①许… Ⅲ．①心理咨询-文化研究
Ⅳ．①R395.6

中国版本图书馆 CIP 数据核字（2016）第 150991 号

责任编辑：朱丽娜 刘巧巧 / 责任校对：郑金红
责任印制：张 倩 / 封面设计：楠竹文化
编辑部电话：010-64033934
E-mail：fuyan@mail.sciencep.com

科 学 出 版 社 出版
北京东黄城根北街 16 号
邮政编码：100717
http://www.sciencep.com

三河市骏杰印刷有限公司 印刷
科学出版社发行 各地新华书店经销

*

2016 年 6 月第 一 版 开本：720×1000 1/16
2016 年 6 月第一次印刷 印张：13 1/4
字数：245 000
定价：66.00 元
（如有印装质量问题，我社负责调换）

目 录

绪　论

　　心理学家艾宾浩斯曾说:"心理学有一个悠远的历史,但却有一个短暂的现在。"心理学从哲学中脱胎成为一个独立的学科之后,其发展与流变的过程中,经历着科学主义、人文主义及文化主义三种研究范式的承续、转变与超越。心理咨询作为心理学中的一门应用学科,对心理学的借鉴与应用是其主要的理论来源。从19世纪末到20世纪初的经典精神分析发展至今,心理咨询流派纷呈、模式更迭。心理咨询的发展流程中不可避免地渗透着心理学的研究范式。从物性到人性、从定量到定性,从文化迟钝到文化敏感,心理咨询在发展的道路中渐渐彰显出文化的意蕴,表征出心理咨询的内在属性。

　　心理学在发展过程中出现了对文化的迷失现象。从心理学成为一门独立学科之始,就极力划清与哲学的界线,冯特就用直接经验将心灵意识这些形而上的"玄思"变成了形而下的可经验的东西。之后,心理学以相对成熟的自然科学为参照,极力将自己融入自然科学之林。科学主义研究范式为心理学成为一门学科,为其发展与繁荣做出了巨大的贡献,但也不可避免地陷入了研究的困境。科学主义心理学所秉承的研究法则,将人的心理整体性分割得支离破碎,罢黜了人的主动性、能动性,将人的心理量化,而通过实验和统计得出的数据,更无法解释与社会、与文化相连的深层次的心理问题。心理学成为一门没有心理的科学,在发展的道路上与其初衷背道而驰。

　　人文主义范式下的心理学在高压之下去弊和拯救心理学。它认为人是"一种正在成长的存在,重视人的后天生成性、自主自为性及动态性,将人的意识、主观性、人格、自我实现作为主题,实现超越生命本质的价值。通过人的生命活动实现整个存在的一体化,发挥存在本身蕴涵的内在潜能"(郑荣双,2002)。人文主义心理学采用质性的方法,对复杂、多面、多元、动态的人类心理加以注释,反映出从物化到人化的回归。虽然人文主义心理学更接近对人性的探索,但因缺乏实证手段,带来研究结论的神秘性、主观性和价值模糊性,自身彰显的悖论也使其处于两难境地。

从科学心理学与人文心理学理论的意蕴来审视，它们在漫长的发展历程中都出现了"文化色盲"，把人的心理从文化中抽离出来加以研究，剥离了人与文化的统一性。其又都过分注重人的超验性与先验性，剔除了人的经验性在心理发展中的作用，无形中割裂了人与社会之间的连续性、生成性及内在关联性。西方心理学无法承受科学之重而陷入研究的瓶颈。20世纪60～70年代，心理学家意识到心理学的文化历史特性，试图在文化视阈中找寻心理学发展与建设的希望之路。"以文化为中心的观点，为心理学引入了一个新的范式，与旧的范式相比，新范式理解描述重于测量；预测结果重于因果推论；社会意义重于统计意义；语言和话语重于数字还原。在整体论而非原子论的观照下，更重视特殊性和主体的解释性。"（Pedersen，2001）文化范式下的心理学认为心理学的研究应涉及文化因素，一切心理知识只有在特定的历史与文化中才有价值。这种研究范式弥合了科学心理学与人文心理学对文化的漠视，接近人的深层心理而显现出更大的合理性。心理学研究考虑文化因素，这一观念已经得到心理学家们的普遍认同。近年来，心理学期刊中以文化为研究主题的文章数量显著增加。在现代心理学或其他力图研究人类行为的科学领域，文化对于理解人类行为所有方面的重要性已无可非议。文化在心理学研究中具有重要的地位和作用，已被普遍接受而成为心理学研究中的常识。

心理学的文化缺失影响到心理咨询对文化的忽视。"科学主义心理治疗范式包括行为疗法和认知疗法的诸种治疗形式。人文主义心理治疗范式主要包括个人中心疗法、意义疗法、格式塔疗法等。"（汪新建，周静，2002）在科学主义范式下，心理咨询被看成是一种严格的科学研究实践活动，是一种能为科学方法所证实的、缜密的与价值无涉的逻辑过程。例如，行为主义咨询模式认为，人的心理障碍是人在环境中学习到的错误行为，咨询的关键就是重视外部行为和环境的改善，没有必要去寻找个体内部的问题；认知行为咨询模式将人看成是理性的动物，通过改善、调整、修正人的不合理信念和认知来解决问题，进而解决心理困扰。这些"行为工程师"们所孜孜追求的就是以客观与科学发展的态度、精密和确切的技术在尽可能短的时间内使来访者达到行为的变化。在这里，咨询师将来访者从环境中分离出来做微观研究，而对宏观的社会和文化弃之不顾，来访者变成一个"物"，或是一种符号，或是一种表征。

人文主义范式下的心理咨询还人以"本真"的面目，人的心理问题是自我与经验发生分歧时产生的。每个来访者都具有发现自身问题、调节控制自己并解决问题的能力，咨询师的任务就在于创造恰当的气氛，引导、调动来访者进行深入的自我探索，通过提高自我意识能力建构一个完整的自我来解决心理问题。可见，人文主义心理咨询认为影响人发展的关键因素是人本身。社会文化只是作为外部变量而存在的，来访者的内在潜能才是其解决问题的关键。人是被异己力量支配的木偶。可见，人文主义心理咨询范式表现出强烈的个体主义倾向和自然主义倾向。

科学主义心理咨询与人文主义心理咨询在研究上都表现出不足。科学主义心理咨询忽视了人与自然的根本差别，而人文主义心理咨询则忽略了人与自然之间的连续性。"它们的思想都是一种对象意识，并未超越物种逻辑，其所呈现的仍是人的抽象本质，所获得的心理图景远未完整。"（孟娟，2007）心理咨询的对象是人，心理咨询的主题也是人，咨询要围绕人的心理生活与心理价值展开。人既是一个生物存在，又是一个社会文化存在。对他的理解可以建立在不同的层面上，要将人置于社会文化的背景中，建构受特定文化制约的话语实践，这就促成了心理咨询模式的转变。

葛鲁嘉教授在《心理文化论要》一书中曾写道："我们无论持有哪一种心理学观点和站在哪一个心理学流派一边，心理学的面孔都会是一团迷雾。只有把现有心理学看做是文化传统，从文化历史高度去透视，也许才能俯瞰到心理学全貌。"（葛鲁嘉，1995）以文化为中心来考察审视人的心理问题，至少具有两层含义。第一，文化是人的一种存在方式，是人的心理的基本特征，人的心理是以特定文化传统为依托的，文化是人用自己的心灵构筑与规划的图景，心理在此中被改造，使人的心理具有新的意义、结构与功能，不必到人的文化性质之外去寻找本原。将人理解为以文化为根基的人，可以更加深入人的深层心理结构。第二，文化是心理咨询创新的途径。心理咨询的理论创新有赖于多元文化视角的对话与整合，只有借助文化之间的融通才能获得心理咨询视野的突破，文化是心理咨询研究不可逾越的维度。

心理咨询理论研究中的文化敏感。人的心理问题产生有其生物因素、个性因素，更有其形成的宏观因素——社会文化。个体的理解偏差可能来自对社会文化认知的局限，个体情感体验的冲突可能由社会文化的规范引起，社会文化中的价值观念、生活态度、家庭状态等也为心理问题的发生提供了"土壤"。美国心理学家罗杰斯（C. Rogers）认为："从孩提时代开始，个体为了获得社会关注和认可不得不接受来自社会文化的期待、准则和要求。这些是与个体的'实现倾向'相背离的，从而使得个体真实的自我发生了扭曲，扭曲的自我不能正确地对自己的经验进行选择和判断，真实的自我与经验产生疏离，于是心理病理现象就产生了。"（汪新建，王丽，2007）另一心理学家弗洛姆也指出：现代社会上的人虽然看上去很快乐，但内心极其痛苦和空虚，整天忙忙碌碌，但不知道自己真正需要的是什么。他们从剖析社会和文化入手，提出一整套新的治疗技术。虽然学者们在心理问题的产生上执著于宏观的视角，但他们将文化因素考虑进人的心理问题发生原因中，从内外两个方面寻找发生机制，也就为心理问题的诊断、估价与咨询提供了完整的资料。

心理咨询实践操作中的文化重视。心理健康服务领域对文化的关注打破了传统的生物医学模式的一枝独秀。以《精神疾病诊断统计手册》（*The Diagnostic and Statistical Manual of Mental Disorders*，DSM）为例，从其发展演变来看，心理障碍的咨询与治疗不能脱离文化而存在。DSM-Ⅰ是生物心理模式，心理治疗的方案设计是围绕理解和打开障碍的心理根源来进行的。它的心理障碍分类是病源性结构的。DSM-Ⅱ出现了模式的转变，心理障碍的诊断和治疗向疾病中心视角转变，把心理障碍确定建立在具体的大脑疾病基础上。但经过上千次的实验研究之后，心理学家们并没有发现研究结果证明具体的大脑疾病是各种心理障碍的发生原因，这就促使心理学家从生物化学领域之外寻找导致心理障碍的发生原因。1994 年出版的 DSM-Ⅳ将社会文化因素包含进了心理障碍的诊断与分类之中。其认为，"心理障碍的诊断不是围绕疾病来进行的，而是围绕着一个有思想、有感情、处在一定社会背景和文化体制中的个体来进行的，它所追求的目标也不再仅仅局限于治疗具体的心理障碍，而是更多地关注人的主体性、整体性和个性的恢复与弘扬"（付翠，汪新建，2007）。从此，心理咨询与治疗的任务走出了狭窄的医学范畴，打破了传统的生物医学模式，走上了一条生物—心理—社会的模式之路。

后现代心理咨询中的文化冲击。现代心理咨询在认识上坚持客观与主观判然二分的主张，来访者是一个面临心理问题的孤立的个体，心理问题是客观存在的，那么解决问题的方法也要客观存在，咨询中不能包含任何个人的主观态度和情感。把心理咨询看成是一种能被公认的科学方法所证实、客观且与价值无涉的逻辑过程，关注的焦点是所谓的"客观实在"或"行为机制"。现代心理咨询排斥了文化，或者说，文化是一般性的，每个成长都受到文化的影响，那么这种文化影响就可以忽略不计。后现代心理咨询以社会建构论为其认识论基础。社会建构论认为：心理不单纯是一种投射，而是一种文化建构。后现代心理咨询把来访者视为一个整体的人，一个与他人、家庭、社会交往中存在的个体。"个体存在的意义是被其所处的特定文化所规范的叙事方式和认识方式所决定的。由这种文化协商所产生的关于个体状态的解释和说明便成了生活于这个文化中的个体之'真实'的生活经验。因此，个体的同一性和同一性失调都是社会建构的产物。

有多少种文化，就有多少种心理问题。这样咨询师就自然地把更多的注意力放在对文化的分析与批评上。"（Berger and Luckman，1996）这样，心理咨询就是一种叙事而不是对心理问题的客观表征。与个人叙事相对应的是文化和背景故事，文化决定来访者的生活叙事的形貌。"咨询师的作用即是鼓励和帮助来访者对抗或摆脱压抑性的、占支配地位的话语叙述方式，让他们成为一个更为友善的、积极的生活故事的作者。"（Omer and Strenger，1992）

　　目前，对心理咨询本身的文化蕴涵少有提及，文化未能使心理咨询的研究方法和咨询方式有所改变。跨文化心理咨询、本土心理咨询等都不同程度地贯彻了文化的对象化理解方式，体现在心理观上是本质主义的，在方法论上是工具主义的。文化的纳入给心理咨询带来了转变的契机，这种转变体现在理论研究、咨询方法及科学观上。文化对于心理咨询的基本意义在于重现社会、文化、历史因素在心理咨询中的作用，打破研究方法决定研究内容的方法中心主义，恢复心理咨询中咨询师与来访者的主体性。

第一章

心理咨询与文化的关联

在心理咨询领域，层出不穷的理论与技术都试图解决一个基本问题：怎样才能更有效地使来访者发生改变？心理咨询师了解和认识来访者心理问题的途径、解释和理解心理咨询的理论、影响和干预心理行为的技术和手段，都有相应的文化形式。心理咨询的三大流派——心理动力学、认知行为主义、人本主义均强调从来访者本身寻求心理和行为的原因，忽视其心理和行为产生的文化背景和社会原因，结果只能是阻碍咨询师的正确认识。因此，从文化的框架下分析和探讨心理咨询，可以促进和推动心理咨询的发展，更有效地解决来访者的心理问题，实现咨询目标。

第一节　心理咨询与文化的概念

一、心理咨询的基本内涵与特点

（一）心理咨询的基本内涵

"咨询"在我国最早记载于《书·舜典》中："咨十有二牧。"全句可理解为"舜咨询十二州的官长"，其中的"咨"就是商量的意思。《书·舜典》又载："询于四岳。"其中的"询"就是询问的意思。英文"counseling"（心理咨询）源于拉丁语"consilium"（商讨、劝告、质疑、谈话）和古法语的"conseiller"。从中文字面理解就是一种提供信息、释疑解惑、忠告建议的活动。

心理咨询在西方心理学界则有着不同的定义，美国心理学家罗杰斯认为："心理咨询是一个过程，其辅导者与来访者的关系能给予后者一种安全感，使其可以从容地开放自己，甚至可以正视自己过去曾否定的经验，然后把那些经验融于已经改变了的自己，并作出综合。"（薛秀兰，2008）而英国心理咨询协会

（The British Association for Counseling）于 1984 年则把心理咨询定义为："心理咨询这一术语蕴涵着不同的人协同工作，或指心理咨询师与来访者之间建立可能对其有帮助的、在其危机时刻给予积极支持、对其进行精神治疗，或对其进行一定引导、协作他人解决问题的某种关系……心理咨询的任务在于给'来访者'一次机会，使之能够探究、发现和寻求一些令他活得更满足、更聪明的方法。"（约翰·麦克里奥德，2006）帕特森（C. H. Patterson）则认为："咨询是一种人际关系，在这种人际关系中，咨询人员提供一定的心理气氛或条件，使咨询对象发生变化，做出选择，解决自己的问题，并且形成一个有责任感的独立个性，从而成为更好的人和更好的社会成员。"（卡玛，2010）

我国心理学界的学者对心理咨询也做了不同的定义。《中国大百科全书·心理学》对心理咨询的定义是："一种以语言、文字或其他信息为沟通形式，对来访者予以启发、支持和再教育的心理治疗方式。其对象不是典型的精神病患者，而是有教育、婚姻、职业等心理或行为问题的人。不能合作和无法交流的患者不能作为心理咨询的直接对象，但可以通过对其亲友提供咨询指导而间接给患者以帮助。"（《中国大百科全书》编辑委员会，1985）朱智贤在他主编的《心理学大词典》中将心理咨询定义为："对心理失常的人，通过心理商谈的程序和方法，使其对自己与环境有一个正确的认识，以改变其态度与行为，并对社会生活有良好的适应。心理失常，有轻度的，有重度的，有属于机能性的，有属于机体性的。心理咨询以轻度的、属于机能性的心理失常为其范围。心理咨询的目的，就是要纠正心理上的不平衡，使个人对自己与环境重新有一个清楚的认识，改变态度和行为，以达到对社会生活有良好的适应。"（朱智贤，1989：774）车文博主编的《心理咨询百科全书》指出："心理咨询就是心理咨询者通过和来访者访谈、讨论，启发和教育他们解决各种心理问题以便使其更好地适应环境，保持心身健康。"（车文博，1991）钱铭怡认为："心理咨询是通过人际关系，运用心理学方法，帮助来访者自强自立的过程。"（钱铭怡，1994）综上，关于心理咨询的概念，可以从不同角度去认识和理解。

心理咨询是一个活动过程。"心理咨询，就是在心理方面给咨询对象以帮助、劝告、教导的过程"（朱智贤，1989：773），"是通过语言、文字等媒介，给咨询对象以帮助、启发和教育的过程"（张人骏等，1987）。心理学家黎奥尼·泰勒（Leone Tyler）认为："咨询是一种从心理上进行帮助的活动，它集中于自我同一感的成长以及按照个人意愿进行选择和作出行动的问题。"（泰勒，1958）1955 年，哈恩和米尔顿也指出，心理咨询是一个过程，是咨询师协助当事人对自己需要做的决定、计划和适应等作出解释活动。后来，泰勒、斯蒂芬、帕特森等也持此观点。从这一观点看，心理咨询着眼于帮助来访者认清自己的问题所在，而不是咨询师包办解决来访者的各种问题，其是一种"助人自助"的活动。

心理咨询是一种手段。"心理咨询是解决人们生活中各种心理问题的重要手段。"（邓明星等，1992）"心理咨询作为帮助人们缓解心理冲突、适应环境变化的手段，正日益受到社会的重视与承认。"（张小乔，1993）

心理咨询是一种人际关系。心理学家帕特森认为："咨询是一种人际关系，在这种关系中咨询人员提供一定的心理气氛或条件，使咨询对象发生变化，作出选择，解决自己的问题，并且形成一个有责任感的独立个性，从而成为更好的人和更好的社会成员。"（Patterson，1967）

心理咨询是一门专业。心理咨询有自身系统的理论体系，有一整套全面而科学的方法，有符合人道的专门的技巧，还有专门的服务机构和正在健全、完善的管理体系等。它不仅是一门专业，还将成为一门产业。因此，咨询者必须要受过严格的业务学习和专业训练，才能掌握仲裁心理危机的本领和解除心理负荷、改善认知结构的技能，才能使咨询者解决心理问题，恢复心理平衡与健康、享受美满人生（傅荣，1996）。

无论是西方还是我国心理学界都将心理咨询的性质定位于提供心理帮助、解决心理问题上。心理咨询的目的在于挖掘、培养来访者解决问题和适应心理环境及外界环境的能力，以促进其心理的健康发展。

（二）心理咨询的特点

1. 双向性

在心理咨询过程中，咨询师起着主导作用，来访者是心理咨询过程中的主体。咨询师与来访者相互影响、相互配合，使咨询活动在愉快的气氛中进行，以圆满的结局来完成，即为心理咨询的"双向性"。因此，在心理咨询过程中，一方面，来访者必须认真听取咨询师的意见，积极配合咨询师的帮助与教育；另一方面，咨询师也必须洞察来访者的心理变化，并根据其反应调节自己的帮助，调动来访者的积极性。

2. 多端性

众所周知，一个人的心理结构和心理面貌主要由四方面组成：知、情、意和行。认知是行动的先导，只有知道了怎样行动和为什么要这样行动，才有可能自觉地产生相应的行为。由于社会生活实践不同，每个人心理结构中这四方面因素所占的位置、所起的作用也就不同，其发展的不平衡就产生了某个方面的薄弱环节。因此，在心理咨询过程中，必须根据来访者的具体情况，选择最需要、最迫切的方面作为咨询工作的开端和突破口，从"晓之以理"着手，帮助其弄清事理，认识危害；从"动之以情"入手，用爱的情感沟通双方的心灵，解除心理防卫的屏障，并调整其情感；从"炼之以意"着手，使其树立信心，坚定决心，培养恒心，善始善终配合咨询过程；从"导之以行"入手，让其从事与原有心理障碍相颉颃的健康心理活动，养成良好的行为习惯。

3. 社会性

社会经济文化的兴衰、科学技术的进步及社会价值体系的变化，都会给心理咨询事业带来不同程度的影响。咨询师对于来访者的帮助也只是各种"影响源"中的一个"支流"。社会、家庭、文化等若干"支流"无时不在荡涤、浸淫着来访者的心灵。这就要求心理咨询师必须把心理咨询与社会、家庭、文化等联系起来，统一步调，协同帮助来访者。一方面，必须注意分析来访者存在心理问题的社会背景，弄清其产生心理障碍的真实原因；另一方面，在解决来访者的心理问题时，必须积极取得各方面的配合，利用与心理咨询要求一致的积极影响去克服和抵制与心理咨询要求相违背的消极影响。

4. 反复性

人的心理品质的形成与发展是渐进的。同样，不良心理品质的克服与消除也是渐进的，不可能在短时间内一蹴而就，是螺旋式上升而非直线式前进的。因此，心理咨询师要培养仔细、耐心的品质，对于来访者出现的反复切不可表现出厌恶、冷漠，更不可横加批评与指责，不能存有一劳永逸的思想；对于来访者的帮助要循序渐进，逐步提高，定期回访，以巩固咨询效果。

二、文化的基本内涵与特点

（一）文化的基本内涵

从词源上讲，"文化"一词在中国文献中古已有之。关于文化的本义，可以从"文"和"化"二字上来进一步分析。先察看"文"之义。《易·系辞下》云："物相杂，故曰文。"《礼记·乐记》曰："五色成文而不乱。"《说文解字》注释："文，错画也，象交叉。"《论语》称"质胜文则野，文胜质则史，文质彬彬，然后君子"。这些典籍说明，从汉字的词源来看，"文"是一个象形文字，通"纹"，原指各色交错的纹理，与质料的"质"相对应；"化"，本义用作两极之间的转化、改易、生成，表示事物动态的变化过程，如《黄帝内经·素问》："化不可代，时不可违。"后又引申为教行迁善之义，《礼记·中庸》："可以赞天地之化育"；讲的都是教化。"化"还有造化、大化等延伸意，指由自然万物的化生、变易或者人自己的行为实践引导人们脱离野蛮境况、形成伦理道德的意义，如荀子的"化性起伪"的命题，就是指人要通过自己的能动性活动，使自己成为文化的存在物。

"文化"的词性是《周易·象传》中："观乎天文，以察时变；观乎人文，以化成天下"的"文"和"化"的合成词；其基本含义是"人文化成"，指的是通过人事、人为实践，把周围的自然世界改造为属人的、更加符合人的目的和意图的"文化世界"。在汉语中，"文化"一词最早出现于汉代刘向的《说苑·指武》："圣人之治天下也，先文德而后武力。凡武之兴为不服也；文化不改，然后加诛。"这里的"文化"是"以文化之"这一意动短语的缩写，指的是与武力镇压和屠戮相对的"文治和教化"的意思。可以说，从精神化易的层面谈文化乃是中国古人沿袭的基本思路和趋向。

在西方思想传统中，"文化"一词最早源于拉丁文"colere"，本意是"耕耘"或"培植作物"，反映的是人与自然之间的交涉。英语、法语中的"culture"一词即源于此。15世纪以后，"文化"一词逐渐被引申使用，把对人的品德和能力的培养也称为文化。在西方中世纪时期，文化概念的含义曾长期被神学观念所压倒，到了17世纪，才作为独立的概念提出并使用。18世纪以后，"culture"的概念从物质逐渐扩展到精神，在西方语言中演化成个人的素养、社会的知识、思想方面的成就、艺术和学术作品的汇集，它的意义进一步从大自然向社会生活的各个层面延伸。不同的研究者纷纷从不同的研究侧面对文化进行揭示和界定。美国人类学家克罗伯和克鲁克洪在1952年发表的《文化：一个概念定义的考评》中，分析考察了164种文化定义，认为文化存在于各种内隐的和外显的模式之中，借助符号的运用得以学习和传播，认为文化构成人类群体的特殊成就，这些成就包括他们制造的各种具体式样，认为文化的基本要素是传统（通过历史衍生和由选择得到的）思想观念和价值，其中尤以价值观最为重要（李鹏程，2003）。美国人类学家赫斯科维茨对于文化理论所做的主张如下：①文化是学而知之的；②文化是由构成人类存在的生物学成分、环境科学成分、心理学成分及历史学成分衍生出来的；③文化具有结构；④文化分为各个方面；⑤文化是动态的；⑥文化是可变的；⑦文化显示出规律性，它可借助科学方法加以分析；⑧文化是个人适应整个环境的工具，是表达其创造性的手段（克莱德·克鲁克洪，1986）。符号学派的代表人物恩斯特·卡西尔认为："作为一个整体的人类文化，可以被称作人不断解放自身的历程。语言、艺术、宗教、科学，是这一历程中的不同阶段。"（恩斯特·卡西尔，1985）西方学者对文化的经典解释首推英国人类学家爱德华·泰勒（Edward Tylor）。他这样给文化定义："文化或者文明就是由作为社会成员的人所获得的，包括知识、信念、艺术、道德法则、法律、风俗，以及其他能力和习惯的复杂整体。就对其可以做一般原理的研究的意义上说，在不同社会中的文化条件是一个适于对人类思想和活动法则进行研究的主题。"（马文·哈里斯，1992）维特根斯坦则将文化看做是"一种习惯，至少是一种先前规定的习惯"（维特根斯坦，1987）。从以上对文化概念的演变梳理，发现"文化"概念经历了"一个从古典到当代、从混沌到澄明、从指意褊狭到内涵和外延得到深广度开拓的漫长发展和反复冶锻的历程"（王国炎，汤忠钢，2003）。从不同层面对文化有不同的定义，哈佛大学教授丹尼尔·贝尔就提出："文化本身是为人类生命过程提供解释系统，帮助他们对付生存困境的一种努力。"（丹尼尔·贝尔，1992）从学者的界定可见，文化有广义和狭义之分。广义的文化是指人类创造的一切物质产品和精神产品的总和。狭义的文化则专指语言、文学、艺术及一切意识形态在内的精神产品。文化不是先天的遗传本能，而是后天习得的经验和知识；不是自然存在物，而是经过人类有意无意加工制作出来的东西，是由物质、精神、语言和符号、规范和社会组织等要素构成的有机整体。近些年来，社会科学界表现出对于文化主题的日益关注，心理学也不例外。

心理学家对文化也有不同的定义。

Triands 和 Suh 认为，文化的要素蕴含于人们对环境选择的操作程序、工具、规范、价值和习惯中。因为人们的知觉和认知依赖于从环境选择的信息，它们是心理过程的基础。文化影响人们对信息的选择，也决定各要素的比重。例如，个体主义文化中的人们具有更高的个人自我，而集体主义文化中的人具有更高的集体主义自我（Triandis and Suh，2002）。

Shiraev 和 Levy 认为，文化是一群人共享并代际相传的一系列态度、行为和符号。其中，态度包括信念、看法、刻板印象和迷信；行为包括规范、规则、风俗、习惯、传统、时尚；符号是人们对某种事物或思想赋予的意义，可以是物质的客体，也可以是其他的任何东西（Shiraev and Levy，2006）。

Matsumoto 和 Juang 认为，文化是群体为了生存而建立的外显与内隐规则的动态系统，它包括群体共享的态度、价值观、规范、信念及行为。这个动态系统相对稳定，能够代代传递，也会随着时间的推移发生潜移默化的变化（Matsumoto and Juang，2008）。

心理学家维基沃（van de Vijver）等采用了规范和科学的定量统计方法对文化概念进行分类考察，最终得出了定义文化的五个基本因子：①文化的位置或处所（localisation）：文化属于个体的还是集体的特征；②功能方面（function）：高还是低；③整体性（gestalt）：强调整体还是分子；④成分或组成元素（composition）：侧重象征、评价、描述、产生、认知、组织、功能、过程、发展等哪一方面；⑤动力方面（dynamics）：文化是静止还是活动的。维基沃等在他们的研究中指出，文化概念具有一定的灵活性和变通性，文化概念与研究者的理论倾向有关，不同领域的不同学者对文化的定义可以不同（van de Vijver and Hutschemaekers，1990）。

　　按照列维-斯特劳斯的观点，文化是人类独有的创造物，人的本质就体现在文化之中，研究文化可以发现隐藏在其中的人类本质。人是文化意义上的人，而且只有在创造文化的活动中才能成为真正意义上的人。文化是一种活动，是人类有意识的活动。荷兰哲学家冯·皮尔森在《文化战略》这一名著中说：文化是人的活动，它从不停止在历史或自然过程所给定的东西上，而是坚持寻求增进、变化的改革。人不是单纯地问事物是怎样的，而是问它应该是怎样的。以这种方式，他能够通过超出实际状况的规范（超越性），突破自然过程中或历史过程中所产生的确定条件（固有性）（冯·皮尔森，1992）。

（二）文化的特点

1. 社会性

　　文化是一种社会现象，它是人们通过创造活动而形成的产物。一方面，人们有意识地改变"原有"的自然物，使其发生面貌和秩序性的变化，变成属于人的"文化物"，具有了"文化秩序"。另一方面，文化对于人各方面的成长也起着重要的作用。一个人从幼时起就受到文化的熏陶，他的举止言行都受到一定社会文化的约束，被纳入相应的轨道。就这个意义说，人是社会的人（social man），也是文化的人（cultured man）。

2. 历史性

　　不同时代的文化，都有它独特的历史标签，生活随着历史的发展不断在发展，文化也就随着历史的发展而变化。文化是一种历史现象，是社会历史的积淀物，每一代人都继承原有的文化，同时又在不断扬弃和更新原有的文化，对社会文化的发展做出应有的贡献，因此必须联系创造文化的人的历史去考察和分析文化。

3. 民族性

　　由于生态环境不同、文化积累和传播不同、社会和经济生活的不同等，每个民族的文化具有鲜明的特异性，或曰"个性"。保持自己的传统、弘扬自己的文化并努力挖掘本民族文化与现代社会生活的适应性是一个民族义不容辞的责任。

由于历史不断转换，任何一个民族、国家的文化都要经历着不断筛选和相互学习、交流、融合的过程。

4. 共享性

文化可以为不同的人、不同的群体、不同的社会乃至全人类共同享用、共同传承文化成果，要使文化共享性变成现实，必然要具备一定的条件：其功能要适应共享者的需求；共享者对文化成果具有相应的价值评估；适宜的社会历史条件。文化共享的目的和宗旨是为了促进整个人类文化的丰富和发展。

第二节　心理咨询中文化的多种解释

心理咨询的对象是实实在在的人，因此不能忽略和无视人的心理行为的文化特性。文化不再是外在地决定人的心理行为的存在，而是内在于人的觉知、理解和行动的存在，把文化作为考察和研究人的心理问题与行为问题的一个指标，应是当代心理咨询应该有的一个重要的转折。

Murphy 是最早论及文化与咨询的关系的研究者之一。他向传统的咨询业发出了挑战，提出了咨询者是应该将个人的价值观传达给来访者还是将隐藏起自己的价值观念这一问题。他同时提出对来访者文化的了解比咨询者所学的咨询技术更为重要观点。针对 Robisnon 提出的"对所有的人提供指导"是一条适合所有个人的原则，Capeland 则指出，尽管从哲学上来看，咨询业适用于每一个人，但"对所有的人提供指导"关注的是白人和有色人种的同质性，忽略了组间差异和个体差异。20 世纪 60 年代，在心理咨询领域中的研究已经开始讨论关注文化差异和文化劣势的必要性。心理咨询业也认识到在欧美文化基础上建立起的咨询理论、技术、干预策略在应用于异域文化时存在的局限性。由此，心理咨询开始向文化转向。从心理咨询的研究领域来看，涉及多个文化心理咨询的研究分支。

一、多元文化的心理咨询

20 世纪 60 年代，在心理咨询领域，研究者逐渐意识到在治疗少数族群当事人时存在的问题和治疗员自身的文化束缚。多元文化心理咨询由此诞生，经过了40 余年的发展，它已成为继心理动力学、认知行为主义和存在人本主义之后的"第四势力"，它强调心理咨询需关注当事人的文化脉络，倡导去除心理咨询中的文化偏见，扩展了传统心理咨询的理论和实务（Pedersen，1991）。多元文化是流行于现代西方社会科学的一种文化潮流、文化转向、学术思潮和学术探求。它强调的是文化的多样性，强调所有的文化群体和各种类型的文化价值观的多元性和平等性。多元文化的探索把文化多元性的现实和文化多元性的原则体现和贯彻在了不同的学术领域和学术研究之中。

D. W. Sue 和 D. Sue 从多元文化心理咨询的性质和内容方面出发，对其进行了全面、综合性的界定。他们认为"多元文化心理咨询和心理治疗（multicultural counseling and therapy，MCT）既是一种助人角色（a helping role），又是一个过程，这一助人角色和过程依循当事人的生活经验和文化价值来运用形式（modalities）和制定目标，认为当事人的同一性（identity）包括个体、群体和共通性三个维度，主张在治疗过程中运用普遍的和特定文化的策略和任务，并且在对当事人和当事人系统进行评估、诊断和治疗方面，权衡个人主义和集体主义的比重（Sue and Sue，2003）。多元文化心理咨询理论围绕着六条基本假设展开：①每一个西方或非西方的咨询理论都代表着不同的世界观；②咨治关系的文化背景必须成为治疗的焦点；③咨询者与来访者自身的文化认同将影响对问题的界定及对咨询目标的确立；④无论是个人、家庭、社群还是组织，只有在其文化背景中才能被正确理解；⑤可以从其他文化中寻找不同于传统的谈话式咨询的治疗方法；⑥以文化为中心的咨询理论的最终目的是为了增加更为有效的咨询方式。在这六条基本假设的指导下，多元文化心理咨询理论提出要修正西方咨询理论中具有文化偏见的概念和方法，在具体的咨询过程中要增强文化自觉性，具备多元文化的咨询与治疗能力，还要吸收非西方文化中本土的心理助人方式。这里的文化不仅指国籍、民族、语言和宗教等人种志变量，而且包括年龄、性别等人口统计科学变量，教育、经济、生活方式等阶层变量，以及各种正式、非正式的团体隶属关系。

传统的西方心理咨询在自然科学观的指导下，追求客观化、标准化，试图把心理咨询建立在一般的、抽象的、普遍适用的心理规律上，不考虑文化背景与咨询的关系，因此，当这种咨询和治疗实践面临多元文化的社会现实时必然遇到各种各样的困难。多元文化心理咨询使咨询师意识到并非当事人的所有问题均来自个人内在的因素，还需考虑个体所在的文化脉络，把行为放在文化背景中加以认识，注意咨询者和来访者之间的文化差异，有助于发展适合特定文化当事人的心理咨询理论和策略。但是，多元文化心理咨询也有它的不足之处，如有关概念界定得不甚明确，文化敏感性等概念的含义至今仍不十分统一；过度强调文化的多样性和独特性，因为并非所有的问题都由文化所引发；对于已经拥有有效理论与方法的咨询师来说比较难适应，有的咨询师不具备掌握多元文化自理咨询能力。

二、跨文化的心理咨询

跨文化心理学是 20 世纪 60 年代后兴起的心理学的一个重要分支。著名跨文化心理学家 John Berry 等认为跨文化心理学是这样一门学科：研究不同文化、民族群体中个体的心理功能的相似性与差异性；研究心理变量与社会文化变量、生态学变量、生物学变量之间的关系，以及这些变量正在发生的变化。有三个研究目标：第一个目标是"移植和检验"：尝试着把一种文化中得出的心理学结论移植或传送到异质文化中，并在异质文化中检验该假设和研究结果的效度和适用性；第二个目标是探究异质文化中的心理与行为，以发现跨文化心理学家自身有限文化经历中所没有的心理与行为，强调特定文化中特定行为的重要性；第三个目标是力求将前两个研究目标结合起来，以形成在更广泛的文化范围中有效的、具有普适性的心理学（Berry et al.，2002）。在不同的文化环境之中都存在着社会流行的文化信仰和不同文化群体的文化背景。心理咨询是一种助人的过程，其理论和实践上都带有平等地重视咨询者和求助者的文化印记。跨文化心理咨询指的是咨询师与来访者之间有显著不同的文化背景，因此，两方对各种事情的看法、习惯、观念、价值观、态度等文化因素变成左右咨询过程和结果的重要因素。咨询师在看待症状、诊断和咨询的方式等方面都可能会和来访者的文化背景产生矛盾。当来访者和咨询师不是来自同一民族或同一文化背景时，文化差异就可能产生。并且心理问题的诊断和咨询在很大程度上依赖于口头交流，即使他们讲的是同一种语言，而口头交流也会使得不同文化背景的双方产生误会。这种误会可能产生误诊、咨询中的冲突和中断咨询。如果双方语言不同，这些问题会更加严重。咨询师必须考虑和求助者在语言、社会阶层，尤其是文化方面的差异，这些因素会成为有效介入咨询的潜在障碍，因而咨询者需要努力克服这些因素可能造成的障碍（常永才，2000）。跨文化心理咨询中，咨询师对文化的关注大体包括三个方面：作为背景变量的文化、作为直接刺激变量的文化和作为中介变量的文化。背景变量的文化主要是指生存策略、经济状况、历史文化及生存环境等方面；作为直接刺激变量的文化是指教育文化、家庭文化、宗教文化、习俗、价值观和信念等方面；作为中介变量的文化主要是从行为与交往的意义上去划分的，主要包括语言、交往与行为等方面。

虽然跨文化心理咨询取得了一定的成就，但遗憾的是，它始终未跳出西方主流心理咨询的窠臼。它往往是把在一种文化中研究所建立的咨询理论、干预方法，放于一种或多种其他文化中做跨文化的比较研究，当在其他文化中的研究结论与现有结论发生冲突时，跨文化心理咨询往往采取两种解释办法。一是认为，当地人的文化发展水平处于落后阶段，没有发展出相应的文化内涵与心理功能；二是认为，这是由于测量时所采用的工具等不够精确，未能测量反映出该文化中人的真实心理特征。显然，这并不能从根本上解决研究所遇到的困难。文化被视为咨询的一种变量来处理，同心理行为一起被对象化和实体化了。

三、本土化的心理咨询

早在 1981 年，美国心理学家希勒斯（P. Heelas）就提出了"本土心理学"概念，他明确提出应该研究当地民众内心的自我经验，即与当地文化有密切关系的经验及思想（周宁，2001）。心理学家纷纷意识到了以欧美白人为研究对象的心理学理论离开本土后的局限性。文化一旦进入心理学，心理学的本土化就不可避免。心理咨询作为心理学的一门分支学科，在心理学本土化研究的过程中，心理咨询的本土化随之初见端倪。

本土化研究主张以当地人及其生活世界的视角为切入面，以本土的文化价值体系和社会结构制度去描述、理解及解释他们的活动及所呈现的行为现象，而不带有研究者自己的民族文化色彩。心理咨询本土化，是指在心理咨询的临床或研究中，要考虑到求助者不同的社会文化因素，所采用的概念、理论、方法要能切实反映求询者的文化背景和为其所接受。关注某文化系统中常见的心理问题和精神病理，重视发展相关性的技术和本土的传统技术。心理咨询师在运用心理咨询的理论和技术时发现，特定的文化影响着该文化社会系统成员的性格形成、心理问题机制、精神病理、求助行为与心理治疗方式，而且传统的民俗性、本土性心理咨询和治疗方法虽然难以用西方心理"科学"解释，但仍有价值，可与现代咨询系统并存（吴素梅，2002）。进入 21 世纪后，心理咨询本土化的呼声更大，为更多的学者所接受。许多学者和临床心理家都在积极探讨与社会及文化背景密切联系的特殊咨询与治疗方法。这种特殊的本土化的治疗方法很多，例如，美国曾倡行的"尔哈氏训练辅导"（Erhard Seminar Training，EST），其强调受训者如何在众人面前有自信心，相信自己是自己生涯的主宰者，这是在尊重个人的美国文化中产生的。近年来，逐渐引起人们关心的一项研讨方向，是如何去调整心理咨询与治疗来适合各个社会的文化背景。与这个问题相关的是如何建立适合文化习惯的咨询关系；如何去处理与民族文化有关的转移关系或反转移关系；如何执行文化上适当的沟通与解释；如何去选择文化上相配的咨询与治疗目标等。不管是中国人、日本人、意大利人还是美国人，对于在其本社会施行的心理咨询和治疗，既要在技术上进行调整，又要在学理上进行修正，以适合求助者的心理和文化背景。如何建立适合文化习惯的咨询关系；如何处理与民族文化有关的转移关系或反转移关系；如何执行文化上适当的沟通与解释；如何去选择文化上相配的咨询与治疗目标等。台湾的杨国枢教授极力强调本土化测验和诊断的研究，比如，他认为东方国家（中国、日本等）和西方国家存在两种不同的价值取向：东方人强调社会取向，西方人强调个人取向。从西方引入的很多测量诊断量表都是个人价值取向的，往往测不出东方人的特质。

第三节　心理咨询与文化的交互建构

心理咨询与文化的关系是你中有我、我中有你。心理咨询中有文化，包含着文化所不能言说的内容，文化中有心理的内容，但又不仅仅只有心理。一方面，心理是主观的，是无形的，不仅有主观的观念形态的表现，而且还表现为客观的可观察的环境，只有受到真、善、美标准改造的心理内容才是文化的。另一方面，心理的内容又来自文化。个体从一个生理意义上的人，经过社会化、受教育等过程，逐渐获得文化的心理内容，成为一个社会文化意义上的人。心理咨询是思想的碰撞、情感的交流，心理咨询中的诊断、评估和咨询要考虑到文化的影响才有具体的意义。

一、文化的产生有其心理基础

从进化论来看，人的先天的生理结构特征是文化得以产生的物质前提，心理的先天的规定性是文化具有普遍性的基础。人类早期出现的文化大都是直接服务于人的生存本能的，文化创造成了谋生的手段（莫利斯，1987）。进化论认为，相互援助的集体行为有利于个体与集体的生存和繁衍。人类群体逐渐发展出一种倾向，即建立共有的有助于使全体社会成员聚集在一起的信念、行为与规范性结构。这些文化规范——共同的信念、期待和习俗——通过促进生存、繁衍及有效协调成功抚育子女所必需的活动而被赋予适应性的优势。因此，文化作为一种不寻常的非常灵活的进化适应而出现了。那些能更好解决适应问题的信仰和行为，更容易成为文化准则，也形成了在文化上共有的道德观念，包括服从、交互作用、人际互助、社会责任和群体一致等。人类的心理（信念、期待等）是最终积淀成文化的某些行为规范的基础。

个体的心理需要也会导致文化的产生。精神分析理论认为，个体意识到自己会死亡，由此产生了对死亡的恐惧，为克服这种恐惧感，出现了某些特殊的文化，如宗教等。这些特殊的文化是作为缓解焦虑的心理"缓冲物"而出现的（Greenberg et al.，1997；Solomon et al.，2004），这说明某些特殊的心理需要能够影响相应的文化规范的产生。文化之所以能够发挥这样一种作用，是因为它为个体提供了一种象征性的不朽。另外，个体也会对自己的存在价值、存在意义感到焦虑。为克服这种焦虑感，出现了一套相应的能够提供价值感的规范标准，据此个体可以判定自己是否是一个有价值的、社会可接受的人。它会使个体感觉到自己是有意义文化中的一个有价值的成员。因此，文化中的自我价值感、自我尊严感缓冲了这种存在焦虑（Harmon-Jones et al.，1997）。

人类的认知需要也会导致文化的产生。个体需要掌握知识，了解现实世界，因此产生了一套共同的可以用来了解世界的信念、期待和规则。它们也是文化的东西，有助于满足个体证实自我对现实的建构的需要（Hardin and Higgins，1996）。人际交流也会促进文化的形成。Latane 的动态社会影响理论提出了一个清晰的关于文化起源的模型。这个模型在一个动态的系统框架中描述了劝说过程的结果，并揭示了文化的关键特征——某一群体共有的不同信念与规范的组合——只不过是人际交流的结果。因为交流中的每一个举动都会产生社会影响，还因为个体更经常地与在地理位置方面与他们接近的或在社会地位方面与他们类似的他人进行交流，所以就会形成一个动态的过程。在这个动态的过程中，相互接近或彼此类似的个体在各种信念与行为方面会发生了广泛的相互影响。此外，人们具有不同的影响他人的能力。随着与周围其他人的交流，他们中的一些人会变得越来越令人信服，会说服更多的人跟他们一致。逐渐地，这种相互影响过程会导致不同的信念和行为"群"出现：最初互不联系的信念和行为习俗倾向于联系起来。结果一个"群"中的人们共同遵守一套特定的规范，而另一个"群"中的人们则共同遵守另一套不同的规范。此外，通过多数影响少数，各个"群"中在信念、价值观和行为习俗上的多样性也会逐渐减少。但是，聚成群也会保护少数免受多数的影响，如此保证持续的多样性（Latane，1996）。

二、心理的文化基础

心理过程影响文化的产生与发展，文化反过来也会影响各种心理过程。在个体所在的社会环境中，文化通过学习机制，对个体的思想、情感与行为产生了持久的影响作用。

文化对人格的影响。个体的自我建构、自我调节、自我价值与生活满意感，都会受到文化的影响。文化不仅界定了自我是什么，它还规定了人们在日常生活中怎样描述他们的自我。例如，"西方人"的自我概念以自我独立和自主为特征；"非西方人"的自我概念则根据这些品质的对立面进行界定。Tweed 和 Lehman 对苏格拉底传统中典型完美的学者（产生于独立型文化模式）和儒家知识传统中典型完美的学者（产生于互依型文化模式）进行了描述，得出的结论是：典型的苏格拉底传统学者是一个主动的学者，他为了知识而追求知识，重视自我产生的知识，并通过对话交谈进行自我引导的学习；典型的儒家传统学者把追求知识看成是一条通往自我提高的道路，通过专注自我及不断的反思与沉思传统的智慧，完成学习。典型的苏格拉底传统学者从实现独立学习的潜能中获得自尊，而典型的儒家传统学者则从道德的自我修炼和追求亲社会的目标中获得自尊（Tweed and Lehman，2002）。在自我评价方面，欧美人身上所具有的许多根深蒂固的自我中心偏见——自我美化、不切实际的乐观主义、自我肯定等，可能与他们更易受到西方独立型文化模式的影响有关。而这些自我中心偏见在东亚人身上相对不明显。东亚人的自我描述比较消极，尤其当他们在权威人物面前描述自己的时候更为消极，另外，他们在描述自己的成就时会更为谦虚。不同的文化模式影响个体对自我价值的评价。对东亚人而言，自我价值建立在所属群体的社会地位及群体对自我的评价上。对欧美人而言，群体几乎不会产生什么影响，却会显著影响东亚人的自我评价。在生活满意度的评价指标中，欧美人更重视与个体能动作用和个人情感有关的因素；而与关系情感有关的因素，对东亚人来说，则是重要的预测生活满意度的指标（纪海英，2008）。文化也对个体的态度产生影响。人类以群居为主，在共同活动中总会有节流、有合作。文化对共同活动的影响是显而易见的。在人际交流中，东亚人比欧美人更习惯于关系背景、更易察觉到交流背景中共同的认识基础。东亚人比欧美人更可能采纳其合作伙伴的观点，欧美人反过来更可能把自己的观点强加给他们的合作伙伴（Cohen and Gunz，2002）。在冲突的解决中，东亚人更喜欢减少人际敌意的调解与随和策略，而欧美人则更喜欢直接、对抗的策略。在教育孩子方面，欧美文化中的母亲比东亚文化中的母亲希望孩子更早地自立，而东亚文化中的母亲则更重视调节孩子的社会举止。种种差异在于来自集体主义文化的个体比来自个体主义文化的个体更敏感于关系背景，在东方文化背景下，人是依赖型的自我，是受他人驱动的、与他人有关的和相互作用的，更加注重在群体中的关系；而在西方文化背景中，人是独立型的自我，与他人的行动分开，强调独立、自我。

文化影响着人的主观能动性。个体已有的知识文化是主观能动性产生的源泉，正是内在于人的主观世界的文化使个体对对象形成了一种心理定势，并做出具有主观倾向性的反应。为了获得社会的承认，个体总是通过学习，将确定思想、行为的社会文化模型如价值观、理想、信念等内化为自己的心理模型，这一过程是个体自主地在社会生活中完成的。同时，个体心理的创造性的加工信息的能力不断使新的文化得以产生，新的文化的产生又使人产生新的需要，新的需要在创造能力协助下又促使新的文化形式的出现，文化体现了个体对自身和社会的超越。

文化与心理之间的关系导致在心理咨询中易出现两种对立的倾向：一种认为，文化在本质上来源于个体的心理，那么应该对任何特定文化的来访者进行完全的个体心理阐释；另一种认为，在漠视或忽视来访者及其心理因素的情况下，强调文化的历史性和超个体的方面。这两种倾向都有其片面性。对前一种倾向而言，忽视了一个基本的事实，即个体或群体中的个体总是处在文化的前例、模式、风格和种类的支配之下的，这些文化特征明显地既独立于接收到群体的心理，又独立于它自己的文化；对后一种倾向来说，是没有公正地对待个体在文化发展中的能动参与。虽然文化以一种外在的和客观的方式被个体所继承，但个体要对他们所接收到的东西加以重新构造。因此，不同的文化决定了思维方式的差异，在此社会中符合心理异常标准的，在另外一个社会中可能被认为是正常的反应。

心理与文化之间是动态地交互作用着的。文化对心理的影响是全方位、多角度的，心理对文化的作用也是深刻的。深入分析心理与文化之间的关系可为分析心理咨询与文化的关系提供借鉴。

三、心理咨询与文化的关联

荣格说过："当你治疗病人时，实际上你是在与其探讨文化。"在心理咨询中，由于来访者生活于不同的文化背景和家庭环境中，虽然存在共同的心理规律，但在认知行为、情感表达方式等方面存在一定的差异。他所渗透出的特殊和复杂的心理和行为一定带有这个文化氛围的色彩，这对心理咨询能否顺利进展有至关重要的影响。文化对人的影响可以区分为三个层次："第一个层次表现在对人们可观察的外在物品的影响上，如不同文化中人们的服饰、习俗、语言等各不相同。第二个层次表现在对人们价值观的影响上，不同文化中人们的价值观有差异，这正是目前许多跨文化研究的理论基础。文化影响的第三个层次表现在对人们潜在假设的影响上，这种作用是无意识的，但它却是文化影响的最终层次，它决定着人们的知觉、思想过程、情感以及行为方式。"（Ferraro，1995）文化是具有现实性的，文化与来访者是相互界定的一体两面。以文化为基础去考察心理咨询意味着有什么样的文化就有什么样的来访者，就有什么样的心理行为，就有什么样的心理咨询。在咨询谈话中，咨询师和来访者共同探讨心理问题的文化寓意，讨论生活的文化内涵，形成明显的相互影响，就在于双方能相互认同各自的文化背景。有时，文化自身就是某种治疗，因为文化使栖身其中的人们获得一种共通感，由此部分地消除了人的孤单感和不安全感。

心理咨询师要关注到来访者的文化因素，需要在咨询过程中注意如下几个问题：强调语境中的中介活动；注重发生学的方法，包括历史的、个体的、社会的；文化心理总结为日常生活事件的分析奠定基础；个体发展中的积极能动因素并不全然在自己的选择环境中起作用；解释起到中心作用，但反对因果性、刺激-反应性的解释；广泛社区知识，从人文、社科、生物等学科中吸取方法；经常性地内观、自省等。心理咨询的文化性是当代文化学的一部分，它镶嵌于形形色色的文化团块之间并与之碰撞和交融，从中不断寻求着自己的定位。心理咨询离不开对文化的考量。

第二章
心理咨询演进中的文化脉络

心理咨询遵循着心理学的发展道路，有一个漫长的过去和短暂的发展历史。在古希腊时期，人们就常从哲人、《圣经·旧约全书》及巫医那里得到劝告和帮助。我国古代医学文献中也有许多有关记载，"阴阳五行相克"和"情志相胜"的理论就是一个典型的例证。然而，心理咨询作为一门独立学科的出现，仅有几十年的历史。心理咨询的诞生和发展是与人类对自身认识的不断深化联系在一起的。任何时代的人总会经历心理上的低落及行为上的问题，在任何一种文化里都存在着建立在文化之上的帮助方式以应对这些困难，心理咨询是与社会文化密不可分的活动。

第一节　心理咨询发展中的文化轨迹

一、前工业时代的心理求助

自古以来，心理咨询与治疗就存在，"神灵"和宗教就与疾病及其治疗息息相关。早在氏族社会，部落中如有人生病，就被认为是大自然中的"神灵"降灾所致，为此他们采取祭祀、还愿或赎罪的方式以求免除灾祸。祭司或巫医在神秘庄重的宗教仪式中运用"神灵"的力量为患者驱邪除魔，患者及其家属则顶礼膜拜。这种气氛给患者带来希望和信心，稳定了患者因恐惧而感到骚扰的情绪，部分患者由此而被治愈，这其实就包含有心理治疗的成分。宗教是人们汲取了神话中的神灵意识，按照自己对于现实社会的需要和愿望所创造出来的一种对于现实虚幻的反应。最早出现的精神治疗者是黄教士，这些黄教士被看成现代医生和心理咨询与治疗师的雏形。作为古代的心理咨询与治疗者，黄教士担任着医生和牧师的角色。在相当长的时期内，牧师承担着宗教治疗和心理治疗的双重角色，医学治疗由医生执行，医师与牧师职业相安无事、和平共处。在《圣经》里记载了很多盲人、聋人、哑人和跛脚的人，来到耶稣基督跟前，接受他的抚摸，结果残疾病愈，推论这些患者当中难免有不少是患有癔症一类的患者。此外，各种宗教里都有关于上帝、神、佛或者圣人治病的记载，患者都是信仰，即"诚则灵"达到恢复健康的。自 20 世纪 50 年代以来，文化人类学家和精神病学家就对情感障碍的黄教治疗与现代精神病理学和心理治疗进行了比较。这些研究结果提示文化和信仰与精神卫生有着密切的关系。

二、19 世纪从精神疾病到精神分析的发展

心理上的转变根源于社会转变。在传统社会文化背景下，人们生活在相对比较小的共同体中，过着节奏缓慢的生活，每个人的所作所为可以直接观察到，以自我羞耻感维护着社会的稳定。并且每个人都有事可做，即使能力最差的弱者也有相应的事情可做。工业革命以后，资本主义开始在经济和政治生活中取得统治地位，与之相伴随的是社会结构、社会生活和经济生活方式的改变。人们离开乡土到城市进入工厂工作，人们的生活共同体及家庭结构不断分裂，人际关系发生变化，相应地，对情绪及心理需求的方式上也发生变化。"资本主义要求理性的高度发展，与之相伴随的是压抑和对寻求快乐的控制。这就意味着对冲动的严格控制与工作伦理的发展，在这种工作伦理中，从艰苦的工作中得到高度的满足。资本主义也要求个人争取实现宽泛目标的努力，以及个人自治与独立发展……这种体制是建立在对借鉴和独创性的高度肯定之上的，尤其取决于对性欲的严格控制和压抑。"（Albee，2004）很快，一个明显的现象出现了，精神病患者越来越多。1845 年，精神病法案促使欧洲社会的地方司法机关建立、运作精神病院，在对待精神病患者方面，科学取代宗教成为占统治地位的意识形态。但是以残忍的方式对待精神病患者的现象越来越多，对于如何照料精神病患者的论题和争议一直持续到今。法国社会哲学家福柯认为，新社会秩序的核心价值之所以出现在 19 世纪是合情合理的。对于一个理性的、科学的人生观至高无上的社会而言，那些失去理性的精神病患者很容易成为替罪羊，被作为对社会的威胁之源而驱逐到城外的精神病院里。福柯把这个时代称为"禁闭时代"，在这样一个时代里，社会发展出各种手段来压制和禁闭那些无理性和性放纵行为。

最初对精神病患者的治疗，是在教友派信徒所管理的精神病医院里，被人们称为"道德看管"式的治疗。随着医务职业者控制了"精神病行业"，以传统的宗教形式照看精神病患者的做法被认定为是"鬼神学"，断定这种以前科学、前

医学的方法对待精神病患者的主流是错误的。之后，对精神病的医学、生物学的解释观点开始形成。到 19 世纪末，精神病学在如何对待精神病患者方面取得支配性地位。最早自称精神治疗医师的是范·瑞特格姆（van Renterghem）和范·伊登（van Eeden）。他们通过对精神施加影响来治疗身体的疾病，辅助手段是通过一个人的精神影响来推动另一个人精神上的变化。

19 世纪的医务职业者对催眠产生了极大的兴趣。颇具影响力的是法国精神病医师沙可（Charcot）和珍妮特（Janet）。有学者认为，原始文化中所使用的治病仪式就需要在迷睡状态或非常态的意识状态下进行。催眠向心理咨询与治疗的转变，可以被看做是传统文化形式被现代科学的医学所同化。

催眠术向心理咨询与治疗转变的关键人物是奥地利心理学家弗洛伊德。在与沙可共处四个月后，弗洛伊德发展起自己的心理分析技术，即自由联想和梦的解析。弗洛伊德的精神分析理论与时代密切关联。弗洛伊德生活在一个等级森严、受阶级支配的社会中，他的世界观深受古典学说和生物科学的影响，如哲学家们普遍使用潜意识概念，力比多根源于生物学理论。弗洛伊德的精神分析理论的文化意义在于，这种理论潜在地假定我们每个人都是精神病患者，即使那些表面看起来最理性、最成功的人，在他们正面生活的背后也潜藏着内在的心灵冲突和本能的驱动。弗洛伊德的理论是他所生活的那个时代活动方式和实践方式的集中反映。当精神分析遇到美国文化，心理咨询才在世界上逐渐普及开来。

美国社会是一个活力很强、追求自我超越的社会。美国公民倾向于在生活区域、社会阶层、种族之外开始自己的生活和工作。这种生活方式导致他们难以与他人建立起稳定的人际关系，有的对个人身份缺乏安全感。"美国梦"的观念也使每个人都要超越自我，把追求个人的幸福当做合理的人生目标。在这样的社会背景下，运用心理学来帮助公众这一观念被看做是非常自然的事情。但是，要使精神分析思想为美国文化所接受，还要有一个弗洛伊德思想美国化的过程。20世纪 30 年代，出现了一群新的心理学家，他们以自己的文化价值观念来重新解释弗洛伊德，主要代表人物有霍妮（K. Horney，1885—1952）、沙利文（H. S. Sullivan，1892—1949）、弗洛姆（E. Fromm，1900—1980）等，这个学派被称为新精神分析学派。该学派抛弃了古典精神分析的本能论和泛性论，把文化、社会条件和人际关系等因素提到了治疗原则的首位。新精神分析的基本特征是：第一，新精神分析从环境在人格形成中具有决定作用的观点出发，坚持社会决定论或文化决定论的原则，把重心从个体内部心理过程转移到人际关系上，强调文化和社会因素对人格的重大影响，从社会、文化因素的角度来解释心理疾病的致病原因。第二，淡化了患者的概念，提出把患者看做正常人，并对其发展持乐观态度，要相信他们有能力克服冲突与挫折，不断向积极的方面发展。对患者概念的淡化即意味着新精神分析对医学模式的淡化。第三，以弗洛姆为代表的一些精神分析学家开始直接探讨人的本质、潜能、价值和发展，探讨社会现实、弊端、变革和理想等一系列关于人和世界的根本性的问题。从以上三个基本特征可以看出，新精神分析所关注的问题已由精神病学、心理学开始转向了社会学、哲学，使精神分析的视野更加开阔。但是新精神分析仍然把心理活动解释为个体对社会环境的适应，把社会同一性（social identity）的任何破坏解释为病态（车文博，1998），并没有注重人对环境的改造或超越。所以说，新精神分析一方面超越了古典精神分析的医学模式，另一方面却陷入了心理治疗的环境模式。令人遗憾的是，在美国绝大部分精神分析的从业者只能在私人诊所或者医院系统工作，而不能在大学里建立精神分析的理论研究基地。美国公共健康体系的弱点在于支配心理咨询的大部分理论是从私人诊所发展起来的。

三、20 世纪初现代心理咨询职业化初步形成

20 世纪初，心理咨询开始了奠基和开创的时期。心理咨询的兴起和发展同社会的发展、科技的进步相适应的职业指导、心理测量技术和心理治疗的开展密切相关。1909 年，心理学家弗兰克·帕森斯（Frank Parsons）《选择职业》一书的问世是现代心理咨询的起点。

职业指导是在大工业发展、生产社会化、专门化程度提高，以及对劳动者文化水平和心理素质的要求不断提高的情况下，为了改善劳动者对职业的适应，由博爱主义者所倡导并兴起的一种运动。它深受社会进步势力和人文主义思潮的影响。

1908 年，帕森斯在波士顿创立了一家具有公共服务和培训性质的职业局，提供职业咨询服务，标志着职业指导走向规范化。关于职业选择与指导，帕森斯认为，要与青年人的兴趣、能力、个性特点和客观需求结合起来。只有正确认识自身的素质、特长和潜在资质，对个人的局限和自身条件有可观的评估，才能实现人与职业的匹配。1909 年，帕森斯出版的《选择职业》一书，为心理咨询奠定了一块基石。他的功绩在于，在青少年中实施心理咨询活动，将心理咨询理解为一种学习过程，发表了心理咨询人员的培养计划，沟通了学校教育、咨询服务和社会发展的关系，为心理咨询的社会性服务技能打下了基础，奠定了现代心理咨询的理论基石。

1904 年，比奈（A. Binet）受法国公共教育部委托，对弱智儿童的鉴别和测定进行研究。他并与西蒙合作，发表了比奈-西蒙量表，提出了智力测验的标

准。由于心理测量技术的发展，对个体差异的研究也得到迅速开展。尤其是 20世纪 30 年代，经济衰退和不景气导致大批人失业，作为职业安置活动的职业指导也开始发挥其教育指导的作用，心理咨询开始发生历史性的变化。明尼苏达职业安定所为了使失业者重返工作，进行了一系列的心理检查、职业情报、再教育等实验研究，直接促进了对个人能力、适应性及兴趣的个体差异与职业相结合的研究。由此，学生和其他的咨询者就可以获得有关就业或工作条件的确切情报和信息。

四、第二次世界大战后心理咨询迅猛发展

第二次世界大战爆发后，社会生活动荡不安，政治、经济、思想状况的急剧变化，使人们产生各种复杂和变态的心理，悲观颓废和忧郁不安的情绪日渐滋长。为了在激烈的竞争中立足，人们不得不压抑自己真实的感受而戴上假面具，投人所好。竞争导致了人际间的敌对，快速的生活节奏使人无暇顾及人情，不少人开始体会到了精神压抑、心理焦躁等诸多心理上的不适应，人们渴望在社会适应和情绪调整、人际关系上得到改善，内心的极度空虚与孤独感迫使他们转向心理学家寻求理解和帮助。因此，出现了历史上有名的"心理治疗年代"，心理咨询和心理治疗得到广泛的应用和发展。以美国为例，第二次世界大战期间，美国政府对心理咨询学家和心理学家的需求进一步增加，以便对军队和工业领域的特殊人才进行选拔和训练（Ohlsen，1983）。战争也使得人们以一种新的观点去看待工作，许多妇女走出家庭参加工作，传统的职业性别角色观念开始瓦解，人们比以往任何时候都更加重视个人的自由。许多男人从军打仗，致使许多家庭与婚姻面临破裂，严重威胁社会结构的稳定，这在一定程度上促使了战后国家婚姻指导委员会的诞生，许多志愿者加入该组织，并接受系统的咨询培训。第二次世界大战结束后，科学技术的发展和物质的充裕并没有使美国人的精神状况产生同样的跃进。战争的硝烟尚未散去，核战争的威胁又笼罩在美国和西方世界的上空。人们感到恐惧、焦虑、迷惘，甚至绝望。美国退伍军人事务部（United States Department of Veterans Affairs，VA）通过提供奖学金的方式，鼓励更多的人接受心理咨询和心理学培训。VA 对职业咨询者的专业角色也进行了重新的定义，并创造了一个新名词——"咨询心理学家"（counseling psychologist）。这样，心理咨询开始超越职业选择和指导的范围，向更广阔的方向发展并逐渐深入到人们的日常生活之中。所有这些发展的意义在于揭示了这样一个事实：心理咨询产生于社会框架内部，是对社会问题和文化迁移的反映。

第二次世界大战后，对心理咨询的实践产生巨大影响的是罗杰斯的咨询理论。罗杰斯生于美国芝加哥一个对宗教十分虔诚的家庭。亲情和睦、家教甚严、浓厚的家教氛围是童年罗杰斯生活环境的主要特征。在威斯康星大学，罗杰斯选择的是农业专业，后转向历史专业。大学三年级时，他被选为学生代表，去中国参加一个国际基督教学生联合会。这次接触其他文化和信仰的机会深深地影响了罗杰斯，使他从父母严格的宗教偏见中解脱出来。随后，他选择进入神学院学习，经历了一次信仰上的探索，这使他决定改变自己的职业道路。后入哥伦比亚大学学习心理学。在那里，华生、海瑞森、伊利亚特、马里安让罗杰斯这位 20世纪最为著名的心理学家在他自己热爱的领域耕耘了一生。先学习儿童心理辅导专业，后转到临床心理学并担任当时新设立的儿童辅导所见习医师，接着在纽约罗彻斯特预防虐待儿童协会担任心理学家。

罗杰斯对当代文化持低调消极的态度。他指出："我们生活在一个日益无人格的环境之中，它由电子科学技术、工业技术、城市拥挤以及巨型大学'令人绝望的庞大'所构成。"又说："我相信，今天的个人可能比以往的人更多地意识到他们内心的孤独。当一个人为生活挣扎，吃了上顿没有下顿，那么就没有时间或者无意发展人与人之间某种意义上的疏远。但是随着财富的敛聚，随着流动性和暂时的人际系统与日俱增地发展，并取代了古老家园的拓荒生活，人越来越多地意识到他们的孤独。"（方展画，1990）也就是说，罗杰斯强烈而不安地感到，高技术化的文化导致了人类精神世界的孤独无助。基于上述对社会和文化的不安和不满，罗杰斯致力于创立他的人本主义心理学理论，企图借此改变人们所面临的困境，改变社会的现状。也正是因为人本主义心理学表达着一种对高技术社会使人泯灭人性和个性的一种反动，所以被认为代表着一种"时代精神"，从而迅速而广泛地流传开来，形成席卷世界各地的心理学"第三势力"。

罗杰斯的杰出贡献是在 1942 年出版的《咨询与心理治疗》，他对威廉森（E. G. Williamson）的"咨询者中心"原则以及弗洛伊德精神分析理论中的主要观点提出质疑。罗杰斯把心理咨询的重点转移到当事人身上，提出了"以人为中心"的咨询模式、"不指示"的咨询原则。这一理论强调每一个个体都具有理解命运的能力，这种对命运理解的获得，依靠的是自我感觉和直觉的运用，而不是学说教条和理性的指导，应创造机会让当事人感受到被接纳、被倾听，这样就会使他们更好地认识自己，更有自信心。罗杰斯的心理咨询是非指导性的，后称为当事人中心疗法，无论是心理咨询还是心理学都把他的贡献视为其发展历史中的一座里程碑。

罗杰斯的理论渗透着美国的价值观，与美国政治运动的哲学观非常相似，包含了许多文化的因素。例如，对专家或权威人物的不信任，更重视方法而不是理论，更强调个人需要而不是共同的社会目标，对过去的事物缺乏兴趣以及对独立和自治的重视，等等。

五、20 世纪 60 年代后心理咨询步入专业化发展轨道

20 世纪 60 年代，大量新的咨询理论纷纷涌现，咨询方法不断改进，服务领域日益扩大，许多国家的心理咨询工作已经渗透到人们生活的各个方面，发挥着越来越重要的指导作用。

心理咨询理论的数量和种类达到了前所未有的高度。行为主义理论，像沃尔普（J. Wolpe）的系统脱敏法等开始产生影响；认知理论初露端倪；艾利斯（A. Ellis）的合理情绪疗法（rational-emotive therapy）、佰思（E. Berne）的交互作用分析法（transactional analysis）逐步成熟；学习理论（learning theory）、自我-概念理论（self-concept theory）等也纷纷登台亮相。

心理咨询的专业性更加凸显。以美国和英国为例说明。在美国，美国人事与指导协会（APGA）逐渐发展成一个具有强大活力的专业学术组织，心理咨询者也逐渐被纳入到专业学术组织之中，更好地确定了他们的职业角色和工作目标。20 世纪 70 年代，APGA 下属的咨询教育者和导师学会（ACES）制定出心理咨询硕士学位的专业教育标准，4 年后心理咨询博士学位的专业教育标准也制定出来。此后，心理咨询专业人才的培养更加科学化、标准化。各州的心理学家考试委员会设置了更多、更为严格的限制性措施，以保证心理学家具有高质量的专业水准。此举极大地推进了在州和国家的水平上建立心理咨询人员的资格证书制度和开业执照制度，促进了心理咨询的职业化进程。20 世纪 80 年代的心理咨询更加强调为人的成长与发展提供服务。此外，对咨询中的跨文化问题的关注，使得多元文化咨询与发展学会（AMC）成为美国咨询与发展学会（AACD）的分会之一。种族主义的重新抬头，使得跨文化问题已成为各种心理咨询形式所面临的核心问题（Carter，1990）。20 多年前，"咨询师"（counsellor）这个词在英国还鲜为人知，而今天这个词成为人们口中的常用词，尽管有时人们对其含义并不清楚甚至感到困惑。在现实社会中，寻求心理帮助和情感关心的人口数量较之 20 年前确实大大上升。对今日英国心理咨询专业化影响最大的机构则是英国咨询与治疗协会（British Association for Counselling and Psychotherapy，BACP），前身是英国咨询协会（BAC）。该协会通过该会成员创造性的努力，已在培训、督导、资格认定或登记、伦理和诉讼等方面，使得咨询专业化逐步发展。在英国，咨询

专业化所带来的问题主要表现在以下两方面：一是实施方针，对资格鉴定培训课程的指导上描述性成分增多，而减少发展方向的指导；二是经济价值，咨询专业化正在对社会服务和健康服务的财政预算方面提出自己的要求，相互存在争夺公共资金的自相残杀，心理咨询的专业化发展不可避免地为之推波助澜，这也是现代文化的一大特征。在专业化方面，尽管英国咨询个别之处失之过细，但在培训方面的统一有序、督导上的独特灵活、资格认定上的严格标准及伦理规范上的认真等，都是很好的借鉴。

第二节　心理咨询诊断模式的文化彰显

许多文化心理学家认为，对心理障碍的认识要充分考虑社会文化环境的相互作用，以及诊断和治疗对人类大脑的影响。所以，心理障碍并不是脱离文化而独立存在的，对心理障碍的科学研究也是建立在特定文化基础上的知识传统的产物，这一点从 DSM 的模式演变中可见一斑。

早在 1948 年，世界卫生组织（WHO）就曾在编纂《国际疾病分类》第 6 版（ICD-6）时第一次制定了有关精神疾病的分类和统计标准。但是由于 ICD 必须适合世界各国通用，必须得到各国精神病学界的同意和采纳，所以其分类必然比较笼统，难以满足科研需要，其所反映的学术观点均属世所公认，因而难免失诸陈旧。为此，美国精神病学会（APA）决定另行制定。目前，其作为包括美国在内的很多国家最常用来诊断精神疾病的指导手册，成为全球范围内最具权威的精神病分类标准诊断之一，指导着临床工作者包括医生、教师、相关支持服务提供者及家长，开展各种疾病的筛查、诊断及干预工作。

DSM-Ⅰ：1952 年出版试用。当时，阿道夫·迈耶（Adolf Meyer）的精神生物学观点在美国影响甚广，他认为精神病是各种人格对于心理性、社会性和生物性因素的不同反应，所以 DSM-Ⅰ采用了"～反应"（reaction）类名称。DSM-Ⅰ建立在生物医学模式基础之上。米切尔·威尔森（Mitchell Wilson）概括了生物心理模式的基础假定：在心理正常和心理障碍之间的界线是不断流动的，因为如果个体遭遇到严重的精神创伤，他就有可能从正常状态转到异常的状态，并且感到心理不适；心理障碍的构想总是按照一个严格的统一体来进行的——从神经结构到临界状态再到心理状态；有害环境和心理冲突构成的非预期混合体导致心理障碍的产生；出现在个体身上的心理疾病往往遵循着心理调节的原则（Wilson，1993）。心理障碍遵循着一个由轻到重的演变过程。

DSM-Ⅱ：1968 年，美国精神病学会参照 1965 年版的 ICD-8，决定不再偏倚某一理论体系，不再把精神病称为"～反应"，重新恢复各种精神病的诊断名称。这是因为在 20 世纪 50～60 年代，生物学取向的精神病学比较拥护转向疾病中心，强调精神抑制药物（neuroleptic）的使用。

DSM-Ⅲ：1974 年，美国精神病学会指定以 R. L. Spitzer 教授为首的小组，着手修订 DSM-Ⅲ，于 1979 年 1 月完成，并开始试用。首先，DSM-Ⅲ由于采用定式诊断标准及多轴诊断，为世界各国精神医学界所重视，形成了心理障碍诊断和治疗向疾病中心（disease-centered）视角转变的高潮。它与以往的 DSM-Ⅰ、DSM-Ⅱ的不同之处就在于它用"描述"（descriptive）的方式介绍了心理障碍的分类而不是采取病源学（etiological）的方法。例如，DSM-Ⅲ把情感性精神病分成双相和单相型，把"注意缺损障碍"（ADD，原称"脑功能轻微失调"（MBD））、"分裂情感性精神病"（SAP）等都列为独立诊断单元等。其次，DSM-Ⅲ采用了"多轴"（multiaxial）系统，共分五个"轴"：①临床症状群；②人格障碍；③躯体疾患；④心理社会性应激因素；⑤最近一年精神功能的最高水平。DSM-Ⅲ强调要从多方面进行考虑；尽量避免片面性。DSM-Ⅲ反映了美国精神病学界在精神病诊断上的态度变化。所以，DSM-Ⅲ是用症状描述的模式来对心理障碍进行分类而不是用病源学的模式，由此迈出了症状分类的第一步。1987 年出版了 DSM-Ⅲ修订本（DSM-Ⅲ-R）。

DSM-Ⅳ：1994 年面世。美国精神病协会指定以艾伦·弗郎西斯（Allen Frances）为首，组成特别工作组，综合各国专家、学者对 DSM-Ⅲ-R 的修改建议逐一修订。DSM-Ⅳ最大的进步在于将社会文化因素包含进了心理障碍的诊断与分类当中，实现了从疾病中心的心理障碍治疗模式开始向患者中心模式转变。在以前的研究中，学者们发现，大脑疾病与心理障碍之间有着一定的相关性，但却不能证明是大脑疾病导致了心理障碍，这一点让 DSM 研究家们感到非常意外。例如，精神分裂症和抑郁症，虽然人们已经普遍接受它们是建立在大脑疾病基础上的，但是也没有任何试验能够证明他们是建立在哪种具体大脑疾病基础之上（Chua and Mckenina，1995），也就促使心理障碍研究家们在生物化学领域之外寻求导致心理障碍的原因。此外，工作组对多轴系统进行变更，将 DSM-Ⅲ-R 中在轴Ⅱ编码的全面发育障碍、学习障碍、运动技能障碍和交流障碍移至轴Ⅰ，轴Ⅱ只留下精神发育迟缓和人格障碍。多轴系统提供了一种对个体多方位全面评价的方法，心理障碍的诊断和治疗要围绕着一个有思想、有感情、处在一定社会背景和文化体制中的个体来进行。Richard J. Castillo 提出了一个整体视角的患者中心治疗模式，包括了如下几个方面的内容：

（1）影响群体的文化基础的社会环境压力和情感创伤，影响大脑神经网络微观结构的不同的个体压力体验和情感创伤。

（2）个体对社会环境压力和情感创伤的天生敏感性。

（3）个体对环境做出的文化基础的思维和情感反应，将会建构和改变大脑的神经网络结构。

（4）心理障碍和心理健康之间的界限是流动的，而不是一成不变的。

（5）个体对疾病的耐受力受到几个因素的影响：自我限制、顺应、错误顺应和渐进的影响（包括生物和社会文化方面的影响）。

（6）文化基础的临床诊断事实，即文化约束下的疾病症候群、悲伤用语、专业诊断及建构神经网络的异常行为形式。

（7）影响患者心理和神经结构的文化基础的治疗方法。

（8）文化基础的心理和神经生理治疗结果。

患者中心治疗模式将心理障碍看做上述八方面因素相互作用的产物，所以说它对心理障碍的解释是全面的、整体性的，反映了现代"生物-心理-社会"综合医学模式的观点。

DSM-V：DSM-V 的修订工作早在 1999 年就已经开始，2010 年年初将DSM-V 征求意见稿分发有关机构、专家征求意见，按计划将在开展现场试验（field trial）对其信度、效度进行研究后于 2013 年正式出版。DSM-V 在物质分类、物质相关障碍分类和诊断标准上比 ICD-10 详细、精确。DSM-V 对诊断标准的修订，特别是加入标准 B 及相关的心理社会等多维度的症状描述能显著提升诊断的效度；在疾病排除方面，DSM-V 特别强调要通过适当的神经学评估和检测获得诊断的确定证据，在这一点上，新的要求预计能使误诊变少。从通用性上来讲，鉴于 ICD-10 在编制上考虑了国家间跨文化、制度、种族等不同背景的差异性，对此，DSM-V 在修订过程中兼顾到性别、文化、人种、民族等因素对诊断的可能影响。[①]DSM-V 理论建构、研究方法及追求目标方面发生很大的改变，综合了生物、心理、社会和文化因素在内的全面的建构，更多地关注人的主体性、整体性和个性的恢复。DSM-V 的出版必将引起精神卫生领域又一发展高潮。

---

① American Psychiatric Association. APA announces draft diagnostic; criteria for DSM-5. http://phys.org/news/2010-02-apa-diagnostic-criteria-dsm-.html［2010-02-10］.

第三节　心理咨询演进中的文化简评

从心理咨询的发展历程中，不难发现文化所走过的曲折足迹。

一、心理咨询是社会文化的产物

心理咨询首先是在西方社会产生得以发展的，作为一种社会现象，与工业化时代出现的学校、医院、市场、科层制、监狱等一样，都是现代社会的产物，并且逐渐成为不可缺少的部分。Ian Roiy Owen 于 1993 年在他的 *Towards a Sociology of Psychotherapy* 的文章中说：心理咨询是一种"社会存在"……心理咨询和治疗应该被放在与社会核心冲突、社会强制、文化的意义和价值的大背景的比较中来考察……如果我们能发现一些描述人们感觉到他们应该如何去正确地生活，以及遵循什么样的生活规则的话，那么心理咨询将在一个更广阔的背景中得到解读。心理咨询应时代的需要而产生，也随着时代的发展而变化。心理咨询的理论与实践的形成及形式都受到文化的强烈影响。需要把心理咨询放在历史和社会的大背景中，了解了特定行为产生的历史文化根源，分析深刻的文化和社会本质，才有可能使心理咨询产生效果。

二、心理诊断的文化视野逐步确立

在心理诊断标准的演变之中，文化功能的凸显促使心理咨询走出狭窄的医学范围，强调对行为的诊断和治疗不能脱离文化背景。心理咨询的对象是人，只有建立在对人的更全面和更科学的认识之上，心理咨询才能实现对人类的更大贡献。而人既是一个生物的存在，又是一个社会、文化、心理的存在。从 DSM 的修订过程看，研究者对心理障碍的认识在不断深化，对心理疾患所关注的层面从生物层向心理、文化、社会层的转化和提升，走向恢复人性之路。"文化经历了从低谷到高潮的跌宕历程，之所以会有这样戏剧性的改变，主要原因就在于文化所发挥的功能越来越受到心理障碍研究家们的关注，而这种对文化因素的关注将会为未来心理障碍诊断与治疗模式的发展提供重要的启示。"（付翠，汪新建，2007）

三、心理咨询文化功能得到认可

心理咨询中对文化的关注受到诸多心理学家和心理咨询实际工作者们的认可，起到了广泛的社会影响。1996 年的全美心理健康咨询大会为会员规定了几个未来的研究方向：①种族的不同怎样影响社会认知和成就动机，文化的差异怎样影响情绪的表现；②精神病症状表现中文化的作用；③种族歧视对不同群体的心理影响；④移民的文化适应对心理健康的影响；⑤社会经济地位对心理健康的影响；⑥社区的文化环境在哪些方面威胁或促进了人们的心理健康水平（汪新建，吕小康，2004）。近年来兴起的积极心理学也提出：人的无效的行为模式、认知和情绪都是生活中的问题，而并非障碍或疾病；生活中的问题不是位于个人身上的，而是在个人与其他人之间的互动乃至更广泛的文化之上的。提升生活质量的策略和技巧是教育的、关系的、社会的和政治的干预，而非医学治疗；为人提供帮助的场所可能是社区、学校、教堂和私人住宅，而非专业化的设施。文化功能的凸显将使心理咨询真正进入自己的研究领域。

第三章
心理咨询理论的文化分析

"东方"与"西方"的提法，在政治领域是指两种不同的意识形态和社会制度，在文化领域是指以欧洲为主体的和以东方古国为主体的两个不同的文明体系。不同的文明体系也相应会发展出不同的文化。从广义上来说，因为文化的发展，心理学才会诞生，而且心理学是随着文化的发展而发展的。从另一个角度，也可说人的心理建构了文化，文化又反过来建构了人的心理。东西方的文化自然会衍生出适应各自文化背景的心理咨询与治疗流派。

第一节　西方文化圈的心理咨询流派及其文化性分析

科里（G. Coery）在他的《咨商与心理治疗的理论与实务》一书介绍了当今11 个心理咨询理论，其中包括精神分析疗法、阿德勒疗法、存在主义疗法、当事人中心疗法、格式塔疗法、现实疗法、行为疗法、认知行为疗法、家庭系统疗法、女权主义疗法、后现代疗法等，并对这 11 个最主要学派的理论与方法进行了归纳和评述。本节着重从文化的角度对每一个心理咨询理论进行分析。

一、精神分析疗法及其文化性

在心理咨询的发展史中，弗洛伊德创立了精神分析学说，他的理论与方法在帮助人们克服心理障碍或治疗心理疾病中有许多可取之处。根据弗洛伊德的观点，人类的行为受控于非理性因素、潜意识动机和生物本能驱力，以及六岁之前的性心理事件。一个人可以透过洞察，把自己从过去经历的暴力统治下解救出来，当潜意识里的东西浮上意识层面而被察觉时，过去盲目的习惯就可以由自己的选择来取代。弗洛伊德精神分析的一系列理论非常完整，他的精神分析理论包括人格结构理论、本能学说、意识层次理论、焦虑论、心理防御机制、人格发展阶段理论等。

精神分析的治疗在于使深藏于潜意识的东西浮到意识层面，强化自我使行为更符合现实，最终通过个体人格结构的修正，学习新的行为而重建人格，而不仅限于解决困扰问题。在治疗方法上，经典的精神分析疗法采取长期的、密集性的治疗。通常每星期咨询若干次，持续 3～5 年，经过几次面诊之后，当事人躺在长沙发上做自由联想，向治疗师说出感觉、经验、联想、记忆及幻想。咨询师鼓励当事人做深度、不受压抑的回想。当当事人已经澄清自己的情绪问题，了解导致困扰的历史根源，以及能够觉察并整合过去问题与目前情况的关系时，也就是治疗收效结束之时。成功的分析对于当事人的生活，可以回答许多"为什么"。精神分析学派常用的技术包括自由联想、梦的分析、移情分析和解释。有两大治疗目标：一是使潜意识浮现至意识；一是强化自我使行为能更顾及现实情况而较不受本能的导引。更进一步的是，精神分析治疗相信，成功的分析会使个体的人格结构有显著的调整。在治疗过程中，当事人与治疗师的关系以移情关系为主，移情是指当事人将对于过去重要人物的正向、负向情感或幻想，在潜意识下转移到分析师身上，使当事人在过去关系中的那些"未完成的事情"，能重现在分析师面前。分析师进而让当事人再度体验并加以重建，从而达成改变。

弗洛伊德早期从个体临床探索人类心理的无意识动机，如 1900 年的《梦的解析》主要探索个体心理的无意识动因。但是，在晚年他非常重视对社会文化现象的分析，运用无意识理论解释社会文化现象。1913 年，他发表的《图腾与禁忌》就开始把无意识本能（即俄狄浦斯情结）扩展到对社会文化现象的诠释上。弗洛伊德曾说过："宗教、道德、社会和艺术的起源都源于俄狄浦斯情结上，这和精神分析的研究中认为相同的情结构成的心理症的核心不谋而合。"（弗洛伊德，1973）在弗洛伊德看来，原始人类对图腾的崇拜活动就是出现在儿童身上的俄狄浦斯情结的表现。道德、宗教、艺术及一切社会文化制度都是源于这种俄狄浦斯情结的无意识本能的压抑和冲动。

在 1923 年出版的《自我与本我》中，弗洛伊德提出人格结构理论，揭示了人格与社会文化的关系问题。本我遵循快乐原则，追求欲望的满足。自我遵循现实原则，调节本我。超我遵循至善原则，督促自我，监督本我。这表明弗洛伊德对人性与社会文化关系的看法，即人性与社会文化始终处于对立和冲突之中。因为超我所代表的就是社会文化和道德标准，它压抑、阻止人性的本能需要的满足。弗洛伊德还将这种对立关系推及整个人类文明上。在 1930 年出版的《文明及其不满》中，弗洛伊德指出，文明是以对人性本能的压抑和否定为代价。每一个体就其本质来说是文明之敌，文明为使社会生活成为可能而要求人们必须付出巨大牺牲。因为性本能追求直接满足，而文明则压抑这种性本能的直接满足，用科学、艺术等文化活动取而代之。这种升华驱力一方面促进了人类文明的不断发展，另一方面压抑了人类本性的发展。因此"在文明产生以前，自由的程度最大——文明发展限制了自由，公正地要求每个人都必须受到限制"（弗洛伊德，1987）。精神分析始于 1890 年的维也纳，100 年后，在全世界许多不同的社会，它是如何适用于人们的？显然，对于精神分析的观点是否能够超越时间和地域是有争议的。柯马代兹（Comas-Diaz）和米赖斯（Minrath）认为，精神分析取向的治疗可以运用在不同的文化族群身上，他们建议，对于弱势族群患有边缘性人格异常的当事人，可以同时采用社会文化及人格发展两种角度来检查其涣散的身份感，协助不同文化族群当事人重建其身份，处理自我认同和文化认同的冲突。他们认为，在处理种族问题或边缘障碍当事人的种族问题，达成一致的认识有极为重要的作用。由于治疗师和当事人之间的文化或种族差异产生冲突，所以与种族问题相关的讨论——对移情问题的讨论要恰如其分。要做到这一点，治疗师必须意识到他们自己在围绕不同文化群体的当事人时产生的反移情情感。

　　精神分析疗法对于各种不同文化的当事人的帮助是一件值得关注的事情。由于短程精神分析治疗现在变得越来越受欢迎，它们将对各种不同文化背景的人们更为有利。

二、阿德勒疗法及其文化性

　　阿德勒疗法是由阿尔弗雷德·阿德勒最早创立的一种心理治疗方法，它以其个体心理学理论为基础，经过其学生和其他个体心理学家的发展，目前已成为世界上最主要的几种心理治疗方法之一。

　　尽管阿德勒曾是弗洛伊德的学生，但他的观点与弗洛伊德大不相同，虽然两人都认为六岁前的经历对成年后的发展有影响，但阿德勒强调个体的社会属性，即心理的健康能够通过个体对他们的团体和社会做出的贡献来测量。阿德勒重视的是过去的事件给人们留下何种印象，以及这些印象对后续生活的持续影响。他认为人类行为是受社会驱动，重视抉择、责任、生命的意义，以及追求成功与完美的。人们尝试在这个世界上获得权力和地位，但在行动的过程中，他们可能会形成错误的观念，以致给他们带来一种虚假的优越感或者自卑感。阿德勒认为，自卑感是所有人都具有的一种正常的感觉状态，也是所有人奋斗的源头。他认为人在六岁左右就形成了人生目标，阿德勒主义者在于帮助这些人洞悉信念并帮助他们达到目标。阿德勒是主观心理学的先驱，强调行为的内在决定因素，如价值观、信念、态度、目标、兴趣，以及个体对于现实状况的知觉情形。

阿德勒学派的治疗方法中，治疗师首先会对当事人的各项运作功能进行全面性的评鉴。治疗师从当事人的家庭成员星座和幼年回忆收集资料，评估当事人幼年的人际状况和生活事件，从中解析当事人对生活的展望，然后在社会兴趣的架构下，检视当事人的信念，并找出对方对生活的错误看法。上述过程结束后，咨询师与当事人再一起拟定治疗目标，鼓励对方洞察自我。治疗师会聚焦于当事人错误理念构成的"自用逻辑"，认为情绪是认知的产物。所以，如果当事人希望开始有更好的感觉和行为，就必须学习更好的思考方式。同时，当事人并非生病，而只是受挫，所以，鼓励对他们更重要。治疗师将通过引导和再教育，协助当事人做新的决定。经历了治疗历程，当事人会发现他们拥有的资源与选择，由此便可应付生活中重大的任务。治疗师可使用的手法包括直接法、欲擒故纵法、仿佛法、泼冷水法、把持自己法、避开陷阱法、设定任务与承诺法等，此外还有直接忠告、家庭作业、幽默及沉默等具体技术的运用。

阿德勒疗法强调个体的价值和尊严，认为每个人都是具有创造性和责任感的、统一的、社会的人，其行为是有目的、指向目标的，人能够自我决策，既能用建设性又能用破坏性的方法来面对生活及其挑战。他把行为和情绪障碍看作是一种"沮丧"而非疾病，是由于个体不能有效地应对自卑感而产生的。心理咨询和心理治疗本质上是鼓励和再教育的过程，其目的是帮助患者获得直接面对生活任务和挑战的勇气，消除其无能感和自卑感。阿德勒疗法则重视来访者在治疗关系中的地位和作用，强调治疗师与来访者建立良好治疗关系的重要性，认为两者平等合作对于心理治疗具有重要意义。阿德勒认为，治疗师必须具有表现出同情的态度，要以非常仔细、非常尊重、非批判的方式倾听，同时要相信来访者具有改变的能力。治疗师必须相信自己、来访者和治疗过程，咨询历程在于提供信息、教育、指导与鼓励给丧志的当事人，使其重建自信，对治疗效果充满期望，并通过关心、尊重等表达对来访者的爱。阿德勒疗法中所蕴含的一些基本原理与方法在心理健康的训练与教育、心理疾病的预防、课堂管理、家长和教师培训领域的应用则已经远远超越了心理治疗的范围。

阿德勒是社会文化学派的开拓者，他开启了精神分析理论中注重社会文化因素之先河。阿德勒的理论是以社会文化为出发点，把社会的价值观念、人的社会性视为行为的主要因素。这种思想在他的"生活风格"和"社会兴趣"的理论中得到充分体现。所谓生活风格，是指个人追求优越目标的生活方式。儿童形成什么样的生活风格，取决于他的生活条件和家庭及社会环境。因此，尽管人们生存的世界是相同的，但由于每个人生存的具体环境各异，便形成各自不同的生活风格，形成独特的人。

阿德勒疗法认为，个体的社会归属和社会关系对于个体的生存及人类的生存和发展具有非常重要的作用。阿德勒认为，每个人要在这个世界上生存，都必须和周围的人发生联系。人天生就具有社会兴趣的属性，个人要与社会和他人组成不可分割的有机整体。

为了进一步强调社会文化因素的重要性，阿德勒在后期提出个人与他人及社会和谐发展的社会兴趣理论。社会兴趣也是心理健康的一个主要标准，而社会兴趣的减退或缺乏往往是造成心理疾病的重要原因。这种观点较之古典精神分析治疗过于强调人的生物性和本能驱力的作用，无疑也是一个很大的进步。社会兴趣的含义非常广泛，包括合作、互助、热爱、同情、人际关系等。在他看来，人类生活在"意义场"中，生活意义不是为个人优越而奋斗的，而是在于如何建立人类和谐友好的社会生活，在于"对人类全体发生兴趣"（阿德勒，1988）。因此，要想使失败者恢复有意义的生活，就要发展他们的社会兴趣。总之，阿德勒的生活风格和社会兴趣理论肯定了社会文化因素的作用，强调了人的心理与社会文化的和谐发展。正是阿德勒这一思想使精神分析理论开始从注重生物本能因素到注重社会文化因素的转向。

三、存在主义疗法及其文化性

存在主义疗法其实是存在主义思想对心理治疗影响下的产物，其是对生命问题的态度，而不只是描述技术和方法，因为它将人理解为一直都处于生成之中，意思是说一直都潜在地处于危机之中。与其他疗法相比，存在主义疗法更多地检验个体的自我认识，以及对当前和每天生存所遇到的问题的思考能力。存在主义疗法的思想前提是人是自由的，因此对自己的选择和行动负责任。他能设计和规划自己的生活，而不是做环境的牺牲品，强调个体有自由去选择对环境的影响。当代存在主义治疗的主要代表有四人：维克多·弗兰克、罗洛·梅、欧文·亚罗姆、科克·施耐德。

存在主义疗法的目标是扩展来访者的觉知和自我意识，促使当事人对生活进行反思，以发现以前从未发现的更多可能性。要注意的一点是，治愈症状是大多数来访者寻求治疗的动机，然而从存在的视角看，这种动机本身可能正是对特定来访者"存在的否定"——一种由调整构成的、能够适应文化的治愈。罗洛·梅明确指出，心理治疗的首要目的并不在于症状的消除，而是使来访者重新发现并认识自己的存在。最能表明存在主义治疗关系的概念是罗洛·梅所强调的"呈现"或"在场"（罗洛·梅，2008），即治疗师与来访者的关系被看做是一种真实的关系。宾斯万格把这描绘成"一个存在与另一个存在相沟通"。存在主义疗法认为"在场"是理解来访者的最佳途径，不仅如此，在这场"相遇"中，治疗师与来访者都将发生成长性的改变。

存在主义疗法不是技术取向的，只要能为来访者获得其存在感服务，是一个个体在生活中寻找价值和意义的过程，治疗师可以从其他任何流派方法中抽取需要的技术。治疗的第一步是帮助来访者弄清他们对世界的想法，考察他们的信念和价值系统，从而发现他们在造成自己问题方面的作用和未负起的责任；第二步是支持来访者重建价值系统，考虑什么样的生活值得去过；第三步是鼓励来访者将治疗中的所获付诸行动，过一种有目标、有意义的生活。总体而言，存在主义疗法把个体放在了中心地位，它关心的是人类生存的问题：自我觉知和相应的自由。治疗师最终希望全面探讨当事人生活的所有方面，而不是在治疗过程中出现的一些问题，这些问题的重要性是隐藏在没有探讨的生活中更大的主题中间的。

东西方存在主义哲学有着不同的表达。例如，东方的宗教倾向于把世界看成是一个整体，很少关注人们与其他生物的分离，像印度的哲学家和思想家倾向于把生活看做是神秘的。而西方的思想家倾向于把生活看成是一个问题来加以解决，西方心理分析和人类心理学在他们工作中所面对的问题，如超越依赖和敌意，解决其他类似的问题上是相似的。

存在主义疗法有时会遇到来访者的生理和社会现实的差异，因此咨询师在咨询或治疗时要考虑个体的性别和文化认同。文化和社会对不同性别的人的期待是不同的，固定不变的性别角色有时会影响处理存在主义主题的方法，帮助咨询师确定来访者恐惧的存在主义问题。van Deuren-Smith 就发现存在主义心理咨询对处理跨文化问题特别相关，存在主义能对危机情况中的工作提供指导。在相同世界的文化背景中，个体可能是个优秀的成员，受人尊重，情感发展正常，人际关系良好；但是在异文化背景中，他可能会被文化隔离，面对很多困扰，感到孤独，不被理解和支持。因为人们都是根据自己的文化经验来判断他人的行为的。所以，存在主义疗法需要咨询师清楚来访者的文化背景，了解他的文化认同，处理他的文化危机。

四、当事人中心疗法及其文化性

这是由罗杰斯发展的治疗方法。自 1927 年开始，他开始在心理治疗工作中尝试建立自己的心理治疗理论，到 1951 年，他出版《当事人中心治疗法》一书，将之前提出的"非指导性治疗"改为"当事人中心疗法"，系统地提出和阐述他自己的心理咨询疗法的理论与方法。进入 20 世纪 70 年代，当事人中心疗法的思想，如尊重、共情、无条件地积极关注等概念已经融入其他的心理学流派，并在心理咨询和治疗中发挥着重要作用。罗杰斯从人本主义的立场出发，将研究中心扩展到了生存、生活中具有生命的个体，通过努力力图使大多数人过上一种人本主义的生活，即超出个人的社会角色，充分发挥其机能的高度整合的生活。20 世纪 70 年代初，罗杰斯的"以人为中心疗法"正式形成。

罗杰斯的当事人中心疗法不太注重治疗技巧，只注意治疗关系。当事人中心疗法的目标是个体达到深度的独立和整合，它重视个人而不是个人目前的问题。罗杰斯认为，咨询的目的不仅仅在于解决问题，而在于支持当事人的成长过程，以致他们能更好地解决他们目前甚至将来面临的问题。罗杰斯认为，为了达到理想的咨询和治疗效果，作为咨询师必须坚持一些基本的态度和取向看待来访的当事人。其一，咨询师必须对当事人无条件积极地关注；其二，咨询师必须对当事人持一种恰当的移情式理解，体现一种感同身受的能力；其三，咨询师要言行一致，表现一个真真实实的自己。如果咨询师能以这种态度与当事人交流，那些被帮助的当事人将会减少防御，体验到自身积极自尊情感的增长。当人们是自由的时候，就能找到自己的生活方式。咨询师鼓励当事人改变，以过完整真实的生活，并意识到这种生活需要一个长期斗争的过程。从来没有一个人到达终极目标或者说自我实现的稳定状态，不过人们可以不断地进行自我实现。

当事人中心疗法被认为是对各种文化影响深远的疗法。在罗杰斯生活的后20 年间，他开始致力于以当事人中心疗法的方式去思考和融入文化之中。他在法国、墨西哥、日本等国家指导了大量的工作站。在当前西方众多的心理辅导理论中，罗杰斯的当事人中心疗法对西方文化的影响最大。凯恩认为："我们的国际大家庭是由世界各地数百万人组成的，他们的生活都受到罗杰斯的著作及其个人努力的影响，还有很多他的同伴把他的以及他们自己创新的想法传播到世界的每个角落。"（叶斌，2006）

但是有一些心理家质疑该方法的广泛性和对所有文化背景来访者的适应性。心理咨询在许多文化中属于未知，存在着消极的社会污名。尤其是当事人中心疗法强调实践中的突出自我意识与自我依赖，可能会与一些文化传统多有违背。当事人中心疗法是以个人的内在评价为价值的，而有些民族团体——如中国文化——主张的是集体主义而不是个人主义，在这些文化背景下，当事人中心疗法的思想和行为更有可能被社会期望所影响，而不是简单地根据他们的喜好。在某些特定文化环境中很难将咨询的核心条件转化为现实实践，比如，有些文化无法接受咨询师直接而真诚的表达，对咨询师的自我披露也不是太习惯。尤其是东方文化对权威存在崇拜心理，使得不指导、不判断、不主动的方法看做咨询师无主见、无能力的表现，降低在当事人心目中的地位；来访者寻求指导，会当做最后的"救命稻草"，想要寻求最直接的帮助，认为应该得到诊断结果继而获得"药方"，继而"药到病除"。传递指导性很少地以人为中心的疗法是非常困难的，许多当事人期望一个指导性的咨询师，希望更结构式的治疗，不喜欢不能提供足够指导的人。寻求援助的心理需要得不到满足就会对心理咨询失去信任。因此，咨询师不应假定某种特殊类型的咨询是否适合于一种文化的成员，而是应该尊重存在于不同文化之中的个体，这样可获得超越心理咨询领域更为深远的意义。

五、格式塔疗法及其文化性

格式塔疗法是在心理分析学的基础上结合现象学和存在主义出现的，它不仅是一种新的心理咨询的理论，而且是操作性很强的技术，是一种影响很大的咨询和治疗方法。弗瑞茨·皮尔斯和他的妻子劳拉·皮尔斯是格式塔疗法的创始人。

"gestalt"（格式塔）是德语词汇，意为"整体"或"完形"，这正是格式塔疗法的目的所在。该疗法试图将个人人格的所有方面联合或构造成一个整体，强调来访者全部的"此时此地"的作用和关系，而不重视其过去的经验和历史。格式塔疗法的人性观是以存在哲学与现象学为基础的，认为个体必须被放置在与环境的关系之中才能被理解，真正的知识是由知觉者的立即体验而产生的，来访者的基本目标是察觉他们正体验到什么及自己正做什么。治疗的目的不在于分析，而在于统整一个人有时存在的冲突。皮尔斯认为，就达到自我了解之目的而言，了解一个人现在怎么样，远比注意他为什么会这样更重要。格式塔疗法提供一些任务和挑战，帮助当事人朝着统整、坦诚及更富有生命力的方向解决现实问题。

格式塔疗法的魅力在于它有丰富的治疗技巧，皮尔斯认为咨询师应熟知各种技巧，但又不受制于它，并随时创造新的治疗技巧。格式塔疗法常用的治疗技巧如下：

1. 空椅技术

咨询师在来访者对面摆上一把空椅，在这个位子上，来访者投射自己的内在自我。在空椅技术中，咨询师坐在一旁做简单观察，指导当事人与假想的对象之间的对话。由这个练习，当事人可以更为详尽地体验而且了解种种情感体验。当事人同时亦能了解到自己往往假设了他人的思想，从而学习接纳这种对立。

2. 觉知绵延

格式塔疗法比其他任何疗法都注重将患者引向现在，感觉此刻的经验是怎样的，而不是追究为什么会这样。此刻的存在牵涉到一个人的过去与将来间的这个过渡阶段，因此，要求当事人将其有关的过去与将来带入此刻，然后直接去体验它们，强调学习及充分认识与感受现在的重要性。觉知就像一把开启健康人格之门的钥匙，只要有了良好的觉知能力，就达到了治疗的初级目标。所以，皮尔斯建议说："放松你的意识，跟随你的觉知。"咨询师的指导语往往很简单：觉知你正在经验的东西，观察你的觉知过程，何时你用想象打断了自己？要求来访者以"想象"代替"应该"，以"不愿"代替"不想"，以"我"代替"他"，以增强患者的自我责任力。

3. 倒转技术

格式塔疗法还采用其他技术，如倒转技术，要来访者深入每一件会带来焦虑的事情中，与他们自己已经隐没和否认的部分接触。倒转技术的目的是去面质、冒险、表露自我、试验新行为、成长和改变。此外，还有梦境的治疗、预演练习、停留某种情感等。总之，格式塔疗法所用的技术的共同特点是强化直接的体验和统整冲突的情感。

在 20 世纪 60 年代，格式塔疗法在美国鼎盛一时。随着在西方几十年的发展，其如今在心理咨询领域的影响力正在不断扩大，但在我国大多还停留在理论的理解上。

格式塔疗法适合于那些容易诱导、言语能力较好、比较理智的人。"空椅子技术"强调个性，关注个体对自我的意识，对那些注重群体和团体的国家，使用起来要加以改变，需要关注文化因素是如何影响自我意识、朋友和熟人的，要把个体看成是一个整体的社会人。

格式塔疗法因为重视医患关系而有助于跨越文化的障碍。皮尔斯非常反对咨询师充当权威的角色，认为咨询师应以平等的态度出现在来访者面前，进行独立个体"你"和"我"之间的交流。来访者以平等的身份共同参与到咨询中，不仅内在体验到这些经验，并且可以了解到这些经验在旁观者看来是怎样的。这也许能使来访者讲出自己的问题，因为他觉得咨询师能够理解他，平等的医患关系提供给咨访双方跨越文化交流障碍的机会，也会因为不同文化之间的对话而对文化之间的冲突认识得更加清晰，更有利于对来访者的文化进行觉察。

　　但是从另一个角度看，格式塔疗法主要是唤起来访者内心深处的情感，但对于那些压抑情感表达文化传统的人来说，这就存在一定的问题。在一些文化中，人们是羞于表达情感的，被认为是不得体、软弱的表现。例如，许多文化都以男性事业上的成就作为个人形象评价的标准。这容易导致男人在他人面前永远只夸耀自己事业上的成功。但是，私下里，他们对自己的本领却并不如表面所炫耀的那么信心十足。他们经常怀着一种恐惧，生怕自己的表现不如他人。但是他们绝不会将这种恐惧透露给外人，以免损害自己的男子汉形象。格式塔疗法要想使来访者获得整合的人格，成为能独立面对生活和现实的人，就不能忽视其背后的文化因素。

六、现实疗法及其文化性

　　现实疗法是美国加利福尼亚州精神病医生威廉·格拉泽（William Glaller）于 20 世纪 60 年代创立的。这是一种以存在主义和人本主义观点为基础的心理疗法，认为心理行为问题是由于人不能负责任所导致的，其中心任务是帮助来访者承担起个人的责任，积极解决现实的问题。

　　选择理论是现实疗法的人格理论的基础，它提出人们有生存、爱和归属、力量或成就、自由或独立、愉快五种需要。当心理需求受到障碍时，则在进行选择的行为时会感到痛苦，并对生活感到不满。格拉泽认为，即使是痛苦，也是自己选择的结果，是为了尽量满足自己的需要，即使是痛苦和沮丧这样的感受也是自己所选择的行为。格拉泽还认为，人的行为包括行动、思维、情感及生理四个不可分割的部分，其中最重要的两个部分是行动和思维，这是别人无法控制的部分。因此，在现实疗法中，咨询师应将工作重点放在协助当事人选择或者改变他们的行动和思考上，使他们明确他们最需要的是什么，过上自己喜欢的生活并能与他人和睦相处。

　　格拉泽认为，咨询师应该帮助当事人将咨询聚焦于当前，而不是过去和症状，沉溺于过往经历和症状会让当事人丧失力量而沉浸在痛苦之中。在咨询过程中，他强调认同，认同是归属感和成就的需要，其中成功的认同与爱、被爱有关。他强调选择和责任，人们的行为是自己选择的，必须要对自己做出的选择负责任。他强调当前和潜能，反对把精力过分集中在以往的失败和痛苦的经验上，咨询师应该把来访者看成是一个具有潜能的人而不是一位患者，帮助他探索和发现自己各方面的潜能。他强调共融关系，咨询师要与来访者建立起信任感，反对惩罚，他认为惩罚会增加来访者的失败感、无价值感和无能感。拒绝借口，绝不放弃，咨询师应该有不屈不挠的精神，不接受来访者的任何借口和开脱，不轻易放弃治疗。

另一位现实疗法的治疗师罗伯特·伍伯丁（Robert Wubbolding）发展了一套现实疗法的实践程序，即所谓的 WDEP 系统，其中 W 为愿望和需要，D 为方向和行动，E 为自我评价，P 为计划。通过这些环节，咨询师逐渐推动当事人的变化。

现实疗法尊重文化的差异，采用的技术并不是替来访者决定要改变哪些行为，而是尊重来访者，由他自己决定要做出哪些改变，这就能够保持文化的一致性。虽然在不同的文化中，对自由、权利、快乐等基本要求的观点不同，但对需要、冤枉和直觉的探索都是一样可以实施的，这是由人类的共性所决定的。在不同的文化中，探讨"做什么"和"改变什么"的过程是一样的。因此，实施现实疗法的时候，不仅要考虑咨询计划对来访者个体的影响，也要考虑对其周围人和社会的影响。不过，咨询师要对来访者所处的文化有一定的了解。

实践表明，在不同的文化中使用该疗法对来访者是有帮助的。Mickel 说，现实治疗可以用一种和传统的美国黑人文化一致的方式实施。Burkley 评估了现实疗法在咨询美国黑人时的效果，表明以现实疗法为基础的班级会议优于一般的班级会议。Slowick、Omizo 和 Hammett 的研究表明，做了现实疗法的墨西哥裔美国人和没有做过现实疗法的相比，学习兴趣、领导能力和主动性都要好。Russer 在对柬埔寨难民的研究中，发现现实疗法和柬埔寨的传统应对方式是一致的。在沙特，使用了现实疗法，可以激发学生的学习兴趣（Richard and Sharf, 2000）。在中国，吴菲和胡佩诚用现实疗法矫正大学生的人际关系中的无益行为。

目前，对现实疗法在不同文化群体中的使用问题，有的持赞赏的观点，有的表示反对，原因就在于现实疗法强调对生活的控制、自主、不依赖。随着现实疗法在咨询的不断完善，它在不同文化群体中的适用性必将会得到极大提高。

七、行为疗法及其文化性

行为疗法是在行为主义心理学的理论基础上发展起来的一种心理咨询和治疗的学派，是继精神分析之后当今世界上最具影响力的心理治疗方法，是对传统心理治疗的突破。斯金纳是行为主义的代表人物之一，也可称为"行为疗法之父"。现代的行为疗法以人类行为的科学观点为基础，经典条件反射理论、操作条件反射理论、社会学习理论都是当代行为疗法的理论基础。它坚持人的行为由环境支配的决定论思想，强调通过改变外部条件来改变人的行为，认为人的习得性行为既可以产生，也可以消除。

行为疗法发展了一系列操作性很强的治疗技术，如操作性条件反射技术、功能性的评价模式、放松训练、系统脱敏技术、暴露疗法、眼动脱敏和再加工、自信心训练、自我管理方案和自我指导行为及多模式疗法。行为疗法用于治疗神经症、习得性不良行为、性变态行为，以及精神症状，如精神发育迟缓等。行为疗法既可适用于精神病患者、智力迟缓者，也可适用于不良行为的正常人，既可适用于成年人，也可适用于儿童。它有比较广泛的适用人群。Andrews 和 Harvey 曾经对行为疗法的疗效问题进行过研究，结果表明：与其他心理咨询或治疗技术相比，行为疗法似乎略胜一筹，优于其他疗法。行为疗法无论在方法和技巧上都相当系统化，具有疗程短、适用广、收效快等特点，为心理咨询与治疗领域注入新的生机与活力，占据了长达半个世纪之久的霸主地位。

随着现代科学技术的发展，行为疗法也在不断完善。现代行为疗法也整合了认知方法的一些要素，从原来忽视人的主观意识转向内外兼顾。甚至还有学者运用行为主义方法而得到人本主义结论的个案，按照托尔森（Thoresen）和柯艾兹（Coates）的观点，人们越来越关注认知理论和行为主义理论学出现的相似点，包括以下三方面：把治疗看做是行为定向的方法，当事人被要求在行为方面加以改变时，不仅仅是被动地反思和详尽地内省；行为治疗师也越来越关注认知过程和个体的意义是怎样作为中介来影响对刺激事件的加工进而影响个体行为的；越来越强调个体对自己的行为负责，即个体有能力通过改变一种或几种影响他们行为的因素来提高自己的生活质量（Richard and Sharf，2000）。

行为疗法可以用来治疗各种各样情况下发生在许多特殊群体身上的多种行为障碍问题，更广泛地应用于许多工作和生活领域，因此在多元文化中有相当普遍的适用性，它可以给当事人带来显而易见的外显变化。它对环境因素的强调，也使得它非常注重环境中的文化因素，了解它们对当事人行为的影响作用。甚至现代的咨询师还必须考虑当当事人行为发生变化后，周围环境对他可能的影响，以便当事人能在决定行为改变前充分考虑这些因素，以决定是否最终要改变自己的行为。社会学习理论的先驱班杜拉反对人类行为是机械论及决定论的模式，因为这些模式只考虑环境的决定因素，认为个体是环境的被动影响者，而未考虑个体也有能力影响环境。

咨询师在操作中也认为，在教给来访者应对策略的时候，不应该违反文化的规范。在使用示范法时，要考虑咨访双方的文化差异，在应用行为方法于一些很固执的人的时候，要注意是否有文化的偏见，要考虑咨询师对来访者价值观的影响等。由此看来，行为疗法和文化不是没有关系的。

同时，行为疗法也有它的不足之处，比如，忽视情绪的作用和情绪的改变；处理症状多过处理原因；有操纵和控制当事人行为的倾向和嫌疑；等等。所以，行为疗法在涉及目标时需要对文化问题加以考虑。综合国内外的研究，尽管在行为疗法中人们关心文化问题，但是相关的文献并不多见，这将是研究的新领域。

八、认知行为疗法及其文化性

认知行为疗法是 20 世纪 50 年代由艾利斯在美国创立的，它是认知疗法的一种，同时也采取了一些行为治疗的方法，又被称为理性情绪疗法。这是目前最重要的心理咨询与治疗的流派之一。

艾利斯认为，人天生具有两种倾向：理性和非理性。当人们按照理性去思维时，就会产生合理的情绪和行动；当人们按照非理性去思维时，就会导致不愉快的情绪体验。情绪上的困扰是不合理思维的结果。经常用不合理的思维去面对问题，这些不合理的信念转化成为内化语言，则会导致无法排除的情绪困扰。艾利斯还强调，人单凭思考及想象即可形成观念或信念，同时，人也具有改变认知、情绪及行为的天赋潜能。

认知行为疗法的基本理论主要是 ABC 理论。在 ABC 理论模式中，A 是指诱发性事件；B 是指个体在遇到诱发事件之后相应而生的信念，即他对这一事件的看法、解释和评价；C 是指特定情景下，个体的情绪及行为结果。诱发性事件（A）只是引起情绪及行为反应的间接原因，而人们对诱发性事件所持的信念、看法、理解（B）才是引起人的情绪及行为反应的更直接的原因。当人们坚持某些不合理的信念，长期处于不良的情绪状态之中时，最终将会导致情绪障碍的产生。所以，在艾利斯初创此疗法时就强调认知、行为、情绪的关联性，而且治疗的过程和所使用的技术都包含认知、行为和情绪三方面。

认知行为疗法采用的方法较为多样化。最主要的技术包括与不合理信念辩论法、情感唤起方法、行为方法。其中，最常用的是与不合理的信念辩论的技术为艾利斯所创立。他认为，与不合理的信念辩论的技术使咨询师得以用所学的方式向来访者所持有的关于他们自己的、他人的及周围环境的不合理进行挑战和质疑，从而动摇他们的这些信念。可以肯定，任何有情绪及行为障碍的人必定存在这样或那样的非理性观念，而且这些观念必定对他们的情绪及行为产生极大的影响。消除非理性观念，建立新的理性观念，肯定会减轻或消除其心理障碍。

　　艾利斯曾指出，认知行为疗法的原则和实践在本质上就是一种多元文化取向的疗法，因为它不会质疑当事人的目标和价值观，而只是挑战他们那些刻板的和顽固的要求，以及绝对化的"应该""应当"和"必须"。艾利斯认为，并不是他们自身文化的严格准则造成了他们的问题，而是他们对这些准则的看法，咨询师的任务是帮助来访者在他们的思维、情感和行为方面变得更加灵活。艾利斯曾给中国人、日本人和其他国亚洲国家的来访者做过治疗，虽然他也曾留心他们的家庭观念，但是他使用的方法都是他对美国来访者治疗时使用的一样的方法。当然，这只是艾利斯的一家之言。

　　我们认为，咨询师在没有清楚了解来访者的文化背景之前不应对来访者的不合理信念进行辩驳。对来访者文化的了解通常是决定咨询师采取何种方法给以咨询或治疗的基础。尤其是东、西方关于"不合理信念"的界定存在巨大文化差异。比如，西方人认为"我的钱必须攒起来"是不合理信念，而中国人正好相反认为"我的钱必须花掉才有价值"是不合理信念。此外，生活在不同地域的咨询师和来访者也会存在价值观上的文化差异。如何理解来访者的价值观，审慎地让来访者挑战他原有的给他带来的困扰的信念，甚至当这些信念是基于他们所处环境的文化传承时，这些都是非常困难的。

　　咨询师和来访者双方文化的差异可能会影响咨询师对来访者不合理信念的评估，也会影响到他决定哪些信念是不合理的和需要辩驳的。认知行为疗法在帮助来访者在认知上发生根本改变的时候不能缺失文化因素思考，移植于他国时也要对其进行必要的改良。

九、家庭系统疗法及其文化性

　　随着心理咨询与治疗实践的发展，人们开始认识到，大多数的人类行为都是互动性的，有些问题存在于个人的心理状态，却展现于与他人的互动之中，解决这些问题的最佳方式是帮助人们改变他与其他人的互动方式，家庭系统治疗应运而生，它挑战了"以个体为整个心理范畴的中心"的基本信念，将所存在的问题或症状从个体转向了关系（Minuchin et al.，1986），并且通过家庭或更大的机构在内的系统的改变来处理和消除个体存在的问题或症状。

　　在家庭系统治疗发展的过程中出现了一系列经典的理论和治疗手段，其中包括 Bowen 的系统家庭理论、策略治疗、结构家庭治疗等。Bowen 的治疗理论的核心概念是自我分化，强调个人的独立性，用代际互动疗法来解构病态的三角情感关系，扩大家庭互动。策略治疗是以问题为中心的，聚焦于改变行为序列，旨在达到良好的治疗效果。结构家庭治疗最重要的原则是，每个家庭都有一个结构，并且这个结构只有在家庭的行动中才会暴露出来。治疗师要把握整个家庭的结构系统，而不要只注意亚系统的结构。

家庭系统疗法注重的是家庭环境对个体心理的影响，将家庭看成一个系统，家庭成员就是系统的组成部分，某个家庭成员的成长和行为不可避免地与家庭的其他成员相互联系。家庭系统治疗学派认为，家庭中每个成员都有自己认识事物的模式，这决定了一个人一贯的行为模式，其间的关系是反馈式的循环关系，并且家庭成员之间也在进行相互的影响，所以，对任何病理过程的原因不再在个人范围内、个体心理动力学角度寻找，而是从家庭结构里去探索。通过摸清家庭内部的相互关系格局，采取对整个家庭的干预来改变个人心理症状，使家庭产生新的冲突，并通过对冲突的重新自我组织，获得新的变化，产生新的规则和互动模式。不观察其他家庭成员的相互作用，不考察个人与家庭所处的重大环境，却想准确地评定个人焦虑的原因是不可能的。但是，家庭系统疗法的一个局限性是有些治疗师过于注重家庭的机能，只要一个家庭功能完备、运作良好就可以了，从而缺少了对家庭中个体的关注。

在不同的文化中，对家庭的理解是不一样的。有的家庭是完整的核心家庭，扩展到祖辈；有的家庭包括远亲或族亲，有的家庭还包括祖先和后代。文化对家庭的影响是多方面的，可以影响到家庭的功能、价值观、社会预期、交往方式等。家庭中的权力层级问题、亲子次系统和夫妻次系统的界限问题、家庭系统间的沟通问题等也不完全相同。因此，咨询师在咨询过程中，可能会在邀请家庭参与、具体技术介入、问题归因、寻求外在资源支持等方面碰到一些文化上的阻抗，使咨询面临一些文化屏障与操作性困难。所以，咨询师要对家庭文化保持敏感性，有一个适当的对待家庭的方式，需要对未知的文化敏感性进行干预，不能因为一般情况而产生刻板印象。

家庭系统疗法的理论和实践基础是建立在西方主流文化基础之上的，这就跟其他心理学领域一样也要经受文化适应性的考验和质疑。多元文化主义者认为，人们的行为从根本上是社会文化塑造的。所以，家庭系统疗法要考虑到不同文化的背景，在不同的文化中得以适用才是有价值的。比如，传统的中国人特别看重家庭及其成员的"面子"，认为"家丑不可外扬"，出现问题要靠家庭的内部资源来解决，往往是请家族中德高望重的长辈或权威人物来做评判，而不会选择主动向外界求助。这样，咨询师是无法获得相关信息并在此基础上开展工作的。家庭系统疗法需要寻求的是文化上的一致性，才能为其在跨文化的适用上提供保障。

十、女权主义疗法及其文化性

女权主义疗法是一种以草根方法发展起来的疗法，它反映了女性所出现的挑战和需要。它的开始可以追溯到 20 世纪 60 年代的妇女运动，那是女性开始汇集她们声音、表达对传统女性角色局限性不满的时代。它是由一批人集体努力创建的，这些人中最具代表性的有简·贝克·米勒（Jena Bkaer Miller）、卡洛琳·泽比·恩斯（Carolyn Zebre Enns）、奥莉维亚·爱斯平（Oliva Espin）、劳拉·布朗（Laurs Borwn）等。到 20 世纪 80 年代，女权主义疗法作为一种正式的疗法被人们承认。

女权主义疗法虽然是在女权主义思想上发展出来的，但是它仍然是一种可应用与实践的心理咨询方法。女权主义疗法认为，个人是政治的，把来访者问题的根源归咎于社会和政治，麦里克也指出："心理健康与失调与女性生活的社会情境因素有关，尤其与将女性置于屈从地位的社会文化情境有关。这是女性主义心理治疗区别于个体主义的传统心理治疗的根本假设。"（Marecek，2001）由此可看出，女权主义咨询师关注引发来访者内心矛盾的外部原因。女权主义疗法的咨访关系是建立平等价值基础上的合作互利的关系，每一次的咨询都是专家与专家的互相探讨、互相学习的机会。女权主义治疗师主张脱离社会性别偏见，客观地看待妇女的经历，帮助来访者重新审视自己的经历，重视自己的生存方式，找出自己经历的闪光点。

和其他咨询方法一样，女权主义疗法有许多值得借鉴的方法和技术，包括授权、自我暴露、性别角色分析、性别角色干预、权利分析和权利干预，同时也采用了其他疗法的一些策略，如文献疗法、决断训练、重新定义和贴标签、小组疗法、社会行动等。女权主义疗法不是仅以女性为服务对象的，它同样可以服务于男性。女权主义疗法认为，男性和女性一样，也受到社会的压迫。此外，男性的参与有利于两性关系的重建和促进。

女权主义疗法的宗旨在于消解占支配地位的男性文化，创造一种女性经验和透视，以改变使女性沉默和立于边缘的心理咨询与治疗传统。传统上，心理咨询与治疗的多数理论，包括精神分析疗法、格式塔疗法、认知行为疗法、当事人中心疗法都是由西方文化的白人男性建立的，女权主义疗法质疑传统疗法中的一些思想和做法，因此，挑战男权文化下的传统咨询理论，建立一个基于女性思维和体验的理论就显得相当有意义了。

女权主义疗法提出了一种生物的、心理的、社会的、文化的及结构的治疗模式。其认为传统心理治疗中的诊断在很大程度上只是界定与规范，将女性的心理疾病看做是个体内在的心理原因，忽视了社会的、文化的与结构的因素的影响。女权主义疗法重视社会情境因素对女性心理健康的影响，试图解构来访者的经验是如何受到社会文化情境与结构因素的影响的，强调将来访者的病理放在具体的社会与政治情境中分析，从社会情境方面关注性别角色社会化、制度化的性别主义与压迫问题，强调对女性心理健康进行生物的、心理的、社会的、文化的及结构的分析。这种分析模式不仅有助于对个体心理功能的全面理解，而且指明了心理咨询与治疗发展的方向，促进了心理咨询与治疗研究范式的转变。

20 世纪 80 年代末期，女权主义疗法的创建者们开始承认她们忽视了有色人种的女性，致使一些有色女性称自己为"女人主义者"，女权主义疗法随即修正了自己的观点，并在临床心理学家的培训项目中增加了有关社会性别及文化多元性等方面的内容，使自己变得更加包容。

十一、后现代疗法及其文化性

后现代疗法是在后现代主义心理学影响下，迅速发展起来的心理治疗流派。该疗法没有单独的创建人，是许多人集体努力的结果。它包括许多治疗方法，像集中于答案的简短疗法、谈话疗法等。虽然在理论和实践上，它没有形成像精神分析、行为治疗、认知疗法等那样严密的体系，治疗的有效性也有待检验，但是，后现代疗法的兴起及其有价值的探索对心理咨询和治疗的理论与实践提供了一些有益的启示。其中，比较有影响力的有尹苏·凯姆·博格（Insoo Kim Berg）和斯蒂文·德·沙泽尔（Steve de Shazer）创立的焦点解决短期疗法，以及麦克·怀特（Michael White）和大卫·爱普斯顿（David Epston）创立的叙事疗法。

1. 焦点解决短期疗法

焦点解决短期疗法的基本主张是用正向的、朝向未来的、朝向目标解决问题的积极观点，来促使改变的发生，避免局限于探求原因或是问题取向的讨论。也就是咨询的焦点放在朝向目标导向的谈话，而非问题导向的谈话。咨询的中心任务在于帮助来访者考虑此时此地应该做什么可以使问题不再继续下去，以便使问题在短期内得到解决。咨询师提供机会让来访者积极地去发现自己身上所具有的正向资源，发现自我改变的线索。引导来访者看到自己身上小改变的存在，看重小改变的价值，而愿意促进小改变的发生与持续，使之发展成为大的改变。

焦点解决短期疗法包括：从治疗前的变化开始、例外询问、奇迹问题、刻度法、第一次治疗任务、治疗师对当事人的反馈（总结性反馈：赞扬、过渡、提出任务）、终结治疗技术等。焦点解决短期疗法把咨询的重点放在解决问题上，尊重来访者的价值观及生活的模糊性，缩短了疗程，减少了治疗成本，都是它值得称道的优点。但有时不探讨问题的原因就不利于问题的解决，这又是该疗法的不足之处。

2. 叙事疗法

叙事疗法是通过重新建构故事来帮助当事人走出困境的。咨询师要满怀兴趣地倾听来访者的故事，并与他们建立合作关系；从来访者生动的故事中努力寻找来访者生活中充满生机的时刻，通过提问激发来访者的自我探索和积极心态，解构或重构原来的故事并建构新故事和自己的未来。来访者被邀请用一种新的语言来描述他们的经历。这种新语言会促使来访者从有问题的想法、感觉和行为中发现新的意义。

叙事疗法的技术有：引发体验的提问和更多的提问、客观化和解构、寻找独特的结果、替代性的故事和重新编写等。咨询师的工作主要是倾听并回应来访者的叙述，通过"解构式问话""开启空间的问话"等，借助询问、质疑、解释、阐述及忽视等谈话技术，改变来访者旧的思维模式和习惯性的消极用语，挑战其对自己生活经验的叙述。

后现代疗法受社会建构主义思想的影响巨大。社会建构主义与多元文化主义是相一致的。来自不同文化的来访者经常遇到的问题之一是，他们都要适应自己所在主流社会的价值观体系。由于后现代疗法强调多个事实，并认为所谓的真理是社会建构的结果，所以，它与多元世界观是相当一致的。后现代疗法看到来访者的心理和行为作为一种实践活动，是来访者亲身经历的，在社会关系中建构的，是社会历史性的。在社会建构主义理论那里，尽管来访者在他们自己的生活中受阻，但治疗师会努力引出当事人的观点、资源和独特的体验。

后现代疗法也具有跨文化的适应性，如焦点解决短期疗法旨在指向未来的治疗理念，关注来访者可以做什么事，就不容易导致来访者的阻抗行为。这种强调解决方法、以探究和激励为本的心理疗法就比较符合中国人好面子而又务实的文化特点。叙事疗法强调文化、风俗习惯对人的影响，使来访者理解对方的行为并不仅仅是他个人的原因，而是长期的潜移默化的文化风俗感染所致。而且建立听众群，寻找他人的支持，其目的也是考虑到了文化对人的影响，这从侧面说明了后现代主义的社会建构理念。

第二节　东方文化圈的心理咨询及其文化性分析

东方是一个相对的地理概念，本书中理解的东方，更多的是从文化的层面上去理解。东方文化主要是指亚洲地区，包括部分非洲地区的历史传统文化。东方文化强调节制、克己、修心，注重相互关系的协调，形成了以传统的时代的意识结构为背景的心理咨询理念。

一、日本的森田疗法及其文化性

森田疗法是 20 世纪 20 年代初由日本的森田正马创立的带有浓厚的东方色彩的心理治疗方法。它植根于东方文化，历经 80 余年，通过几代学者的努力，森田疗法已成为能够为世界广泛接受的治疗方法。森田疗法也可用做正常人的心理调节方法，舒缓心理压力，提高心理素质，积极乐观地面对生活。

森田疗法的基本理论包括神经质、疑病素质、生的欲望与死的恐惧、精神交互作用与精神拮抗作用。关于神经质发病的基本理论，就是具有疑病素质的人，由于某种契机（疑病体验），把人们普遍存在的一些身心自然现象如用脑过度时的头痛、失眠、与生人交往时的拘谨不安，以及偶然出现的杂念、口吃等，误认为是病症，并把注意力集中在这上面，感觉越敏锐，"病症"也就越重。如果陷于这种"情绪本位"的精神交互作用中不能自拔而形成恶性循环，就会发展成为影响工作和学习的神经症。

森田疗法的治疗原理可概括为两点：①顺其自然，就是让神经质症患者认识到和自然的和谐一致，认识情感活动的规律，认识精神活动的规律，接受自身可能出现的各种想法和观念，不去抵制、反抗或回避症状。但顺应自然的态度绝不是放任自流、无所作为，而是要患者一方面对自己的症状和不良情绪听之任之，另一方面要靠自己本来就有的上进心，努力去做应该做的事，这样就可以在不知不觉之中获得适应现状的自信。②为所当为，就是控制那些可以控制之事，发挥"生的欲望"，积极行动，把注意力及能量投向自己生活中有确定意义，且能见成效的事情上，努力做应做之事。

森田疗法是一种基于东方文化背景的、独特的、自成体系的心理治疗的理论与方法。顺其自然、为所当为的治疗原则都表现出了深厚的东方文化底蕴。"自然"就是指"自然规律",它是不能人为控制的,人类必须遵循、接受这些规律。"为所欲为"需要水的柔性,要让自己的心灵返璞归真。从文化层面讲,顺其自然、为所当为是一种生命伦理关怀,其精髓实质是一种超脱的人生态度,坦然面对、乐观体验、自我实现。这与中国老子哲学中的"无为"、儒家的"居易俟命"思想颇有相通之处。

森田治疗法虽然也受过西方当时流行的心理分析、精神医学治疗的一些影响,基本思想却是源自大乘佛学智慧与日本传统文化,尤其是禅的思想文化对此治疗法的影响格外深刻。"应无所住而生其心"是《金刚经》一书的重要思想,具有博大精深的含义。佛教的基本教义之一是让人放弃一切执著,由此方能达到解脱,森田疗法就告诉患者不把注意力集中在自己的痛苦上,即破除"精神交互作用"的方法。

日本学者认为森田疗法的故乡是中国。从其理论文化基因的角度讲,这是毫无疑义的。至少,古老的东方文化给了他智慧的启迪。不少学者已经对森田理论与禅学及以老庄为代表的中国道家思想进行了对照研究,发现了其间密切的文化呼应与关联。

二、中国的道家认知疗法及其文化性

道家认知疗法的基本思想由杨德森及其科研团队于 1995 年提出,他们总结出道家处世养生原则的 8 项 32 个字,即"利而不害,为而不争;少私寡欲,知足知止;知和处下,以柔胜刚;清静无为,顺其自然"。他们认为这可能是焦虑、抑郁等神经症、精神应激障碍一服很好的"清凉剂",因此将其认定为开展道家认知心理治疗的原则。

道家认知疗法的理论假设和认知疗法相同,即认知影响行为与情感反应,扭曲的认知导致适应不良的行为和情感,导致相关的疾病,纠正扭曲的认知及其相应的情感与行为反应,就可以治疗这些疾病。与西方认知疗法不同,道家认知疗法不仅关注认知方式的偏差(如以偏概全、灾难化思维等),更关注价值观的偏差,认为投入与超脱是一种对待人生的态度和价值观。它可以定义为与个体身心健康有关的对待生活积极与消极程度的认知。投入与超脱的程度大致可以分为四级,即过度投入、投入、超脱与过度超脱。过度投入的行为方式和现实环境之间的矛盾是焦虑和应激的重要来源,是焦虑障碍和相关心身疾病患者的认知基础,也因此成为道家认知疗法的治疗作用位点。

团队成员张亚林教授仿照艾利斯的理性情绪疗法,按每一步骤关键词的第一个字母，提出了道家认知疗法的 ABCDE 技术：测查当前的精神压力（actual stress）；调查价值系统（belief system）；分析心理冲突和应对方式（conflict and coping styles）；道家哲学思想的导入与实践（doctrine direction），让患者熟记 32 字保健诀，并理解和吸收；评估与强化疗效（effect evaluation）。分五次完成，每次 60～90 分钟，每周可安排 1～2 次。A、B、C 三步在前 2 次治疗中完成。D 是关键步骤（即导入 32 字保健诀），需要安排 2 次。第 5 次用于评估疗效和强化疗效。如治疗需要，D、E 两步骤可反复多次使用。道家认知疗法用于治疗焦虑性神经症、大学生心理治疗、冠心病的心理治疗，取得了确切的疗效，成为可以推广的、适用于中国人的一种有效的心理治疗方法。

道家认知疗法是对道家学说创立渊源老庄哲学身心修养模式的继承、扬弃和发展，是运用中国独特的文化思想，借鉴和吸收西方心理治疗成功的科学经验，创造适合中国社会和中国人的心理治疗方法的极好尝试。杨德森总结的"道家处世养生四条原则"继承了老庄哲学身心修养模式中的精华，坚持"和为贵"的思维模式，以社会为本位，按客观规律办事，以此作为缓解心理应激的重建价值观和思维方式，是积极和有效的。

道家思想教人知道生命的价值意义在于返璞归真，要安顿我们的生命，便应过一种清静无为的生活，向往自然纯朴、自足和谐的生活。道家文化在历史上对于中国人人格的塑造和升华起到了不可估量的重要作用，而且在漫长的历史进程中，道教体系中发展出了一整套从身体锻炼到心灵修行的技术，其技术和理论的复杂性、精确性是很多现代人不可想象的。林语堂认为："每一个中国人当他成功发达而得意的时候，都是孔教徒，失败的时候都是道教徒。"（林语堂，1990）道家的大智大慧的人生哲学对于当代人正确冷静地处理人生的得失成败，保持和谐平衡的生命情调，重振生命活力，不无启示意义。作为心理咨询与治疗专家需要放弃（对西方或东方）想入非非的理想化，或者（对西方或东方）毫无根据的投射性贬低。目前，道家认知疗法的临床研究和实践还处于刚刚起步的阶段，无疑是带有一个领域起步之时的特点，但道家认知疗法充满着中华民族的传统特色，对提高东方人的心理咨询与治疗效果将发挥重要的作用。

三、印度的瑜伽疗法及其文化性

瑜伽在印度流传数千年，是印度悠久文化的结晶。"瑜伽"是梵文"yoga"一词的音译，原意是把牛马套在车辕上，引申的意思就是要用意志力量抑制住知觉器官的功能，抑制住丛生的杂念，把精神和肉体结合到最佳状态，把生命和大自然结合到最完美的境界。瑜伽发展到今天，成为一种塑身、美体、缓解精神压力的辅助疗法。

瑜伽疗法类似于渐进式肌肉放松训练。通过学习独特姿势，促使肌肉、肌腱及韧带产生张力与紧张放松的自我感觉，配合呼吸调息以适度刺激脑、脏器、神经与腺体等生理组织，进而促进个体心理、生理健康。肌肉放松训练为一种减轻压力的处理方式，通过放松身体达到心理状态的放松；深呼吸有安定心情的效果，进而消除紧张与压力。Woodyard 研究发现，瑜伽可减少紧张、焦虑、抑郁症、慢性疼痛，改善睡眠模式，提高生活质量等（Woodyard，2011）。瑜伽疗法可以减少由外部环境变化带给人们的紧张、焦虑、恐惧和悲伤，也可以减少由自身内部原因造成的紧张、焦虑、抑郁、疼痛和睡眠不好等。瑜伽疗法能使人在体质、精神和心灵方面增进锻炼与修养，是一门精神的艺术。

瑜伽的出现和发展一直与印度的生活方式、哲学、宗教密切相连。古印度恶劣的自然环境带给人们身体的痛苦，进而产生了活着的烦恼，产生心灵的痛苦。瑜伽的起源就与人们对祛除疾病、追求健康的主观愿望联系起来，将人类的内在自我与宇宙的无上自我合一，可以摆脱轮回的痛苦。公元前 200 年，印度古代的伟大贤哲钵颠阇梨搜集了瑜伽实践的不同形式，网罗了曾经或可能与瑜伽有关的种种观念，把已存瑜伽知识和行法给以系统化，并把它们全部嫁接到数论超验哲学之上，写出《瑜伽经》，又被称为"王瑜伽"，是印度哲学六大古典体系之一。在以后的发展中，瑜伽与佛教、印度教合流，三者之间相互影响、相互融合，并成为婆罗门教、佛教等宗教的主要修行方法。从实质上讲，瑜伽是基于一些心理行为的生活哲学，它的目的是使身体和精神之间完美平衡地发展，以使个体和宇宙之间完全和谐。它是一种超世俗的探求，是出于真诚期望对生活及与其联系在一起的所有现象的深入理解。

100 多年前，印度的辨喜将印度瑜伽传播到西方世界。如今，瑜伽已突破印度的哲学理念和宗教信仰，与人体解剖学、运动生理学、心理学结合，朝着瑜伽科学化的路径发展。

第三节　东西方心理咨询的文化差异与融合

文化从历史上就开始形成了两大文化派系：西方文化（也叫欧洲文化）和东方文化（也叫亚洲文化）。不同的民族产生了不同的文化，不同的文化又孕育了不同的民族，这正是东西方文化各自代代相传的原因。东西方的价值观、文化、历史、信仰、风俗习惯、人的心理、性格、生活方式与交往方式都相差极大，反映在心理咨询中，也就形成了一定的差异。

一、东西方文化的相对差异

以下主要从价值观、宗教信仰、思维方式、生活文化四个方面阐述东西方的文化差异。

（一）价值观的差异

西方的哲学家认为世界的万事万物都是对立的，人能支配自然、改变自然。在这种世界观的支配下如果一个人失败了，他会认为这是暂时的挫折，并不认为是天意，因此会加倍地努力。东方的宇宙观是"天人合一"，主张一切应该顺其自然，力求达到与自然的统一，一旦努力失败便可能认为是天意。西方文化推崇个人主义，把个人看做是独立的个体，强调个人的目标和自我价值的实现，强调平等、独立、竞争。东方文化是群体文化，体现为和为贵的传统和浓浓的亲情意识，强调谦虚、谨慎、相互合作。

（二）宗教信仰的差异

西方宗教信仰单一的神，即造物主。在西方文化背景下成长起来的人是有神论者。西方宗教信仰的单一神的地位十分崇高，认为神就存在于他们身边，按照西方人的理念，世界有天堂、人间和地狱之分。人死了只是肉体的腐烂，灵魂可以再生。他们可以随时向神忏悔，只有虔诚的祈祷才能获得拯救，死后还会进入天堂或地狱。与西方宗教信仰单一神不同的是，东方宗教信仰多神，如佛教的"佛陀""菩萨""天神"等。西方的人与神是不平等的，人和世界万物都要接受上帝的控制和管理，而东方的人与神则是平等的甚至可以交流（换位）的，人是学习模仿神佛，最后的归宿是修成正果成为神佛。

（三）思维方式的差异

根据密歇根大学社会心理学家尼斯比特的观点，东方人和西方人的思维模式存在着很多非常显著的差别。西方文明建立在古希腊的传统之上，在思维方式上以逻辑和分析思维为主要特征，人们在认识事物过程中借助概念、判断、推理反映现实，并研究其相互关系的规律和规则，他们的思维习惯是基于任何事物都可以通过简明的规则来理解，规范的逻辑在解决问题时起到很大作用。而以中国为代表的东方文化建立在深受儒教和道教影响的东方传统之上，思维方式上以辨证和整体思维为主要特征。人们的思维是感性的综合思维，思维习惯缺少严密的逻辑性，多以感性代替理性，强调整体性平衡。

（四）生活文化的差异

生活文化往往通过人们的生活方式、生活行为及其各种载体表现出来。东西方文化的不同最能在日常生活中得到充分的体现。在说话方式上，西方人说话办事直入主题，简单明了，既省时又省力；东方人在表达个人观点时，擅长用委婉的语言说明目的。在生活方式上，西方人认为自己的私人空间和时间无比重要，在独自生活中可以享受宁静之美；东方人不喜欢独来独往，强调合群、团聚，喜欢热闹。在饮食上，西方人注重的是维持人的生命存在的营养，注重个体的分食制；东方人在饮食上靠制作者的经验与天分，大家团团围坐，共享一席。

这样的例子数不胜数。可以说，文化的差异和突破无处不在、无时不有。但是，这些差异冲突却并不能说明哪种文化更优越，毕竟每种文化都有其自身的优点。

二、东西方文化中心理咨询疗法的比较

近代科学心理学诞生于西方，流行于心理咨询与治疗界的种种方法也多源自西方，但东方的思想体系、文化传统与西方有着一定的不同，在对心理问题的认知、情感表达和行为方式上还是有很大的差异的，反映在心理咨询与治疗上，也就存在一定的差异，主要体现在以下几个方面。

（一）心理咨询哲学基础上的差异

西方文化强调对立，黑白、是非、你我，是分割型的，因此西方的心理咨询强调理性、科学性。经典精神分析学的产生基于进化论、人类学、物理学等学科的发展，行为治疗的产生以条件反射理论为基础。西方的基本态度认为大自然是可以用逻辑与理论去把握的。只要我们懂得如何去处理与克服，就可以操纵大自然。克服自然是其基本的态度。这种观点在心理咨询上的表现就是在咨询方向上，咨询师会朝着辅导来访者如何去面对并操纵四周的环境这一出发点来考虑问题（曾文星，2002：114）。西方文化是个人主义，强调个人本位，认为一个人可

以发挥本身的能力去适应并征服自然，努力追求自我价值，成就个我，张扬个性。在心理咨询的过程中，咨询师会要求来访者尽量地去自我思考、挖掘自己的能力，努力进行自我探索，释放情绪，鼓励来访者去表达自己的内心事，包括自己对人或对事的不满或厌烦、生气、怨恨等负性的情感，来访者也会接受这样的指导，进行相应的自我治疗，实现自助。

东方的文化认为天与人、人与人、人与物之间是一体的。世界是变化莫测的，需要谨慎对待，人们只能等待并把握时机去适应。人们要了解自然，把握自然运转规律，顺应生活。反映在心理疗法上就特别强调人的整体性和身心的和谐。例如，森田疗法、内观疗法都受道家和禅宗的影响，强调顺其自然、向内关照、无为而治，按实接受。东方的文化中认为一个人的能力是有限的，认为一切都是天意。在咨询过程中，咨询师采取尽力而为之的态度与做法，多给予具体指导，并不要求来访者很露骨地表达自己，可以掩盖，甚至不用去探讨。来访者也不轻易表露自己真实的思想情绪，具有明显的压抑自我的内向性格。

（二）心理咨询学理上的差异

西方文化培养的是"个性化"的自我结构，自我有独立性、可分化性，注重个体内在的精神需要，与周围外界诸如家人、亲友或朋友较疏远。在心理咨询与治疗中注重自我能力的训练，对内能够应付自己的冲动与欲望，对外能够处理现实问题，就能够使得心理变得成熟。在以他人为取向、强调人际关系的东方社会（包括华人社会）里，自我结构是"非个性化"的，比较忽视内在精神需要，强调外在人际关系的密切，培养个体强烈的群体归属感，当处于心理异常状态时，不会有丧失自我意识的感受。在心理咨询中，通过训导、说服、说教等方式来加强训练，例如，内观疗法里，强调如何去发觉自己的自私性，去体会他人对自己的关心，改变自己对自己的态度等。

从医学史的角度看，现代精神医学有两个主要的趋势：一个是属于描述性、生物学性的精神医学；另外一个是属于动态性、心理学性的精神医学。前者不是很注重心理方面的辅导与治疗；而后者就比较注重心理辅导的工作。在东方社会，受过去医学史的影响，大都偏向生物学性、描述性的精神医学（曾文星，2002：114）。因此，心理咨询与治疗工作进展不如西方社会发展迅速。

从宗教的角度看，宗教是人认识自己和外部世界的一种方式。西方人信仰上帝，上帝是神秘的，是自然宇宙及世间万物包括人的创造者，人类疾苦的拯救者。西方宗教强调原罪，有着强烈的罪感文化，信仰宗教的来访者认为自己是渺小的，容易关注自身的愧疚和无用，容易产生无能感，易患抑郁症。在心理辅导中，心理医生关于宗教的态度就会影响到他们对信教来访者的认知和行为，易置身于两难的文化境地。东方人的神高贵脱俗，是人生存的最高理想状态，人是神或宗教关怀的中心，最终目的也直指人的发展和幸福，而不是神的权威和尊严。东方人受儒、释、道三家思想的影响，往往崇尚道德，要以仁爱之心来善待生命，要积德行善，因而易产生羞耻感，易产生强迫、恐惧等症状。

（三）咨访关系方面存在的差异

咨询师和来访者之间关系的好坏直接影响咨询和治疗的效果。在西方文化传统里，由于民主平等的政治理念深入人心，咨询师与来访者处于平等的交流沟通中，建立起同感、尊重、真诚的咨询关系。心理咨询是一个连续不断的谈话过程，而不是一两次的偶发性谈话。它需要时间来培养咨询师与来访者之间的相互信任与沟通，这是咨询师对来访者施加影响的关键。咨询师相信，只要来访者对求助者表示信任，来访者本身有其自我复愈的能力，咨询师重要挖掘来访者的自我潜力，助其成长，期待他能独立自主地去改善自己的问题。咨询过程中，咨询师力图通过认真的倾听与不断的提问来积极启发来访者独立地思考其当前面临的问题，尽量不对来访者提出任何直接的建议与劝说，期待他自己治愈自己。

在东方社会中，一般来说，心理咨询师应该像教师或医生一样具有权威性，这样才能满足来访者对咨询师的期待与依赖。来访者期待咨询师能够指点迷津，得到直接的指导与教诲，而不是被动地倾听与提问。如果咨询师采取开放式的谈话，会使来访者感到不适，觉得咨询师不可信任，无主见、无能力，降低对咨询师的价值与作用评估。在咨询的内容上，东方文化里的来访者更关注眼前问题的解决，不太顾及长远的成长与发展。

三、东西方文化下心理咨询疗法的融合

文化的创新源于融合。没有融合，创新就成为无根之木。东西方在心理咨询与治疗中的差异无疑是在认知自然、社会、人类自我的过程中，因认知方法、认知重点的不同而构成的。东西方心理咨询疗法要快速地走向未来，唯一可行的选择就是在融合外来文化的基础上，再根据自身的特殊情况进行文化创新。这种交流碰撞过程中的融合对于东西方心理咨询流派各自文化的升华，既为必要，又属必然。

无论是西方文化还是东方文化，心理学的研究使命总归是不变的。心理咨询

理论的价值也就在于其在多大程度上及多大范围内解释或解决了人类自身面临的共同问题。人类都特别关注如何认识自身在内的主客体世界，都关注如何生活得更加美好。西方心理咨询虽然植根于西方文化，反映的是西方人的核心价值观念，但其所揭示的西方人心理与行为活动的规律必然有能适合东方人之处。目前，东方文化圈在一定程度上承认并接受了许多西方心理学理论中所渗透的心理现象的诠释。学界已有上百种心理咨询理论，心理咨询从传统的生物医学向生物-心理-社会-医学模式转变，因此，心理咨询理论不能固守于单一的文化圈孤芳自赏，没有哪一种疗法在疗效上明显高于其他的疗法，而是应该将眼光投向其他文化圈，从其他文化领域中汲取营养，在宏观上把握心理咨询的发展。

在西方文化圈中诞生的诸多的咨询治疗的理论和方法，在外文化领域中产生了巨大的影响，而东方文化圈的咨询理论和方法能够自成流派的却很少。从这个意义上看，虽然东西方文化在本质上是相同的人类统一的文化形态，但在心理咨询流派的发展上确实存在文化上的差距，存在着发展水平与发展程度的高低快慢。西方文化圈的心理咨询与治疗的理论和方法发展早、程度高，东方文化圈的心理咨询与治疗的理论和方法发展迟、程度低。将西方的理论结合于东方的文化，采取兼容并蓄的态度，努力汲取其理论学派精华，在实践操作过程中将本国文化有机地结合到西方心理治疗的技术应用之中，形成本土化的咨询模式。例如，针对东方人特点的钟友彬先生的领悟疗法是从临床医生的角度理论与实践相结合地阐述了精神分析理论；香港学者岳晓东主张将罗杰斯非指导性心理辅导方法结合到孔子的教育思想中，开发出启发式的辅导模式（孙凤，李兆生，2001）。因此，将东西方心理疗法整合并创造性地加以运用，对社会的健康和人的心理健康水平的提高都具有积极意义。

在当代心理咨询呈现一种整合的趋向背景下，西方心理咨询也积极从东方文化中汲取营养。东方文化中"标本兼治""天人合一"的思想就对讲究科学与逻辑性的西方心理咨询予以启发，从而使其注重"全人"的发展以提高心理咨询的整体效果（王坚，2001）。

荣格的心理学体现了与东方文化的契合。在荣格和维尔海姆合著的《金花的秘密》一书中，包含着荣格与中国文化的秘密。在荣格的理解中，"金花"是道家练功时，通过坐禅和沉思，在体内出现的一种神秘光感，它会导致一种精神的顿悟、智慧的升华。而在荣格的理解中，金花的秘密也就是人的心灵的秘密，是人的真正内在生命的秘密。荣格提出，尽管西方有科学和逻辑，但是东方却教给了我们另一种更为广泛、更为深刻，以及更高层次的理解，那就是通过生命和生活，或者说是透过生命和生活的理解。而中国的"道"，也给了荣格无意识心理学的研究莫大的启发。荣格从中国传统文化中吸取了丰富的营养，充实与完善了自己的心理学理论。同时，他也对道家文化在世界范围内的传播，尤其是在心理学界的传播做出了重要的贡献。

近年来，西方心理学家将佛教的静修引入了心理治疗。静修可以促进心神集中和自我控制能力，训练并提高注意力。佛教"正念"这一概念也已受到西方社会公众和文化的认可，成为人们行为和生活方式的一种倾向。正念已从其宗教根源扩展到很多领域，在心理咨询与治疗中，普遍表明正念训练能有效地增进身心健康，辅助各种身心疾病的治疗（Caldwell et al.，2010；Zautra et al.，2008）。西方心理咨询也运用东方的治疗技术，如气功疗法、瑜伽疗法、故事疗法、诗歌疗法及娱乐疗法等。心理咨询能融合各种疗法的有效因素，博采众长，在陪伴来访者的过程中共同成长，传递一种健康、有意义的生活态度和方式，就是心理咨询的本质意义。

第四章
心理咨询的文化品质

　　人都是生存和生活在自己所处的环境中的，这个环境既包括物理的环境、生物的环境，也包括社会的环境、文化的环境。每一种文化都有其主导的、通用的和被认可的处理问题的方式。人的心理折射出其所处的环境文化与所持的价值观念。文化影响到来访者与咨询师的价值观和信念，影响到在心理咨询表现出的问题中探寻其构建行为意蕴的方式。

第一节　来访者心理问题的文化解析

　　心理学家 Kashima 指出，"文化提供了物质与符号工具。人类正是通过文化去适应他们所处的生态环境与社会环境，并建构关于世界与自我的观念，即遗传信息与文化信息交织在一起，共同形成人的心理发展过程。二者须臾不可分离，任何一方离开，就会导致另一方失去意义"（Kashima，2000）。文化是研究人类心理和解读人类心理不可或缺的元素之一。在心理咨询中，文化既是来访者产生心理问题的因素之一，也是治疗其心理问题的有效工具。

一、心理健康的文化解读

　　作为构成人生活世界常识性存在的文化，它先于个体存在，人从出生之日起，就生活在特定的文化氛围中，在特定的文化背景下被塑造成具有特定文化性质的个人，形成了符合自己文化特点的人格特征。从这个意义上看，人是文化的人，文化是人的文化。研究人的心理健康，就不能缺失对文化的思考。心理健康的文化性格，根源于文化基因的传承与影响。这是"内在于各种文化现象之中，并具有在时间上和空间上得以展开能力的基本理念或基本精神"（毕文波，

2001）。文化基因穿透时空界限，渗透于文化现象，浸润在人们的价值观念、情感体验及行为模式中，为人们所接受、认同。文化内在于人的心里，既成为人们改造和掌握自然环境的手段，也成为调节人的活动、确定心理稳定的程序和控制的手段。它通过调节人的情绪、协调人的行为、控制人的心理进程、修炼人的自然心理能力来发挥它的心理卫生功能。这样，人们以社会文化的标准构建自己心理健康的体验，以心理健康的体验创造自己的心理健康的结构，以心理健康的结构来指导自己的外在行为，这就是文化内在于心理健康层的一般过程，形成心理健康的文化性特质。当然，文化对人心理健康的负向功能也不容忽视。由于文化价值观、文化习惯、文化解释的影响，也使人们在高期望与低成就间、自我努力与命中注定间徘徊不前、痛苦不堪。

西方心理健康观以崇尚自我为核心，重视的是个人的成长、潜能的发挥，尊重个体的独特性与创造性，重视直接而坦率的自我表达，心理健康的标准是个体情绪的快乐。这与西方文化强调追求个人的独立自主、个人的潜能相一致。中国传统文化重视人的内心世界的圆满，重视心灵的平衡统一，强调人与自然、社会和谐的关系，把心理健康与道德修养有机结合起来，重视道德境界的完善。这与中国文化的大同、和谐、整体本位、家族本位的伦理思想相得益彰。重视人的文化性、文化的地域性、民族性与时代性是心理学研究必要的，将文化作为心理健康的一个要素予以考察是必需的。例如，达尔文在进化论中讲到的，人的情感、意识都不是凭空产生的，只有到"长期而持续的文化把人提高之后，才在人的心理上出现"。人的心理是物质文化生活在记忆与经验中的升华，它受到生物、物理、政治、经济、历史等诸多因素的影响，每一种因素既有它的独立性，又和其他因素保持密切的联系，研究人的心理健康，就要在多因素分析之下把握心理的全貌。因此，对心理健康的分析既要考虑文化因素对人心理的影响，又要谨防陷入"文化决定论"的误区。

二、文化的心理障碍塑型

Kroeber 说："文化对每个人塑造的力量很大，平常我们不太能看出这塑造过程的全部力量，因为它发生在每个人身上，逐渐缓慢地发生，它带给人满足，同样也带给人痛苦，人除了顺着它走以外，就别无选择。因此这个塑造的过程便很自然，就像文化本身一样——也许不全然是不知不觉的，但是确实无可指责的。"（杨国枢，张春兴，1982）没有经文化浸染是不能成为正常人的，如"狼孩"。人是文化中的人，他不能摆脱文化、超越文化。人的心理异常，除了遗传因素、生物因素、心理因素之外，还有社会文化因素。心理咨询师要充分考虑到来访者所处的特殊文化背景，看到来访者独一无二的社会性，根据文化特殊性来界定心理障碍，并采取相应的咨询手段推动心理咨询模式向人文、社会医学模式转变。

（一）人格障碍与文化

人格的形成过程是一个在文化影响下的动态过程。文化不断地影响人，而人在自己人生体验和人文环境的变化下又不断地重新选择和改造文化，重新选择和改造文化的过程即是重新选择自己的价值观，重新建构自己人格的过程。同理，人格障碍的形成也离不开文化的影响。在人格建构中，如果自我控制能力不强，偏离社会文化的期望，没有良好的适应能力，就容易出现人格上的障碍。文化既扩展了个体的生存境界，也塑造了个体的人格发展。

在不同的文化中，对异常心理的判断也不同，但也有些异常行为在不同的文化中具有相似性。阿克尼克特将行为划分为四大类型：自身病理学的行为（在发现它的那种文化里属于异常行为，在其他文化里属于正常行为）；自身正常的行为（在发现它的那种文化里属于正常行为，在其他文化里属于异常行为）；相异病理学的行为（在所有的文化里都属于异常行为）；相异正常的行为（在所有的文化里都属于正常行为）（马尔塞拉等，1991）。阿克尼克特对行为的划分虽然有些简单，但却将行为与文化相连，较为清晰地展现出不同文化中行为的划分方式。人的行为正常与否，与文化和社会相关，具有相同的生理、病理症状；同样地，异常行为可能会与不同的文化背景表现相异，例如，幻觉的内容随文化的不同而不同。西方世界的精神病患者常有的幻觉受到光或电的影响和控制，但这些现象对于那些缺乏光或电知识的人来说是没有用的。

人格障碍介于精神疾病与正常人格之间，指不伴有精神症状的人格适应缺陷。具有人格障碍的来访者智力是正常的，但是却很少自知为异常，只是难以适应正常的社会生活，可以引起社会生活失常。

1. 边缘型人格障碍与文化

边缘型人格障碍（borderline personality disorder，BPD）是以情感、人际关系、自我形象的不稳定及冲动行为为特征的一种复杂又严重的精神障碍，常有持续的空虚感。从它的致病因素看，通常认为是患者（脑）结构功能不良，海马和杏仁核容积减低，乙酰胆碱酯酶抑制剂可能介入到患者的情感不稳定特质。但不排除患者的社会文化因素。研究表明，人格是高度遗传的，边缘型人格障碍的家庭背景中抑郁症多见，他们的亲属中有较多患有心境障碍；也和患者早年创伤的发生率高有关，如情感忽视、过度保护、分离、性虐待、躯体虐待、精神虐待等。在跨文化比较中发现，此人格障碍的两个明显特征"药物滥用和自虐"在巴黎文化中常见，被认为是一种稳定的、正面的情绪表达方式，而在其他文化中就被认为是病态的情绪表达方式。在对边缘型人格障碍的来访者进行咨询中，也要考虑文化的因素。咨询师要考虑到来访者人格障碍出现的文化背景、表现的文化意义，是选择宣泄疗法还是家庭疗法，把文化的差异纳入咨询过程之中，提供有效服务。

2. 反社会人格障碍与文化

反社会人格障碍（antisocial personality disorder，APD）典型的是对社会对他人冷酷、仇视、缺乏同情心、责任感与罪恶感，不顾道德法律准则和行为规范，常发生反社会的言行，情绪具有爆发性，行为具有冲动性。对反社会人格障碍的病因学研究显示，van den Bree 指出，基因会影响人的反社会行为（van den Bree et al.，1998）；一些脑损伤和脑血管障碍可以导致反社会人格障碍（Lobbestael et al.，2005）；在反社会人格障碍形成中，家庭环境的影响力最大，如家庭经济地位低下、家长不负责任、父母婚姻严重不和谐、缺乏父母的关爱和照顾、受到暴力惩罚或忽视等；社会文化因素对反社会人格障碍的形成也有影响。社会学家 Merton 认为，当物质奢华在某些社会成为时尚的价值准则并普遍推行，而实际的物质享用却仅仅成为某些社会成员专利的时候，便形成了社会的反常状态。那些未获得实际物质利益的成员会认为，他们通过正常的方式得不到社会的认可或奖励，因此社会规则不适于他们。所以，他们的所作所为既不需要得到社会的认可，也不需要受到社会规则的制约，从而发生违背社会规则的行为。当社会面临规范的崩溃与道德底线瓦解的时候，反社会人格障碍的滋生就会越多。大众传媒对暴力影片的宣传，又会导致更多的反社会行为和观念。因此，社会文化因素在反社会人格障碍的形成中扮演着重要角色。

3. 强迫型人格障碍与文化

强迫型人格障碍（compulsive personality disorder，CPD）的患者常表现为要求严格和完美，容易把冲突理智化，具有强烈的心理和自控行为，常处于莫名其妙的紧张和焦虑状态，行为循规蹈矩。还有研究表明，强迫型人格障碍与遗传有关，家庭成员中有患强迫型人格障碍的，其亲属患强迫型人格障碍的概率比普通正常家庭要高。强迫型人格障碍的形成与家庭教育和生活经历直接有关。父母管教过分严厉、苛刻，慢慢就会形成经常性紧张、焦虑的情绪反应。文化对强迫型人格障碍的影响，目前一致的观点是：文化在强迫型人格障碍的发生发展方面起着重要作用。例如，在一个注重权威和规则的社会里，受到的管教严格、约束较多，就容易形成强迫型人格障碍。但是在一个行为要求严格的文化中，谨慎的行为及道德上的顾虑却是值得推崇的。因此，对一个人的行为进行考查需要辨别他的行为与本文化的关系。

（二）情绪障碍：文化的作用

情绪是人的心理现象中最丰富多彩的一个组成部分，与生活中深层的、重要的现象错综复杂地联系着。"情绪已经不再是传统文化上人们生命中最为隐秘之处，而今多被描述为文化、社会和语言的操作者。"（Lutz，1996）日常生活中的每个人每时每刻都在体验和表达着一定的情绪，而情绪的体验与表达却并不是一致的。人们体验的是一种情绪，但这种情绪是否表达，或者以什么一种情绪状态表达，由于个体的不同动机和文化结构而不同。个体的情绪对他人来说也是一种刺激，他人对这种刺激进行观察和判断，在做出反应的时候，不只是针对情绪表达本身，还会考虑到表达背后的含义，关注以何种方式表达自己的情绪以及怎样判断他人的情绪表达，甚至有时候这种表达方式是一种无意识的，这种无意识更多的是受到文化的形塑而产生的。在情绪评价方面也存在文化的差异。相比于日本人，情绪对美国人的自尊自信起着积极的影响作用；对于情绪的因果关系的归因也因文化的不同而不同，例如，美国人将引发悲伤事件的原因归为他人，而日本人则将其归为自己。由此，情绪的存在既有普遍性，也有差异性。

情绪障碍也称心境障碍，以显著而持久的心境改变为基本特征。临床症状为：抑郁状态，即情绪低落、兴趣和活动性减低、自我评价降低的"三低"状态；或躁狂状态，即情感高涨、思维奔逸和活动性增高的"三高"状态；或者二者以混合形式出现。情绪时而高涨时而低落，称为双相障碍（BAD）；仅有抑郁发作或躁狂发作则称为抑郁症或躁狂症。近年来的分子遗传学研究发现，情绪障碍与 X 性染色体上的基因异常有关。研究发现，情绪障碍和激素分泌紊乱、神经系统器质性病变、精神上的刺激、家庭环境、生活经历都有密切的关系。

抑郁障碍是一种常见的情绪障碍，它的成因约有 40% 与遗传因素有关，环境和文化因素也起到一定的作用。从流行病学资料看，不同国家或文化背景下，抑郁障碍的患病率有较大的差异。例如，使用复合性国际诊断问卷（CIDI）对美国人和中国人的测试显示，美国重性抑郁障碍的患病率为 16.2%，中国则为 4.42%～6.87%。对于抑郁障碍与文化的关系有两种假说：一种假说是在不同的文化背景下抑郁障碍有明显的差异。Kleinman 等学者认为，印欧语系中有大量词汇是描述抑郁体验的，尤其是抑郁者的自责、生存性绝望等内心体验很可能受到基督教中原罪的影响（Kleinman et al.，1978）。中国的孔子早就教导人们"乐而不淫，哀而不伤"，强调保持情绪释放的适度性。不同文化背景下的人们处事态度、对待应激反应的方式都可能与抑郁的发病有关。另一种假说是抑郁障碍的含义在不同的文化背景下存在明显的差异。有研究发现，除印欧语系外，并未发现与欧美独特文化下等同的抑郁障碍的概念。例如，中国患者更多的反应是厌倦、疼痛、疲乏、不舒服等躯体上的体验。这并不表明非欧美文化中没有抑郁障碍的存在，而是用一种文化背景下的诊断标准来判断另一种文化背景下的精神障碍缺乏有效性。所以，"把一个文化的诊断系统及其背后的信仰和价值观以民族中心主义的方式强加给另一种文化的病痛体验上，而后者固有的诊断类别及其表达的信仰和价值观也许是大相径庭的"（凯博文，2008）。双相障碍指既有躁狂发作又有抑郁发作的情感障碍。DSM-Ⅳ中将双相障碍分为两个亚型：双相Ⅰ型指有躁狂或混合发作及重性抑郁发作；双相Ⅱ型指有轻躁狂及重性抑郁发作，无躁狂发作。双相障碍病因尚未查明，生物、心理与社会环境诸多方面因素参与其发病过程。以上这些因素并不是单独起作用的，交互作用在双相障碍发生过程中具有重要的影响。学者们在对天才的传记、家系研究中发现，与其他情感障碍相比，天才有易患双相障碍的倾向，且在艺术家、作家的一级亲属中也易患双相障碍（凯·贾米森，1993）。历史上也有不少政治家如亚历山大大帝、奥利佛·克伦威尔、拿破仑·波拿巴、西奥多·罗斯福、温斯顿·丘吉尔等患有双相障碍，或为循环性气质或为轻躁狂表现。这些研究表明，双相障碍两极性的表现和发作性的病程使得艺术家、作家可能更敏锐、更深刻地感受到人类的存在与痛苦，使得他们的作品更富有表现力，而政治家则显得比常人精力更旺盛、体力更充沛、斗志更昂扬。创造性与双相障碍之间的关系呈相关性，而非因果性，不能夸大"疯狂"对创造性的影响。

　　躯体形式障碍是一种以持久地担心或相信各种躯体症状的优势观念为特征的情绪障碍。其主要特征是患者反复求医，各种医学检查阴性和医生的解释均不能打消其疑虑，经常伴有焦虑或抑郁情绪。目前，该障碍病因尚不明确。有学者认为，其主要由心理因素造成，躯体症状可能是患者内心压抑与矛盾冲突的表达方式，同时多伴有情绪障碍（Qull，1985）。情绪的表露受到患者所处的特定的社会文化的压抑，在 20 世纪以前的西方社会，或今天的不发达地区社会或发展地区的基层社会，负性情绪被看成无能、耻辱和"丢面子"。无形的社会歧视阻碍情绪的直接表露，而躯体不适的主诉则是一种合法的途径，在这种社会文化环境中，患者自然会掩饰、否认甚至不能感受到自己的情绪体验，而选择性地关注自己的躯体不适（Lipowski，1988）。这说明文化社会环境能够影响个体情绪的表达，文化价值因素也可能影响精神问题和躯体症状间的联系。

三、来访者在心理咨询中的文化表露

咨询师在心理咨询中运用专业技术探索来访者的心理世界，改变来访者的意识倾向性，促使来访者人格改善、成长和成熟。心理咨询中的诊断、评估和咨询都置于特定文化模式下才能有具体的意义。杨国枢就认为，只有研究者与被研究者具有相同的心理和行为模式，接受同样的社会、文化和历史因素的影响时，才能更好地理解和研究被研究者，得出的结论才是准确的。这种观点同样适合心理咨询。

心理咨询是以语言为载体的思想的沟通、情感的交流和观点的碰撞。语言是心理咨询过程中探索来访者心理世界的物质工具，是协助咨询师收集各种相关信息的手段。对咨询师而言，能够准确地观察和把握来访者心理世界的流动过程，处理来访者面临问题的有价值的信息，对能否实现咨询目标至关重要。所以，对来访者的语言进行分析和认识，对信息收集和评价至关重要。来访者在向咨询师陈述心理问题、表达情绪体验的时候，是一个语言编码的过程，咨询师理解来访者发出的语言指号，在语言系统中进行解码，只有解码正确，才能保证思想和情感体验得以交流。语言的编码和解码因不同文化中已形成的语境和情景定义不同而不同。来访者的心理问题可能躲藏在语言的背后，透过语言指号，咨询师可以把来访者指谓的语言意义联系起来，找出表象语言指号后深层的心理意义。例如，来访者可能会用语言描述他的无奈和无助的境遇，但是隐藏在这表象语言之后却可能另有深层心理的意义，也许是来访者能力超群，不愿意面对和接受自己表象语言所描述的处境。有时在咨询过程中，来访者的语言是描述他的心理世界的独特语言，是独一无二的语境，只有咨询师理解来访者的文化环境、语用情境，才能进入来访者的心理世界，在特定的个体语境中理解来访者的语言与之进行交流。尤其是当来访者采用双关、反语等修辞手法来表达一表一里、一假一真的两层意思时，咨询师要想了解和分析出他的潜意识的弦外之音，需要二者在文化上的契合。

在心理咨询中，除了语言之外，还有非言语行为，这也是心理咨询师需要关注的一个问题。因为有些心理层面的丰富内涵是言语信息难以表达的，需要通过非言语信息表现出来。来访者非言语行为所传递的信息有时比言语行为所传递的信息更有价值，一些非言语行为连来访者自己都意识不到，他不会有意地去隐瞒相关的信息，非言语信息更能"泄露"来访者内心的秘密，这有助于咨询师对来访者的心理问题进行更为准确的分析和判断，实现对来访者更为有效的帮助。目光在心理咨询过程中也起着举足轻重的作用。咨询师和来访者彼此对视的次数越多，舒适程度就越高。目光接触较少或来访者眼看别处，表示他在发出回避、尴尬或者不安的信号，用来掩盖被视为文化或社会禁忌情感时的羞愧。在坐姿上，有的来访者坐相很浅且很古板，表明他紧张、拘束或是难以接纳他人；有的来访者显得散漫和旁若无人，可能表明他很紧张但故意表现出一种无所谓的态度，或是他的社会性发展的保持力不足。此外，来访者的非言语信息还包括时间观念、咨询时的空间处理、面部表情、目视行为、神态和衣着打扮等。非言语行为与文化有着密切的关系。非言语表达跟语言是相似的，二者都是传递的语码系统，都是在后天的文化环境中习得的。在心理咨询中，咨询是对来访者文化中非言语表达的基本类型的了解，可以找到与构成该种文化观点的基础有关的线索，去理解来访者所表现症状的意义。当然也要和来访者的言语信息结合起来，这样才能达到更好的咨询效果。

来访者的心理问题往往是其人格与环境交互作用的结果，人格的不同维度，以及与人格密切相关的一些因素对来访者心理健康的影响和预测程度是不同的，因此在心理咨询过程中，了解来访者核心的人格特征必会对咨询的效果产生积极的影响。在不同的文化中，来访者的人格可能存在本质性的差异。在心理咨询中，来访者的人格文化特征主要表现在以下几个方面：自我表露是来访者向咨询师谈论自己，让咨询师了解有关自己的信息，真诚地分享自己的、私密的想法与感觉的过程。心理学家们认为："当来访者能够毫不隐瞒地投入与咨询师的思想和情感的交流时，来访者会受益匪浅。当来访者自由地表达自己的真实感受时，他们会更接近真实的自己。"（卞素芹等，2010）对那些强调自我的来访者而言，开放和暴露个人信息意味着他愿意和咨询师增加关系的亲密度，而对于那些生活在集体主义文化下的来访者来说，他不愿意过多地谈论自己的想法和感觉，或是使用非言语线索做出间接表露，需要咨询师要有好的观察力和理解力，善于发问，引导来访者做出较多的自我表露。来访者的人格特征影响着其社会比较方式。高自尊、高外向的来访者易做向下比较，高宜人性、开放性的来访者易做向上比较。在心理咨询过程中，可以有意识地对来访者的社会比较方式进行考查，引导来访者形成灵活的社会比较方式。在寻求社会支持上也存在文化的差异。有的来访者在遭遇压力事件时，去主动寻求社会支持，直接表达个人意愿促进了对社会资源的利用。而有的来访者很少将寻求社会支持作为应对压力的一种方式，认为向别人表露自己的感受和遭遇会产生不良的社会效果。从个性上看，个性外倾的个体较易获得社会支持，并且对支持有着良好的主观体验；而具有精神质和情绪不稳定倾向的个体往往社会支持不良。从文化上看，个体主义文化的个体易主动寻求社会支持，而集体主义文化的个体首要应对方式是独自承受，较少地在他人面前表露自己的忧伤。在心理咨询中，了解来访者获得的客观支持状况，考查他们对社会支持的利用程度，有利于对来访者心理问题进行把握。

来访者心理症状的表现方式也受到文化的影响。Nichter 提出："在任何一种既定文化中存在各种表达苦痛的方式，这些表达模式的文化构成在某种意义上就是某种特殊的相互作用，与文化中普遍的价值观、标准、繁殖主题和健康关注等相联系。"（Nichter，1981）在不同文化中，心理症状的表现方式是有差异的。在西方，尤其在受过高等教育的城市白领等中产及以上阶层群体中多数以情绪表达和心理化形式应对压力冲突和情绪苦痛，这减少了将社会和个人痛苦躯体化的可能性。而在东方社会里，存在着一个非常有趣的现象——心理疾病躯体化。来访者常诉说自己身体不适，有时甚至否认自己有任何心理上的或精神上的症状，但却没有发现相应的器质性病变，否认自己有任何的心理或情绪障碍，以躯体化症状代替心理症状。为什么会出现文化性的差异？在西方受心身二元论的哲学观点的影响，精神医学界把"心"与"身"对立开来，认为心理活动是发达而高阶层的，而躯体与生理是比较原本低层的存在。基于这样的看法，将心理咨询看做是解除自身烦恼的有效手段之一。许多人将心理咨询过程看做是一个了解、自我享受的过程，能就心理问题做申诉。因此，他们重视自己不健康心理情绪的合理宣泄，能够在咨询师面前坦然面对自己的问题，讲述自己的心理故事，积极配合咨询师的治疗。因为在东方人的传统观念里，把自己的隐私随意对陌生人说不仅是不礼貌、冒昧、粗鲁的，而且让别人看到自己的"弱处"也是一件很"丢面子"的事，对心理疾病是讳言的，所以把心理问题诉诸生理问题。

综上，心理咨询师要注重来访者的社会属性、主观性和能动性，关注来访者的心理问题产生的文化、情景、个体的特殊性与差异性，注重对来访者的基本情况资料的研究分析，从中获得其成长环境的信息，因此，了解来访者的文化差异对于心理咨询既是必要的，也是重要的。

第二节　心理咨询师的文化品格

在心理咨询中，持有不同世界观、价值观、信仰、行为的来访者需要理解和帮助，因此，文化是一个必不可少的因素。如果不能很好地解决文化差异，就会产生文化冲突，给心理咨询带来破坏性的影响。对于心理咨询师来讲，文化差异可能导致四种不良结果：①过度保守；②沟通中止；③非理性反应；④抗拒心理。这些如果不能得到有效解决的话，就会增加咨询的复杂性。

一、咨询师的人性观对心理咨询的影响

人性观是对人的本性的看法和观点。对人的理解是做好心理咨询工作的前提。因为心理咨询的对象是人，当咨询师面对来访者时，心中会有一个明确的预设，咨询过程中的言谈话语与他对人性的看法相协调。所以，对人性的不同认识和理解决定着心理咨询的目标，影响心理咨询师的理论基础、方法和技术；影响着对来访者的态度；影响着心理咨询模式的形成，最终影响咨询的过程及效果。

在心理咨询中，咨询师需要对来访者的心理与行为，以及它们存在于其中的人文环境做出考察，是对人的性质的抽象。最基本的问题是对咨询师所扮演的角色有不同的界定：咨询师是主动还是被动？是权威还是同伴？每一个心理咨询流派都对人的行为有独特的分析，制定了不同的架构，使咨询师更容易了解来访者的心态和行为，人性观方便咨询师对咨询工作作出评估。

1. 影响着咨询师的理论选择

咨询理论是咨询活动的依据。任何心理咨询学派的创立都是基于一定的哲学思想、人性假设、价值观念等的。咨询师对某种理论的应用，必然是对该理论有一定的认识和认同时，才会加以选择。精神分析的人性观认为人的行为是无意识决定的，大部分受到 5 岁前非理性动力、无意识动机、生物性的本能需要和内驱力等影响。咨询师帮助来访者将无意识中的事物提升到意识层面，促进来访者对它的领悟和理解。行为主义的人性观认为，人的每一行为完全取决于过去因素，人的行为是学习得来的，人是由后天环境塑造的。咨询师可以设计某些特殊情境，使来访者逐步消除其不良行为，并经过新的学习训练形成正常的行为反应。人本主义的人性观认为人是善的，能够进行自我调节，能够"持续不断地成长"，所以，心理咨询关键是咨询师的真诚、尊重与同感，把来访者看做是具有实现趋向的完整的人，以来访者为中心。因此，在实际咨询活动中，咨询师的理论选择带有很大的主观性，受到其人性观的影响，常以自己的人性观为标准来对来访者采取不同的态度。

2. 影响着咨询理论和技术的选择

在咨询活动中的具体技术选择和运用上，也会受咨询师的人性观的影响。因

为咨询师的理论背景、经验、个性不同，其趋向于选择不同的技巧。精神分析学派会采用自由联想、释梦、抗拒、移情和解释等技术，行为主义学派则倾向于采用系统脱敏法、行为强化法、放松训练法、角色扮演法、厌恶疗法等。

3. 影响着咨询计划的制订实施

咨询师的人性观会渗透在咨询活动的整个过程中，包括从咨询目标的制定、调整到实施和达到目标。每个来访者的情况都不一样，咨询师对不同的年龄、性别、职业、文化的来访者都会有自己的看法和偏好。如何认识这些问题，对来访者的信息进行分析时，就会受到咨询师的人性观的影响。不同的理论有不同的咨询目标，选择不同的目标就是不同的人性观的反映。精神分析的咨询目的就是使人的潜意识成为意识，协调本我和超我的力量；行为主义疗法侧重行为的矫正与重塑；人本主义疗法在于鼓励来访者朝向"充分发挥机能"的方向前进。

二、咨询师对价值观的处理

一个人的价值观的形成受到社会文化遗传因素的影响，是社会文化的产物。社会文化象征和引导着人对自身行为理论层面的浓缩和精华，揭示了人自身对美好事物的追求。人的价值观源于社会文化生活，是一经形成便会成为一种很稳固的观念的模式，反过来对人们的思想和行动具有导向和调节作用。这种深层次的观念体系"一方面表现为个体的价值取向和价值追求，凝结为一定的价值目标；另一方面表现为价值尺度、评价标准，成为主体判断客体有无价值及价值大小的观念模式和框架，是主体进行价值判断、价值选择的思想根据，以及决策的思想动机和出发点"（马俊峰等，2001）。心理咨询是人与人通过语言和文字进行交往的过程，咨询师和来访者的价值观通过不同的文化和语言反映出来，都带有某种文化烙印。心理咨询也是咨询师和来访者思想观点、情感体验、生活经验的沟通交流和行为、人格的相互碰撞和重塑的过程，从某种意义上说，就是咨询师和来访者价值观的沟通。所以，价值观对心理咨询的影响是不可避免的。

对于心理咨询中价值观的问题，在行为主义咨询理论和人本主义咨询理论都有渗透。行为主义对价值问题的看法大体可以概括为以下几个方面：第一，行为主义主张咨询或治疗有权对来访者进行直接或间接的影响或塑造。第二，影响或塑造直接针对的是行为，而不是价值体系或信念，但这并不意味着对价值不进行干预，因为按塑造行为最后必然会间接影响价值观。第三，行为主义对咨询应取何种价值取向是不明确的，他们不主张有一个不变的价值标准。第四，行为主义的咨询在处理直接源于价值冲突的心理困难如选择、决策时显得力不从心，办法较少（欧阳华，1996）。人本主义心理咨询理论认为，个体在成长过程中摄入并内化了大量环境加给他（她）的价值观，结果使某些实际上有益于个体发展的经验被歪曲或被拒绝，从而产生心理失调。在咨询中，不允许咨询师对来访者的经验做价值判断，而是让其领悟自己的本性。价值观问题直接影响咨询者对来访者心理问题的信息提取并做出判断的重要目标取向，影响心理咨询的效果。咨询师在心理咨询中如何确立自己的立场，是需要认真对待的一个问题。

心理咨询中，价值观的处理方式大体有如下几种：价值中立、价值澄清、价值评判、价值归因和价值引导。价值中立就是咨询师保持不偏不倚的立场，不得把私人的情感、利益掺杂进去，不把自己的价值观强加于对方，也不强迫来访者服从咨询师的价值观念，确保心理咨询的客观与公正。价值澄清是咨询师帮助来访者澄清自己的价值取向，澄清在需求、价值和目标之间冲突的过程，经由反省，再次审视、评估自己的价值观。价值评判是咨询师对来访者的价值观做出好坏、正误的判断，通过说教或操纵的方式做价值仲裁（丁立西，2004）。价值归因是咨询师引导来访者对自己的内心冲突进行归因，领悟到心理问题的根本原因就在于自己的价值观念出了问题。价值引导是咨询师在必要的时候引导来访者做出价值选择。

心理咨询作为一项专业实践，咨询师必须对价值问题做出处理。这要求咨询师应对不同来访者的价值观有广泛、深入的认识，能迅速察觉、理解咨询中遇到的不同价值问题的来访者，协助来访者成长。咨询师对自身价值观的完善也非常重要。为他人提供心理帮助不仅要有一颗爱心和热情、透视人生的智慧，更需要生活的历练，永不停歇地学习，把握时代的脉搏，才能帮助来访者拨开迷雾。在应用不同文化背景产生的心理咨询理论时，要承认文化相对性在价值问题上的存在。心理咨询师对价值观问题的处理是为了使咨访关系朝更信任、更安全的方向发展，使自己成为高效的助人者。

三、咨询师的文化品格对心理咨询的影响

文化提供了意义系统、话语形式、行为选择及生活文本。从文化的角度理解心理咨询，意味着在心理咨询中无论是理论知识、咨访关系还是情感表达等都包含着文化的隐喻。咨询师是否具有文化的意识影响着咨询的全过程。

1. 影响到对来访者的了解

咨询师和来访者双方都不是独立于社会的人，都带着各自的文化背景进入到咨询中。而不同文化群体的主导观念是不同的，咨询师如果不了解这些文化背景的差异，不了解不同文化背景是如何影响来访者的价值观和需求的情况，那么咨询师就无法了解来访者的真实感受，无法有效地理解来访者，更不要说给其提供有效的帮助和指导了。多元文化论鼓励心理咨询工作者在专业行为中使用文化视角，应充分认识"所有的个体都被不同的背景所影响，包括历史的、生态的、社会政治的以及学术的"（艾伦·艾维，迈克尔·丹德烈亚，2008）。人的任何内在、深层的心理结构及其变化不可能独立于文化的背景和内容，心理咨询师不可能将自己的研究对象与文化情境相剥离，在咨询中要了解来访者的家庭背景和历史、居住的环境、表达的特殊方式、阶层背景等。

2. 对共情的影响

共情就是咨询师深入到来访者的内心世界，和来访者共同感受、共同思考。它要求咨询师把自己放在来访者的位置上，感同身受。具有文化意识的咨询师具有在文化心理层面与人共鸣的能力，能够文化共情。对于来自不同地域、不同文化的来访者，咨询师在咨询中要认识到他们之间的文化差异，有意识地超越文化的俗套和框架模式，尽量设身处地站在来访者的立场去思想、去体验、去表达感情。将来访者表达出来的心理痛苦，以及被其发现、提炼、总结出来的心理现象或机制，还原到来访者的生活史和现实场景中去，结合自己的经验和理解进行重建或验证。咨询师的文化共情体现在两个方面：一个层面是语言语用共情，来访者运用语言刻意对咨询师表达自己的心态和意图，以及咨询师从来访者的角度准确领会话语的用意；另一个层面是社会语用共情，咨询师尊重来访者的文化背景、风俗习惯和话语的用意。一个具有良好文化共情的咨询师应该持有开放的文化价值观。

3. 对咨访关系的影响

在心理咨询中，咨询师和来访者之间总是无法避免地要结成一种关系，咨询师与来访者之间相互信任、理解、接纳、卷入，这种关系既渗透着职业性的目的，又充溢着人格化的感染，建立在咨询师与来访者的多种背景（个人、家庭和文化传统）和多重体验水平上。每一种咨询流派都有着自我与他人间关系的假设，这些假设在咨询中会自觉不自觉地显露出来。精神分析在咨询过程中，要求来访者对咨询师完全信任，二者是直接而权威性，并保持一定的距离，以保持咨询所必需的客观性。行为主义的来访者是一个被动服从的、对咨询师的各种操作机械执行的人，咨询师在整个咨询过程中负主要责任；人本主义认为咨访关系是一种协助关系，咨询师的任务是发挥来访者个人的内在潜能，使其产生自我导向的行为，从而达到人格的成长。在心理咨询中，咨询师需要具有较高的理论修养、敏锐的观察和判断能力，还要有较好的文化整合性和容纳性，认识到自己和来访者的关系达到什么境界，这是建立良好咨访关系的基本条件。

四、心理咨询师的文化胜任

在心理咨询中，咨询师和来访者在互动中完成沟通和理解，使来访者心理问题得到解决。咨询师对于文化的认知和敏感影响了咨询工作实施的效果。心理咨询师需要具备一定的文化品性。

1. 具有文化敏感性

心理咨询师为来访者提供服务的过程，首先就是一个获得理解的过程。咨访双方各自具有不同的社会文化背景，具有各自文化独有性，在生活方式、风俗习惯、价值观等方面都可能会有不同的呈现。这会明显影响到二者之间的沟通，咨询师要有文化的敏感性。Bhawukd 将文化敏感性定义为"一种对文化差异的重要性和对其他文化中人们的观点的敏感性"（Bhawukd and Brislin，1992），主要包括两个维度：开放性（即乐意接受其他人的观念）和灵活性（即能够根据文化情境的要求进行适当调整）。咨询师在对来访者的心理问题进行评估时需要考虑来访者的文化背景。在应用咨询方法时，以对文化的理解为前提，有些文化因素使得方法并不完全适应，需要随机应变。咨询师能够尊重和理解文化多样性及其背后的意义，消除对异文化的偏见，不断丰富文化知识，保持对文化因素差异性和文化议题的敏感度，提升文化通融能力，在助人过程中需要结合对文化的知识和理解，以提供文化适切性的服务，提升咨询效能。

2. 提升文化知识

文化知识是咨询师减少对来访者文化的误解的能力的重要决定因素。心理咨询师的文化知识维度可以分为通用文化知识和具体文化知识。通用文化知识指在任何文化环境下都是通用的，是个体对于文化差异的意识和知识。它包括：文化的构成，文化价值观的学习、理解和比较文化的框架，以及经济、政治、法律、社会的一般知识。具体文化知识是指个体对于一种具体文化的知识，包括与某一特定文化（国家）相关的地理、经济、政治、法律、历史、风俗、卫生知识，语言，以及该文化背景下的行为准则等（Hofstede，2001）。Bird 等将具体文化知识分为三个层次：事实性、概念性和归因性。事实性知识是指一个国家的历史、政治和经济系统、风俗和社会结构；概念性知识是指对文化群体的价值观系统，以及价值观是怎样影响人们的行为的理解；归因性知识反映的是建立在前两类知识基础上的对合适的行为的更高层次的意识，它是非正式的、个人的，很难通过课堂培训项目进行传达（Johnson，2006）。心理咨询师要与不同的来访者打交道，为沟通的顺利进行和目标的合理制定，需要加强对不同文化的学习，了解不同文化的价值观和民族风俗等文化知识，也要考虑不同文化人群的偏好，如美国人崇尚自由和个人价值，对于人本主义的无指导咨询非常适应；日本人在咨询时，习惯利用佛教信仰来劝导大众接受心理痛苦，而不是设法减轻痛苦；德国习惯用士兵操练式的自我训练来纠正心理偏差。所以，根据各民族原有的文化特征，咨询时适当的指导程度和训练方式对心理咨询的效果有重要影响（李炳全，2007）。

3. 培养文化智力

美国耶鲁大学斯腾伯格（R. Sterberg）认为，如果脱离与外部世界或人的经验的联系，只是孤立地研究智力的内部作用机制和结构，所得出的对智力本质的认识只能是片面的、狭隘的。随着文化学和人类学智力研究的兴起，文化相对论者认为文化影响智力，不同的文化导致智力的不同形式的发展方式，智力都是一定文化背景下的智力（徐帆，施建农，1996）。Earley 与 Ang 将文化智力划分为四个维度：①元认知性文化智力是指个体与来自不同文化背景的人交往时，所具备的意识与知觉倾向于考虑与来自不同文化背景的人交往时的规则及相互作用；②认知性文化智力的"认知"包括三方面的知识，即陈述性知识（对事物的了解）、条件性知识（为何这么做、何时做）、程序性知识（怎么做）；③动机性文化智力是个体适应不同文化的驱动力与兴趣点，并受其激励采取有效的适应行为，包括自觉维护文化规范、目标设定及自我效能等；④行为性文化智力指的是当与来自不同文化背景的人相互交往时，能够表现出合适的语言与非语言行为的灵活性（Earley and Ang，2003）。对心理咨询师来说，文化智力强调的是能迅速收集和处理信息，做出判断并采取相应的有效咨询措施。它保证咨询师能够寻找与来自不同文化背景的人的相同与不同之处，能够把来访者的语言和行为方式纳入可理解、可操作的范围，能够在不同的情境中表现恰当的行为，有战略性思考的能力，从而达到预期的咨询效果。

4. 增强文化胜任力

Betancourt 在《新英格兰杂志》上发表的一篇文章上有这样一段话："文化

胜任力不是万能药，并不能指望它能够独立处理、改善健康结局和消除差异，但是对于希望给所有患者提供优质照管的医生来说，文化胜任力是一种必备的技能。如果我们接受这个前提，那么，我们将会看到文化胜任力是一场占据主流的而非边缘的运动。"（Betancourt，2004）文化胜任力是"在提供服务过程中尊重和理解各种种族和文化群体的历史、传统、信念和价值观等"（Bush，2000）。心理咨询师的胜任特征表现为通晓人类行为的主要模式，熟练掌握由这些模式发展出来的特别的咨询技术。由美国心理治疗研究委员会发起、国家精神卫生研究资助的一项计划认为，咨询师的胜任特征是：提供了一个治疗的背景、能够用理论框架将来访者的问题概念化，能够提供和咨询目标一致的咨询技术（Shaw，1999）。综合已有的研究，笔者认为心理咨询师的文化胜任力也由认知、情感和交际行为三个维度构成：①认知维度指自我认识、专业知识、文化知识和人文知识，在面临和来访者的文化冲突时，能很快地进行相应的语言和行为调整；②情感维度指共情、自信、控制力、抗压力等，咨询师在咨询中要有情绪的管理和控制能力；③交际行为维度指咨询师的人际沟通和行为，能够尊重他人、真诚、团队合作等，有效的沟通和交际行为是咨询师文化胜任力最关键的因素。

第三节　心理咨询中隐喻的文化本质

隐喻是当代哲学家、语言学家、心理学家研究的重要课题。在众多学科理论陈述中，隐喻被描述为理论构成要素的一种有启示性的范式。当逻辑经验主义统治心理学领域时，隐喻被看成是理性的对应物而被排斥在心理学家视野之外，这是因为逻辑经验主义坚持知识陈述的语言是严密的、精确的、无歧义的，追求明确性、精致性、可观察性，可还原成各类学科描述的基本解释媒介。语言的逻辑力量开始滋生膨胀，进而由单一的语词符号发展成一个庞大的逻辑体系，构成了与生活世界相对应的语词世界。邦格（Bunge）就认为，隐喻语言至多是科学教学法的帮助、修饰或补充，它永远都是"真实事物的不可靠的替代品"，因而在科学理论陈述中应"力图避免使用"（Daniel，1997）。20 世纪 60 年代，心理学家和其他学科领域的研究者一样，进入到对学科建构本身的思考，隐喻在心理学中的角色和意义得到重视。一些研究者发现，心理学研究中使用隐喻，是对陈述最适合的表达方式，可弥补逻辑语言的僵硬与封闭的缺憾，扩展研究的意义空间。尤其是当代学术界使用语言学、解释学、修辞学考察人类知识的特性和机制，被称为人类思想运动的"三大转向"，这三大转向的汇流也构成了心理学理论知识生长的语境，隐喻在这个语境中综合地表达了心理学的转向特点。

一、隐喻的分析

关于隐喻的研究可追溯到古希腊时代，英语中的"metaphor"源自希腊语"metaphora"，意为"由此及彼"，所以隐喻的本意就是将一事物转移到另一事物上。亚里士多德在《诗学》和《修辞学》中最早对隐喻进行了系统研究，认为隐喻有四种专用方式：从物类到物种、从物类到物种、从甲物种到乙物种、类比。亚里士多德更是认为，"隐喻的使用是一件匠心独运的事，同时也是天才的标志。因为善于驾驶隐喻意味着能直接洞察事物之间的相似程度"（亚里士多德，2002）。恩斯特·卡西尔认为，隐喻的过程也就是意义生成的过程，施喻者以直观性、形象性来表达自己的所言所想，达成与受喻者精神上的沟通与交流。20世纪以来，随着认知科学、人工智能的发展，隐喻的研究突破了语言学的限制，哲学、逻辑学、心理学、教育学等领域学者对隐喻进行了多学科、多角度的研究和探讨。Richard 就曾指出："隐喻无处不在。只要听读任何语篇的三句话，就会发现其中对隐喻的使用，这些语篇可以说是美学的、政治学的、社会学的、伦理学的、心理学的等，我们难以消除的困难是需要去发现我们是怎样使用隐喻的以及我们所认定的词义固定的词是怎样发生意义变化的。"（Richard，1936）Richard 认为，隐喻本质上是思维之间借用和交际，是语境之间的交易。他提及的"思维现象"，即借一种思维来表达另一种思维，是隐喻研究的重大突破，提供了隐喻研究的新视角。1980 年，美国学者 G. Lakoff 和 M. Johnson 出版的《我们依赖的隐喻》一书对隐喻阐发了新的看法，他们指出："隐喻充满我们的日常生活，它不仅表现在我们的语言中，而且存在于我们的思维行动中。我们思维和行动中使用的日常概念系统就具体而言是隐喻的。"（Lakoff and Johnson，1980）这就是说，隐喻表征着一个双层系统：一是语言的有声系统，一是思维的概括系统。

"人们在生活中所使用的语言，是由其文化的深层结构通过隐喻所展现出来的浅层结构，它蕴涵着某种超越外在现实世界的意向，体现了人的意义与精神活动的原始的结构与走向，它力图在人们的心中唤起相似关系，以人们都理解的语词建立某种相似性模型，以已知的概念及其语言表达，由表及里、由此及彼地描绘未知事物，新的关系、新的意义、新的观念、新的语言表达方式由此而来，这个过程就是隐喻的核心。"（张祥云，2002）当科学研究越来越抽象化，而要深刻理解科学背后蕴含的本质含义，隐喻就成为其不可或缺的基础，它作为"人类心智的修辞方式",是一种"超逻辑形式"的语言与方法的凝结。诚如哈贝尔斯所言:"在哲学与人文学科中,命题的预设内容离不开它表达的修辞方式,而且即使是物理学中,理论也并没有摆脱隐喻这种修辞手段,要想使观察事物的新模式、新方法及新的或然性变得似乎有道理,隐喻就显得尤为重要。没有语言上的突破任何经实践证明可取的知识形式和科学习惯上的创造性的突破都是不可能的。"(哈贝尔斯,1997)对科学的发展而言,隐喻是潜在的、革命性的,因而从隐喻的角度分析心理学知识,也就有了更为丰富的可供借鉴的思想资源。

二、心理学隐喻的分析

心理学成为一门独立学科时就充满对实证主义和自然科学的向往之情。心理学以相对成熟的自然为参照,极力将自己融入自然科学之林。心理学中那些华而不实的比喻和形象的说法被清除出"一切文明社会",心理学家的说话方式"尽可能地接近数学语言的明确性"。在这样的背景下,心理语言为了合法存在就一味追求概念化、精确化、形式化。冯特就用直接经验将心灵意识这些形而上的"玄思"变成了形而下的可经验的东西,行为主义彻底抛弃了意识的内隐的心理的研究,彻底关注可观察的行为。科学理性的泛滥和语言的逻辑化就使人的心理被抽象、被放逐,心理学成了没有心理的科学。"世界普遍地变成了逻辑或事物的世界——一种无可能性的人与自然相对立的分离中的世界,不再是隐喻或象征的世界——人与自然一体化的充满可能的世界,在这样的世界里,居住着我们的身体,却安顿不下我们的灵魂。"(张祥云,2002)本应充满情感与温情的心灵世界被程序化、标准化的数字、定义所充斥,人的心理就成为冷冰冰、死气沉沉的世界。心理学放逐了隐喻,也就遮蔽了人的心灵,人同隐喻一同衰微,心理学在科学的发展中也渐渐地"祛魅"了。

维特根斯坦曾指出:"我们觉得即使一切可能的科学问题都能解答,我们的生命问题还是没有触及。"(艾布拉姆斯,1989)人是万物之灵,人的心理不仅包括可知的心理现象世界,也包括体验和体悟的心理生活世界。每个人都在积极主动地构建自己的心理生活,它是人生活的核心内容、实际走向和主宰。理解人的心理生活才能理解人的生活进而理解人自身。以技术理性和逻辑语言为载体的心理学致力于心理现象规律性的探寻,无法把握人的心理实质,更无法言说生命活动的丰富性、具体性和生动性。而隐喻因其表达性、意会性的特质创造性地描绘出内在意蕴丰富的精神世界,在人的心理生活中起着传承、变化、体悟的作用,实现着人的自我回归、自我理解、自我认同，使人达到存在之境界。人的心理需要隐喻来彰显和丰盈，隐喻的回归可达成人性的完善、精神的成长、心理的舒展。

心理学作为一门学科，一方面要秉承自然科学理念建立起心理学的"理性世界"，另一方面也要深入科学程序无法企及的"生活世界"。随着心理学研究领域的拓展与细化，对心理学理论的反思也渐渐成为心理学家研究的重点，隐喻进入研究者的视野。心理学研究隐喻、使用隐喻，不是增加心理学的色彩，也不是玩弄文字游戏，而是保留心理学发展中形成的独特语言方式和思维方式，使心理学在表达上更具个性和深度。它"不仅折射出人类诗性智慧光辉，也能揭示出人类认识世界、改造世界的哲学睿智，不仅是积极改造世界的桥梁，也是人类认知自身的途径"（季广茂，1998）。

（一）隐喻表达着心理学的理论模型

心理学在百余年的发展历程中一直秉承着科学主义的研究法则，但仔细研究心理学的每一个理论流派，都有默认的形象、隐喻、惯例和假设渗透着、支撑着研究领域的共同理解。1894～1975 年，心理学家日用而不知地已经使用近 265 个心理学隐喻。心理学发展从一定意义上说也就是心理学隐喻变迁的历史，心理学隐喻变迁成为心理学的历史见证（Genter and Grudian，1985）。笛卡儿将人的身心关系看成是二分的，认为人的身体以及情绪和行为都以机械方式进行，形成了心理学发展史中的机械隐喻，这样以机械为隐喻内在地决定了行为主义心理学必然具有的机械论、还原论和环境决定论。弗洛伊德的精神分析将人还原为动物，用纯粹生物学范畴说明人的内在动力和心理活动规律。认知科学将人—机类比，人的大脑是计算机的隐喻，既可理解为心理与计算机的结构相似，也可理解为二者在功能上的类似。一些隐喻的概念也丰富着心理学的研究，如"心灵白板""意识流""知觉场论""探照灯假设"等。随着信息技术和生命科学的发展，神经网络的隐喻也初见端倪。斯腾伯格认为，在认知领域中心理学家以隐喻为基础提出不同的理论模型，他以智力理论为例认为隐喻可归纳为以下几种：①地理学隐喻，一个智力理论要提供一幅心理的地图；②计算机隐喻，把心理过程类比为计算机操作；③生物学隐喻，用大脑的生理活动说明行为层的活动；④认识论隐喻，如何通过同化顺应的平衡来获得知识；⑤人类学隐喻，考虑社会化如何影响智力的发展；⑥系统隐喻，智力的各个方面如何作为一个系统来进行整体运作。难怪美国心理学家萨宾把意义建构的基本心理动作看成是隐喻的制造。由此可见，隐喻在心理学理论发展中发挥着一种搭设理论框架、建构概念基底的作用，它们通过刺激理论的解释对象和解释模型促进着心理学的深入研究。"隐喻在建立科学语言与世界的联合中发挥着基础性的作用，然而这些联系并不是被一次全部给予的。理论是不断转换的，尤其是一些相关隐喻及通过附属于自然术语的相似性框架之对应部分的转换。"（Ortony，1993）

（二）隐喻促进心理学的学科发展

心理学坚守科学主义理念以逻辑语言控制该领域的话语权，隐喻一直若隐若现地存在着，未能转化为心理学研究的可利用资源。20 世纪 70~80 年代，隐喻才进入心理学的视野成为其观照的一部分。隐喻对心理学的基本意义首先体现在方法论的反思与批判上。库恩把隐喻视为新概念、新术语问世的"助产士"，把科学发展看成是"类隐喻"过程。在心理学的发展中，隐喻的描述是新概念和范畴诞生的前奏。当一个生疏的心理现象进入心理学家的研究领域时，他会利用某种已知经验作为"透镜"来解释这一复杂、人们不甚了解的东西，从互不关联的事物、概念语言中发现连接点，在心灵中唤起指示事物的镜像，为发现和研究心理问题的内在联系构筑预设的想象系统。"隐喻是人类发现新经验和熟悉事实之间的相似性这种深刻天赋的有力见证，这种新的东西由于被归结到已经确立起来的特征下而得到掌握。人们倾向于使用熟悉的关系系统作为智慧上借以同化起初陌生的经验领域的模型。"（Quill and Brody，1996）可见，通过隐喻在人们的经验中和业已存在的词汇中创生的新术语，更易被理解和把握，新术语增加了心理学研究中意义的细微差别，扩展和丰富了心理学的概念和语言系统。其次心理学家借助隐喻重构思想。心理学家在认识过程中，所知觉到的只是客体的表象或它的极少的信息，在思维上没办法从主体向客体"跃迁"。心理学家要认识人的心理世界，就需要"以其所知"，"喻其不知"。作为超经验、超逻辑的隐喻能够理解实在，达到思想的跨越。隐喻是一个立体型的媒介，可跨越思维障碍另辟蹊径，成为思想创新的发源地，它既可突破旧的逻辑框架导致思想的"无序"，又可在涨落的"交岔点"上创造出新的逻辑框架而使思想有序，循环往复，促进人的思想更新。隐喻的形象性暗含了心理学理论范式的转换。隐喻在心理学中的运行是一个理性与悟性、实然批判与应然追求、逻辑分析与非逻辑跳跃的过程。所以，在心理学的学科发展中，既要有逻辑术语的清晰准确，也要有隐喻创造的想象，二者完美结合，心理学才可成为一门兼顾科学理性与人性关怀的科学。

（三）隐喻彰显出心理学的文化底蕴

隐喻是人对客观世界的认知方式，也是文化的反映。"尽管我们的身体的感觉给了我们体验这个社会的起点，但我们对这个世界的感知却是由个体文化的不同而不同的。"（Allan，1995）在某一特定文化中，由于其成员具有共同的历史文化背景与相似的社会经验，就会形成类似的心理表征，在隐喻的认知和理解中就能够较为准确地理解彼此之间的语料用语，就能准确全面地表达和理解话语中所承载的文化信息。而具有不同文化背景的人在思维上可能有共同之处，但在对不同事物所蕴含的象征意义上却会有不同的理解，在表达方式上难免出现差异。隐喻是语言文化的纽带，它"是一个语言集团文化和经验的沉淀，一定的社会具有一定的社会文化和一定的隐喻认知结构。语言作为思想文化最重要的载体反过来又影响人们观察和认识世界的方式"（徐宜良，2007）。只有了解不同语言文化之间的差异，增强文化的敏感性，方可揭示出隐喻所暗含的深刻寓意及体现出的文化色彩差异。隐喻建立的基础是体验，隐喻思维来自生活的体验。人的体验都是在一个大的文化预设背景下才会发生的，不同的文化背景对某些现象和事物形成了不同的审美态度、情感体验和主观评判。不同民族、不同地域的文化渗透在隐喻思维之中，影响了言说者选择语义成分切入的角度。"作为一种语言现象，隐喻赋予一个词它本来不具有的含义或者用一个词表达它本来表达不了的含义，是对常规逻辑语言的背离。作为文化现象，它是人们心灵感受和意象的直接表达，传达了一种词语概念内涵以外的文化信息，是一种体验存在的方式，是一种思考和生活方式。"（石中英，1997）因此，解读隐喻的过程就是对文化的解读过程。隐喻的回归提供了一个全新理解心理学的视角。

三、心理咨询的隐喻分析

心理学发展到现在已经形成了一个庞大的学科体系。心理咨询作为该体系中的一门重要的应用学科深受心理学理论的影响，几乎每一个主要的心理咨询流派都根据自己的心理学理论发展出了自己的心理咨询体系，演绎出一套具体的解决心理问题的操作技能，在一定程度上取得了明显的咨询效果。隐喻与心理学的发展休戚相关，心理咨询也势必有隐喻的跟随。隐喻对心理咨询的影响既有时间上的，也有空间上的；既有纵向的，也有横向的。纵向体现在隐喻在心理咨询沿革中发挥的作用，横向体现出隐喻在心理咨询过程中的表现和深入。

（一）心理咨询理论中演进的隐喻

弗洛伊德的精神分析既是一种理论学说，也是一种心理咨询与治疗的方法。在他的论说与操作中，隐喻一直伴随其中。弗洛伊德认为，一切心理问题都有其潜在的原因，挖掘原因是解决问题的关键，所以他用大量的时间来研究人的心理背后的真实原因，提出潜意识学说。对这样一个神秘的观点，弗洛伊德做出形象的比喻：在意识和潜意识之间，前意识像一个卫兵在严密把守，潜意识不能随便进入意识中来，要想进入它必须先乔装打扮，骗过把守意识大门的前意识才行。精神分析师好像一个侦探，从患者形形色色的意识中去甄别潜意识活动的真实目的，在受挫经验和症状之间搭建桥梁。同时，弗洛伊德又以辩证的眼光来看待心理问题，他将本我、自我、超我的关系比喻成马、骑马人和道路。马代表本我，提供活动的原动力；道路代表超我，规定活动规则，越轨要受到惩罚；骑马人代表自我，他要驾驶马沿着既定道路奔跑，人的心理疾病就是本我、自我、超我处于矛盾之中不能得到平衡的结果，心理咨询师就是让这些矛盾得到平衡。可见弗洛伊德在对心理疾病的研究和治疗中，隐喻伴随着他对问题分析和探讨，使深奥的理论易为人接受。就像弗洛伊德把自己的学说称作"神话学"一样，精神分析充满神奇的吸引力，内容不乏珠玑，隐喻就是揭开这个神话之谜、能够透视它的神秘色彩、解读它真实信息的最好办法。

行为疗法建立在行为主义心理学基础之上。行为主义主张放弃一切心灵主义的概念，采用刺激与反应的行为概念，达到预测和控制人的行为的目的，并把人的行为看成是像机器一样由外部刺激发动、制约和控制。因此，行为疗法认为，人的心理障碍或疾病产生于错误的学习，是人在环境中建立起的不健康条件反射或迁移反应。咨询与治疗的方法就是通过适当的强化改变已有的变态行为，以形成新的行为，与现行的社会文化和主流价值系统保持一致并融入其中。仔细思考行为疗法的实质，其隐喻就是把人当成动物来训练。"一种置人之所以为人的那些特点于不顾可偏又以人为对象的治疗方法，即便曾有过值得夸耀的历史，终陷困境也自然是情理之中。"（汪新建，1999）站在与精神分析和行为疗法相对立的立场，人本主义心理治疗关注人之所以为人的特征，对人心理问题的考察不再脱离人的生存状态。在人本主义心理学家看来，人是有着巨大潜能、充满热情、体验痛苦、有血有肉的个体。心理问题的产生是因为失去了真实的自我，在他人与社会加之于个体的规范与准则中，产生个体与自我形象的疏离。个体被思想、规则所控制，不能开放、全面地与环境互动，成为被异己力量支配的木偶。人本主义疗法相信来访者是有理性的，能认识和调节自己的，通过特定的治疗关系和氛围的营造，来访者能够深入地探索自我，提高自我意识，构建完整开放的自我。"如果为来访者打开了通向健康之门的话，他能够、愿意和必然走向健康。"（Cain，2003）

叙事心理治疗是一种后现代主义思潮下的心理咨询与治疗方式，它提供了新的解决心理问题的方法与思路。叙事就是讲故事，是将各种经验组成有现代意义事件的基本方式，赋予原始素材以情节结构，为生动经验的存在提供载体的框架。叙事心理治疗是把咨询过程隐喻成讲故事的过程，把心理问题作为需要解构的故事来对待，帮助来访者重写生命故事。叙事疗法认为，人们的生活故事决定了经验的意义，也决定了人们选择生活经验中的哪些方面来赋予意义。隐含在这些故事之后的是对某种生活方式、关系类型和自我塑造技巧提供支持的生活和知识。所以，故事构成、塑造了人的自我和生活，要改变自我和生活也就要改变故事。在咨询过程中，当事人重新叙述自己的故事，通过咨询师的介入，动摇他理所当然的信念世界，改变当事人习惯性的消极用语，解剖他的自我认识，使当事人发现新角度、产生新态度，创造一个新的积极的故事，使那些模糊的感觉与生命力达到彰显，按照新的故事生活。叙事疗法不同于传统心理咨询与治疗的"生物"和"机械"隐喻，它是一种扎根隐喻，使客观与微观结合、心理过程与内容融合、心理问题与日常生活结合，故事成为咨询师与当事人之间的媒介，使当事人重新展开生命的框架，变得更自主、更有动力，成为新故事的主人。

（二）心理咨询过程中体悟的隐喻

心理咨询是由受过专门训练的咨询师与愿意接受咨询的来访者围绕心理事件建构起来的助人活动。隐喻在咨询中表达着抽象经验，咨询师是否理解并使用来访者的隐喻在很大程度上决定来访者对咨询师的好感程度和咨询效果，咨询效果本身也就通过隐喻反映出来。咨访双方的隐喻是研究心理咨询的最佳变量。

1. 心理咨询中隐喻的发生

在心理咨询中，隐喻建立在"意象图式"认知基础上。外部世界是由千变万化的事物及事物的相互关系组成的。人们通过完形感知、动觉和意象，既获得了对事物认知的能力，又获得了认识事物相互关系的能力，从而构建了意象图式（image schema）。意象图式作为心理问题的认知结构，是咨访双方理解一种抽象问题和具体意象的组织结构，是反复出现的对问题的组织形式。意象图式可以重新结构经验，提高来访者对问题的认识，在新的认知框架内组织他的思想。由于意象图式的存在，咨访双方可以从一个始源域向目标域映射。运用数学中的映射原理来分析这个过程，就是一个心理空间的问题与另一个心理空间的解答形成映射关系，在新的心理空间中产生新的理解和认识。"由于语言的外部情况是人的认知状态或社会心理记忆的外部表现形式，因此在语言交流过程中，存在着将一个认知领域内的某一结构投射到另一领域中相应位置的情况。"（王红孝，李民权，2004）在咨询中，来访者为了保全"面子"或因外界压力而隐藏自己的真实意图，让咨询师猜测，咨询师就要根据对语义和语境的认知来推测他借用隐喻表达的言语用途，再根据自己的意图进行反应，隐喻就成为这一间接表达的典型之一，这个在建构心理空间之间的映射过程，就是一个由显性信息推导出隐含信息的投射与映射过程。双方准确理解语言用料，准确表达与意会话语中承载的信息，进而找出问题背后的心理根源，使心理问题得到解决。

2. 心理咨询中隐喻的理解

一切隐喻都有相似的机体构造，即主旨（tenor）、载体（vehicle）和根据（ground）。作为主旨和载体的复合体，隐喻中结合了所说或所思的"深层观念"，以及用来比拟的"想象性质"或"相似物"（张沛，2004）。例如，"来访者是故事的主人"一句，"来访者"是主旨，"故事的主人"是载体，"故事"是二者共有的根据。这一隐喻表达出叙事疗法对人的看法。在心理咨询中，咨访双方都可以成为施喻者，也都可以成为理解者接受既定的隐喻并给出理解。这一心理过程有时不在于获得字面意义，重要的是寻找言外之意和言外之力的理解。受喻者需要根据隐喻本身及其自身储藏或积淀于大脑的诸种内在心理要素对隐喻展开认知活动。Grice 认为，隐喻的理解是一个语用推理过程，在双方合作的基础上，通过从字面意义结合语境推导出隐喻的含义。Sperber 认为，话语的理解过程就是寻找关联的过程，双方通过激活记忆中的心理图式，找到话语和语境之间的最佳关联。说话人使用隐喻是一种语境暗含，是表达者意义的间接表达，可通过推理获得他意欲传达的全部信息。莱克夫认为，在隐喻过程中，表达者通过隐喻传达自己的意向，目的是使接收者认同他的意图，如果对方不能再认这个目标，隐喻就不可理解，所以在隐喻的表达与理解中，合作是重要因素，意向分析是关键因素，而意向分析又存在不确定性或理解走样。从这个意义上说，为了解决心理问题，咨访双方要把自己的思想、情感、意志相互渗透、交融与互补，形成超出个体的通性、共性和普遍关系，超越原有的视界而生成新的意义，在互动中形成"共享空间"来共享生命的体验。只有在出现的心理问题和现有的领悟之间，真正的理解才会产生。"理解是一种发生在主体间的对话，所有的理解会导致新的实践行为——导致一种看、做、感受或对某些事情作出反应的新颖方式。

当理解遇到障碍时，新的解释就成为必要；新的理解不仅导致新的行为，而且导致对自我的重新定义；所有的经验最终都以话语为媒介。"（尤娜，杨广学，2004）对隐喻的理解在咨询中就是对彼此意向的揣测，其间的对话不是牵扯利益关系的，也不是受硬性规定的公式化的语言，而是在所形成的朋友式的对话语境中，双方真心的情感的约定。理解包含着对心理问题的反思，包含着与来访者心灵世界的通达。因此，咨访双方对隐喻的理解过程就是一个视阈融合的过程。一方在使用隐喻时建立的心理视阈能为对方所把握，知晓他的意图，隐喻所含的意义能为对方所领会，体现出主体与主体间性的互动，达到"不言的田地之美、不说的万物成理"的境界。

3. 心理咨询中的默会知识

默会知识是英国科学哲学家波兰尼（M. Polyanyi）在其代表作《个体知识》中提出的一个概念。他认为："人类的知识有两种，通常被描述为知识的，即以书面文字、图表和数字加以表述的，是一种类型的知识。而未被表述的知识，像我们在做某事的行动中所拥有的知识是另一种知识。"（波兰尼，2000）波兰尼把前者称为明言知识，把后者称为默会知识。默会知识在本质上是非常个体化的，是不明说的心照不宣的知识。波兰尼进一步主张，默会知识是明言知识的基础，一切明言知识都有默会知识的根源。隐喻认知机制的功能在于连接明言知识和默会知识，它探明未被阐述的默会知识，使其显明后为人坚守并对明言知识构成支撑。默会能力是人类获得和持有知识的终极机能，在认识的各个层面上都具有主导性作用。心理咨询中知识的获得是与特殊的问题情境联系在一起的，是对特殊问题情境及其解决办法的一种直觉把握，或许连来访者自身都未能清晰表达的知识，并且"有些知识是无法用语言、文字或其他符号进行明确的逻辑论证和说明的，这时需要心灵的默会能力"（许志红，2009）。其中，意念性、内隐性的隐喻可以表达出无法言说的精神世界，表达出来访者的心理困惑。心理咨询中始至终贯穿着"直觉和观察的相互刺激"，咨询师判断着问题的根源，在惊喜与茫然中寻找解决问题的途径，这一过程依靠着一种精神力量，是用任何明确规则都无法企及的力量，即咨询师自身的默会力量。它来源于咨询师对案例进行分析后形成的自己个性化、独特性的知识和在探索与体悟中形成的个人的咨询方法和思维方式，这或许是连咨询师自己都不好言说的技巧。从来访者角度看，单纯接受咨询师的指导无益于问题的解决，他的人格完善取决于咨询中对问题的自主理解与默会。咨询师的作用致力于来访者主体力量的觉醒。当咨询内容根植于来访者内隐的默会知识后，他的默会能力才会被调动，在咨询师"有限理性"的限制下，利用自身的力量解决自己的问题，表现出自我调节、自我完善的倾向。隐喻是超逻辑的，是不可理喻的洞见。来访者要从咨询中获得的心理感悟去分析心理困惑，使咨询中的默会知识流动起来，在领悟与顿悟中实现理解，促进自己的心理成长。

（三）心理咨询要素中的隐喻

在心理咨询中，一方是受过专业训练的咨询师，另一方是需要心理帮助的来访者，咨询师在这一过程中通过语言文字等媒介发现问题所在并做出抉择。心理咨询要素包括咨访双方、事件、媒介、情境等。其中，心理问题的隐喻已在上文中已有所渗透，这里重点论述咨询中其他因素的隐喻。

1. 咨访关系的隐喻

研究认为，来访者描述心理咨询中的相互关系比使用心理治疗技术更为重要。这种关系与来访者从咨询中得到的收获之间存在正相关。咨访关系有多种存在形态。在经典的精神分析中，咨询师被看做是医生，控制着咨询与治疗的过程。咨询师通常假定自己处于匿名的立场，将自己看做是"空白的屏幕"，使来访者的问题予以投射，咨询师以冷静、逻辑地分析和挖掘出患者的潜意识。咨询师在对心理问题的分析、解释中得到绝对的垄断权力。比如，弗洛伊德在强调反移情时就将咨询师看成一个"高高在上且不可以动情的窥视者、分析者和真理的宣布者"。这无疑将来访者囚禁在咨询师以其社会、技术和习俗权威所规定的秩序中。从咨询师是医生的隐喻来看，咨访关系的强制性是其理论的一个偏颇。

行为主义治疗模式中，咨访关系是科学家与被试的关系。咨询师处于超越来访者的位置，来访者是咨询师的一个个案，是被固定、被总结、被操纵的客体。咨询过程强调的是"技术"，咨询师制订计划，规定来访者如何做，最后评估做的效果，来访者的问题最后被凝结成若干数字或记录。行为主义疗法的效果也许是外显的，但来访者作为一个客体化的、完成了叙述的范例，仍无法获得一个完整的自我。当代行为治疗开始重视咨访关系，认为在行为取向的背景下，咨访关系对行为的变化可以做出贡献。当事人中心疗法把咨访关系看成是平等的关系，咨询师以接受的方式耐心倾听来访者的经历，他像是一个向导，以丰富的经验和成熟的心理为来访者创造出能够感受情感、探索自我的氛围，在与来访者建立真诚、同感的关系中，使来访者重新体验并正确认识他的冲突，积极实现改变。在罗杰斯看来，真诚、无条件的积极关注、同情的态度优于任何咨询方法。这是在心理咨询流派中最重视咨访关系的一派。认知行为心理咨询对咨访关系的认识更为实用主义，他们认为心理咨询的目标就是通过使用结构性训练和干预，帮助个体改变在外部"真实"世界的社会环境中的行为表现，只有咨访关系足够好才能使干预得以进行。因此，把咨询师看成是教师、哲学家的形象，像教师一样帮助来访者认清心理问题的非理性信念，通过说服教育、辩论等方式挑战来访者无端的信念或逻辑模式。叙事心理咨询将咨询师看成是一位编辑，来访者是自己生命故事的作者，作者创造了生命故事，编辑帮助故事成型并培育它使它出版。在来访者叙述申明故事中，咨询师的作用是把心理问题与来访者分开，与来访者的过去分开，帮助他找到遗漏的片段，重新编排和注释故事，使模糊的感觉与生命力得以彰显出来，形成来访者积极有力的自我观念。

每一个心理咨询流派对咨访关系的认识都有自己的隐喻。在实际操作中，咨询师会潜移默化地受隐喻的影响，会预先规定自己的角色和身份。认识这些隐喻，可使咨询师更好地指导咨询实务。

2. 咨询语言的隐喻

语言是心理咨询中咨询师探索来访者内心世界的工具，是协助双方搜集信息的媒介。人使用语言为了达到一定目的，有时候会直接切入主题，有时又采取委婉的方式表达。由此，语言分为两种——朴实无华的平实语言和深藏玄机的隐喻语言。平实语言中说话人意与言符、言与意契。在隐喻语言中，说话人是言在此而意在彼，对方要通过话语重建才可理解。隐喻语言的表述又分为显性表述和隐性表述。这两重表述的地位不是对称的，而是一方自主一方依存。说话者的真实意图表述是隐性的，在自主的交际意图制约下通过字面做出的表达是显性的，是依存于这一意图的，通过不同方式传递出想要表达的真意。语言中的隐喻是人们通过心理建模而利用常规关系来隐含隐性表述机制的最佳表现。心理咨询中隐喻的表述方式有以下几种：①有些心理感受不能通过语言直接表述，而采用一种间接的方式求助于含混或多歧义的词语，如心疼、心凉，以隐喻的方式接近和部分把握实在，为进一步加深对实在的理解留有空间，这里隐喻不是严格的逻辑、纯粹的理性表达，而是关注来访者心灵发展的事情。②来访者碍于情面难以真实表述问题，出现逻辑的混乱或心理上的自相矛盾，但从来访者表象的语言甚至看不出对逻辑的违背，但真实的心理问题掩藏在语言的背后，咨询师就要找到表象语言背后的深层心理根源。比如，来访者向咨询师讲述一些器质性病变，在表层语言的背后可能是深藏的心理困惑。③在咨询中，有时语言的字面表述（即显形表达）通常是不完备的，要达成对语言的相对完整的理解，就需要利用其蕴含的隐性表述对语言加以补充或阐释。例如，"婚姻是一双鞋子"的隐喻，婚姻中有摩擦、有磨合、有痛苦、有欢愉。这些都不是咨询师条分缕析地告诉来访者的，而是借助鞋子的意象对婚姻整体直觉的观照。这种观照只能"悟"不能"知"。"悟"的领会带有强烈的主观体验。可见，心理咨询语言有时需要借助隐喻才能传达出咨询师和来访者之间可意会而不可言传的东西。这时的隐喻不仅仅是语言之外的装饰品、言说方式，而是来访者体验自我、修正自我的艺术方式，使他的生命找到直接感受，使精神找到依托。

3. 咨询情境的隐喻

"情境"一词由美国社会学家托马斯提出，它指行动者从主观上予以规定和把握的客观实在，关涉行动者所拥有的文化的、精神的、心理的体验氛围和人际互动，是主客观的统一。"情境并不意味着某种具体的和特定的东西，或是不能加以概括的东西。它意味着，在特殊性和普遍性的许多层面上，一个特定的社会实践与活动系统中社会过程的其他方面具有多重的交互联系。"（戴维·乔纳森，2002）情境是心理咨询展开的背景和氛围，是咨访双方的心理发展空间。它在咨询中影响着咨询师的心理预设、来访者的特定心向和咨询过程与效果。从这一意义上说，心理咨询首先要做好情境的组织。心理咨询作为一种人与人之间的交互方式，既通过视、听、触等已知方式进行，也通过物理场的方式在潜意识中进行。来访者的表象程度、认知情感等心理活动，无形中都要通过场的方式无意识地作用于咨询师。情境对来访者心理的影响就基于无意识心理活动的隐喻。人本主义心理学家罗杰斯认为，要理解人的行为，就必须理解行动者所知觉的世界。宁静、祥和、亲切的咨询情境可使来访者沉浸在放松、安定的享受中，减少紧张、冷漠等防御心理，激发自身的潜能。由情境氛围所引发的背景效应能给来访者以欢愉，使咨询信息由于情境的强化而被看得更为积极和肯定。咨询情境中另一因素是咨访双方的背景文化。二者只有共同的文化背景，才能形成共同的社会心理表征，顺利地理解词语、俗语、成语等浓缩成的情境隐喻。例如彩虹，在日本是佛从天上走的七彩桥，在希腊是诸神的使者，在印度又被看成是七重天。咨访双方的文化背景影响了隐喻的表达和理解，咨询师解读隐喻的过程就是对来访者内心和文化的解读过程。背景文化是咨询情境中无形无象的因素，有时不了解隐喻表达背后的文化性，就很难寻找到问题的根源。咨询师在追求咨询理论的可操作性时，不可忽视对情境隐喻的关注。

四、心理咨询隐喻的文化性

心理咨询作为提升来访者心理生活质量的学科，本质上是一种精神性活动。

这绝非是依靠抽象性、系统性、程序性的逻辑术语所能够照料的。隐喻的归位不仅避免了单纯的技术理性术语的苍白，赋予了心理咨询知识的文化性，让它沉浸在整个社会文化的怀抱中，而且舍弃了企图使用单一理论就解决所有心理问题的妄想，使得心理咨询知识充满灵性的建构性，能够灵活应对特定文化下的心理问题。在心理咨询中，隐喻的文化性体现在以下三个方面。

首先，心理咨询的隐喻与文化具有相合性。在心理咨询中，隐喻是咨访双方文化世界不可分割的一部分，能在较高水平上反映出咨访双方的行为方式、信念态度、价值观等。尤其是文化中的主流价值观，是与咨询文化中的多数基本观念的隐喻结构具有整体相合性的。比如，当加工权力相关概念时，会引起被试对特定的空间方位的注意，即"高权力是上""低权力是下"。这与我们文化中的价值观是相吻合的。在我们的文化中，拥有高权力的人通常被认为是拥有更多资源的人，而"高权力是多"与"多是上"是具有整体相合性的，久而久之，人们便形成了"高权力是上"的隐喻联结，因此，来访者往往把咨询师看做是高高在上的人，看成是权威，希望他能给出合理的建议，解决问题。

其次，心理咨询的隐喻理解深受文化影响。Gibbs（1999）认为，隐喻的认知本质决定了隐喻的文化性，人们对隐喻概念的理解在很大程度上受文化经验的影响，其中有一些甚至与人们的行为密切相关。例如，对生、死的文化共识就是人生是旅行，生是来，死是去等隐喻概念。来访者无法脱离其社会、文化、历史等背景。来访者的隐喻正是根植于其社会文化土壤里，是其在长期的生活活动中积累、传承、演变、创造而来的，经由自我和整个生活环境的互动建构形塑了一个自我组织和自我调节的隐喻系统。

最后，心理咨询中隐喻具有文化差异性。其主要指咨访双方的文化差异。咨访双方的隐喻依赖于个体文化背景和生活经验，是直指人心的直接表达，是以想象力传递事物的本质，并极具生动性与创造性。在心理咨询中，隐喻是借助一事物来认知另一事物的思维方式。咨访双方都有对思维内容的不同的隐喻式心理描述。通过理解其思维内容，可以了解来访者的思维方式、行为方式、症状群特点、人格特点等。由于咨访双方生存在不同的社会环境中，可能存在不同的思维方式，而不同的思维方式通常就会引起隐喻之间的冲突。

第四节　心理咨询存在形态的文化探寻

心理学有不同的存在形态（葛鲁嘉，2004）。作为其应用学科之一的心理咨询也存在多种形态。人们把 19 世纪末弗洛伊德的经典精神分析视为科学的心理咨询与治疗的开端，发展至今，心理咨询理论流派纷呈，方法模式更迭，已经成为一个科学化和艺术化的程序。心理咨询作为科学的形态存在百余年的历史，但是心理咨询作为非科学的形态却有着悠远的历程，它们与科学心理咨询并存，在生活中为人的心理问题提供慰藉。解读不同形态的心理咨询，可促进心理咨询领域的发展。

一、科学形态的心理咨询

心理咨询最早衍生于精神病学。从 19 世纪末起它逐渐被视为心理学的应用学科之一，至今已成为日常使用的术语。当人们遇到严重的问题又无法从生活中剔除时，心理咨询就会提供一个有用的选择。科学形态的心理咨询是目前相对成熟的咨询形态，为改善千万人的生活质量做出着重大贡献。

心理咨询工作开展的前提条件是心理咨询理论的基本假设，学者们普遍认为精神分析、认知-行为主义和人本主义三种"核心"的范式代表着考察人类情绪、行为问题的最基本方式。精神分析着眼于对人的心灵深处探索，认为人的心理是一个能量发泄与反能量发泄的过程，人的心理障碍就是内在矛盾冲突的结果。心理咨询与治疗的关键就是解决人的内在冲突和被压抑的东西，在咨询过程中强调梦的分析、自由联想、移情和阻抗的分析，进行人格的重组与建构。认知-行为范式秉承的理论假设是人是理性的动物，人的认知是能够加以调节和控制的，那么就可以改变人的认知来改变人的行为。认知-行为疗法用新的积极的内在对话方式建立合理的认知，同时重视行为疗法的技术运用，使认知与行为有机结合。人本主义范式下的心理咨询还人以"本真面目"，认为人的心理问题是自我与经验发生分歧时产生的，每个来访者都具有发现自身问题、调节与控制自己并解决问题的能力。咨询师的任务就在于创造恰当的氛围，引导、调动来访者进行深入的自我探索，通过提高自我意识能力建构一个完整的自我来解决心理问题。个体改变的充分必要条件是建立在咨访关系的质量上，"没有这种关系，积极的改变就不会发生"（Corey，2004）。

精神分析和认知-行为范式采取了自然科学的研究取向，它把心理咨询视为一种能为公认的科学方法所证实、采用特殊过程减轻特定失调的价值无涉过程，是独立于个体背景的一套固定的程序操作。人本主义范式采取人文主义研究取向，它恢复了人之为人的特点，尊重人的主体选择，这较之自然科学模式提出了一个强有力的矫正模式。但是，两种咨询模式在研究上都表现出了不足：自然科学模式忽视了人与自然的根本差别，把来访者看成是"物"、符号或一种表征，而人文科学模式忽略了人与自然的连续性，二者从根本上抛弃了对方的研究立场、态度和方法。"它们的思想都是一种对象意识，并未超越物种逻辑，其所呈现的仍是人的抽象本质，所获得的心理图像完整。"（孟娟，2007）专业化的、规范化的心理咨询深入社会之中而受到人们尊敬之时，它自身的思想观点越来越受到人们的质疑，理论模型的假设随着时代的发展经受着挑战，在这样的背景下，心理咨询出现了三大转向。

1. 向整合的转向

心理咨询理论的创立者坚信自己的观点是客观的，方法是可操作的，凡是不接受自己所选定理论的人都是错误的，这导致心理咨询世界分裂状态的存在。实际上，"在心理咨询和治疗的实践中，人们越来越清楚地认识到没有哪一种理论和方法适应于所有来访者、所有问题和所有情况"（钱铭怡，1994）。这要求心理咨询师在实际咨询中关注的不是理论差别，而是如何将多种理论的方法整合运用。整合的方式是根据来访者的实际情况将分散的理论结合成为一个整体，超越某一派理论的局限并吸收其他理论的精华，使不同的方法相互融合、相互促进。整合的目的是产生更好的观念架构，有利于问题解决，而不是孕育出一个适用于所有心理咨询的完整理论模式。

2. 向后现代的转向

现代心理咨询的三大范式肯定心理咨询及解决手段的客观性，用符合逻辑的方法改变人，折射出的是客观主义和理性主义。而后现代心理咨询以建构主义为认识论基础，认为人的心理问题是个体的意义系统与主流的意义系统之间出现矛盾时产生的，心理咨询就在于以一种意义建构消除既有矛盾，从建构问题开始，通过建构解决办法到建构咨询结果结束，建构是由新旧知识的互动来实现的。后现代心理咨询认为心理问题的本质是一种语言建构，咨询本身就是一项语言的活动，通过咨访双方的对话，"为来访者被压迫的生活经验做出新的澄清和探索，共建一个更加符合他的新故事，为其生命寻找到力量、希望的可能性"（李强，吴晟，2002）。后现代心理咨询倡导"去问题化"，咨访双方是共建的合作关系，是一个积极参与共同变化的过程。

3. 向文化的转向

现代心理咨询的三大范式诞生于西方社会的背景中，实质上是"一元文化"，极少涉及文化与文化的差异性。咨询师与来访者都是一定的社会角色，对心理咨询的解读方式由他们自身的文化背景所形成。文化影响着对自我的意识、对道德的建构、对情绪的表达及对健康疾病的理解。每一种心理咨询知识都是有着社会背景、文化背景的语言表达，唯有咨访双方在生活习惯、行为方式、语言风格、价值观念等方面具有文化的共通性，才能达成双方的"心灵同步共振"，才能达到"心领神会"。咨询师要从文化的角度看人，将"文化"的概念放在"个人形象"的核心位置，而不是事后"添加"文化的概念。

二、哲学形态的心理咨询

哲学是不断完善人、提高人的生活质量与生存价值的智慧之学。古希腊、罗马时代的哲学家作为"人类生活的医生"给人们的心灵提供慰藉。伊壁鸠鲁就把哲学称为"心灵的治疗"。哲学在这一时期是"幸福生活指南"的代名词。康德之后的哲学成为象牙塔中的学术之物，偏离实际生活而孤芳自赏。现代哲学家面对"哲学终结"的困扰，为哲学寻找新的出路，指向到对语言问题的回归和生活世界的回归。"哲学本由日常问题出发，由西方哲学的根源——古希腊哲学观之，的确有丰富的人生智慧，如以自律作为克制欲望的方法、重视社会情境中的荣誉等，而今重拾古代哲学家之智慧，更可以将其作为今日生活的指引。"（Howard，2000）哲学心理咨询以古代实践哲学为根源，既给古代文化以复兴，同时又折射出时代精神，这既是一场新的实践领域，也是一种新的理论建构。

临床心理学家柯斯坦堡认为接受心理咨询的人"事实上是遇到哲学问题而不是心理疾病，若心理治疗师能深层地检视心理学方法所呈现的，则会发现人类存在的核心答案"（Jongsma，1995）。按照柯斯坦堡的看法，日常生活中人的问题是人的价值观念体系问题，哲学就要引导心理咨询，为心理咨询理论建立起元视角。在对心理咨询本质的探讨中心理学家们使用着哲学文献。例如，完形疗法接受了现象学及存在主义的影响；认知-行为疗法受到斯多亚学派的影响；积极心理学受到亚里士多德幸福论的影响。最能说明哲学思想应用的是存在主义中心疗法。它利用了海德格尔、萨特等存在主义思想家的理念，使用现象学归纳的方法把他们关于事实的假设"去除托架"，从存在主义哲学的主体观念中寻求灵感。哲学对心理咨询的影响，需要在哲学范围内做常识性的处理，在改变一个人的不合理信念时，哲学的讨论更优于心理学的讨论。从另一角度看，人的问题成为20世纪后半期的宏大主题，人越来越关注自身的存在与发展，面对意义的丧失、价值观的冲突、道德伦理的两难困境，人们寻求解决的路径。哲学回应了时代发展的需求，哲学心理咨询关注的就是重构人的价值系统和意义系统，为人的存在提供心理支撑与精神启蒙，实现人"精神上的再生"。

　　哲学心理咨询是一种广大而折中范围内的哲学资源。它以哲学而不是以心理学为基础，在咨询中进行哲学化的探讨而非心理学的帮助模式。哲学咨询师能够掌握一般人类主题的哲学知识，能促进哲学层面的自我认识，唯此才能增进来访者的自我重构。哲学咨询师能做的不是使事情更好或消除问题，而是转变问题，帮助来访者发现并澄清困惑，使他"对自己的问题感到自在而充满活力"，获得更大的思考空间和更强的理解能力，开创看待问题的新视角。哲学心理咨询的目的是帮助来访者明晰思想，习得哲学思考的技巧，激发自身存在的价值观与意义感，建立起新的价值体系来解决存在的困惑。哲学咨询就是不断地打破常规，寻求思想观念的新突破。正如玛林诺夫所言："对于无法满足心理或精神的治疗，甚至持反对态度的人来说，还有另外一个选择，那就是哲学心理咨询。它可以提供当事人另一种思考方式和视角，进而改变想法，甚至改变情绪。"（Peterman，1992）哲学咨询中，咨询师不是将当事人的问题归结于情结或偏差，不是帮助他来解决问题，而是帮助他在哲学的架构内重新排列有问题的议题，给问题以新的诠释，实现和澄清世界观、人生观。为此，哲学咨询师需要如下的思想工具：观念的分析、判断的思维、思想的实验和哲学观点的运用。拉夫认为，当世界观、人生观作为哲学心理咨询的方法论基础时，它已经"失去了许多在我们生活中进行哲学化探讨的更大潜力，通过寻找智慧，包含一个超越个体的旅行，超越理解他的日常生活的特殊水平等方法，我们能获得更大潜力"（Lahav，1996）。哲学心理咨询强调对话形式而不主张采取诊断形式，把对话看成是一种假设的方式、探索的方式、看待世界的方式。对话的目的在于"保持哲学的怀疑论，怀疑任何认为自身是真实的事物，并怀疑那些希望把所有进一步的问题都废除的事物"（约翰·麦克里奥德，2006）。对话可以拥有苏格拉底"助产士"的品质，使来访者批判性地评估自己的观念。一次对话也可以有辩论的风格，争论、支持或反对某个观点，新的观念会在双方的争论中达成。对话不仅谈论了主题，也讨论了谈话的结构。这要求咨询师在对话中要踏出他自己的内心世界，透过对来访者的专注及主动的包容，实现主体间性的交流，激发的是交互性的智慧，在"我—你"的关系中传达出许多"非具体化"的咨询元素。哲学心理咨询不针对来访者的陈述去寻找其背后的情结或创伤，避开了心理学中技能障碍的若干理论，来构起给人心灵慰藉的精神摇篮。哲学心理咨询在重返哲学的实践传统中，以一种咨询专业的姿态展现于现代社会之中，它年轻却发展迅速，成为心理咨询的另类途径。

　　哲学是最高的文化，是文化中的制高点。哲学一方面折射了特定的文化发展历程，同时，它也重塑着人类文化的精神。哲学是一门古老的学问，心理咨询是一门新兴的学科，哲学心理咨询给一个古老的文化换上了新时代的方法及面貌，心理工作者一方面撷取哲学中的心理保健因子，另一方面析出文化中哲学心理的结晶，这是一种全新的尝试。

三、常识形态的心理咨询

自从有了人类，就有了人类对自身心理的探索。在科学心理学成立之前，人们就用一定的心理学法则处理与调节自己和他人在日常生活中的心理与行为，这被 Willkes 称为"常识心理学"（叶浩生，2000）。如今，在心理咨询中也有咨询室之外的充满日常生活的心理咨询形式，笔者将其称为常识的心理咨询。在面临心理困惑时，常人也许并不依赖各种明晰的心理咨询理论来解决心理问题，而是用大量的常识见解来解释并干预人的心理与行为。尽管这些结论无法经过科学考证，但有时却非常有效。"一个不是心理学家的普通人，甚至没有接触过有关心理学的书籍或课程，完全没有听说过编码加工、原型、深层结构这样一些心理学名词，他完全有自己的一套关于心理的理论吗？答案是肯定的，每个人都拥有自己的关于心理的常识性理论，而且这些直觉的常识心理学观念会对人们如何行为产生重要的影响。"（Nairne，1997）这种观点在提醒咨询师一个重要的观点，那就是在心理咨询日益普及的今天，人们头脑中可能还存在大量前科学的观念，这些观念来自常人的经验积淀，对人们心理的影响是实实在在的。常识是人们在日常生活中形成的、积淀下来的生活方式最基本的部分，它是一种应然性知识和表达性概念，源于人的生活体验，流畅于人们的生活世界，构成了常人的基本信念和价值判断，指导、干预自己和他人的心理与行为，实现着人的心理生活的传承与绵延。"常识对人来说它的作用主要通过如下的方法体现出，一是常识决定了普通人的生活视野，决定他看到什么；二是决定了普通人的生活态度，决定他倾向什么；三是决定普通人的生活习惯，决定他愿意做什么；四是决定普通人的目标方向，决定他设计了什么，构想了什么。"（葛鲁嘉，2006）如此，常识心理咨询即是一定人群中蕴含的较稳定的习俗意识定势，是人们在长期的生活活动中创造的、传承演变与积累的心理智慧，它深藏在人们的语言和行为之中，为人们的心理生活服务。

常识心理咨询提供了有关日常心理生活的一整套观念，包含着传统和现实中人们对问题的态度、情感、信念，以浓郁的感情色彩和价值判断的词汇表征着人的心理选择意向，它没有严密的逻辑结构，是一个松散的网络。"常识通过交往而成为普遍的共识，并在人际间得以传播和流行，说明和构筑自己与他们的心理生活。常人有可能涉入自己与他人的心理生活，达成交互的心理沟通和影响。"
（葛鲁嘉，2004）在这个意义上，常识心理咨询就是常人追踪人的心理与行为的
原因。日常生活中常识心理咨询的客体可以是朋友、亲戚、同事等，他们会运用
自己的心理常识对当事人的问题进行分析、判断，理解他的当下状态，而不是为
当事人的心理问题建立原则性的规定。常识心理咨询的语言不是客观、冷静的学
术概念和逻辑术语，而是日常语言，它经过长期的演化，内化于日常的表达之
中。"船到桥头自然直""想开点吧，日子还得过"等，通过开导、劝慰等方式理
解和阐释当事人的内心苦恼，试图改变他的心理状态，唤起他的内心自觉。这类
咨询可能有价值的判断，可能有伦理的偏好，可能有同情与怜悯，因为它从生活
事件出发，显得"无理"但却"有情"，往往能产生良好的效果。常人在应对复
杂事件的时候，可能并不依靠各种能自圆其说的心理学理论，此时，生活经验就
成为一种隐含的理论，决定着个体对社会生活现象的意识觉知，同样能达到理想
的效果。"因为个体着眼的不是心理学理论本身，而是基于对心理生活的现象资
料作出自发的、非反思的、直觉的判断。"（周宁，2004）常识心理咨询是常人享
用的心理学智慧，是改变和提升常人心理的技术手段。

由于人们生活在由非逻辑的知识体系和非纯粹的价值知识所建构的生活世
界，使常人有可能涉入自己和他人的心理生活，达成心灵活动素朴、直观理解和
沟通。相对于科学心理咨询，常识心理咨询是人们在长期的生产和生活历史中所
创造、传承和享用风俗、仪式、习惯、信仰、谚语、艺术等过程中形成和发展
的，从而也就构成了具体的、可感知、可领悟、可知道的实在的心理生活。人们
通过常识心理咨询进入日常民众的心理生活，解释、干预人们的心理问题。常识
心理咨询具有鲜明的文化特色和文化底蕴，民族文化传统是常识心理咨询发生、
流传和承续的根基与土壤，无法说清它的逻辑结构，但是它左右、指引着人们的
日常心理生活，发挥调解民众心理的功能。不同的文化产生不同的常识心理咨
询，常识心理咨询是在某一特定的文化中表现出来的心理生活，它不能用另一种
文化来解释，离开文化，常识心理咨询就失去了存在的意义。

四、宗教形态的心理咨询

宗教是一种长期存在的社会历史现象，通过仪式化的敬拜活动来提升与融合
形而上与形而下的人生境界。瓦茨和威廉斯认为：心理治疗有关个人自身的知识
及其对个体的深刻了解提供了一个很好的宗教模型。在宗教和心理治疗中，人们
都在寻找拯救，努力解决自己的问题，寻找更好的生活方式。许多心理学家对宗

教心理咨询与治疗的功能进行深入的研究。弗洛伊德尽管把宗教看成是人的"心理幼稚病"的体验，但他认为上帝是能给我们提供保护和安全感的父亲式人物在我们心理的投射。卡尔·莱格认为，人的心理疾病就是失去宗教感的结果，将宗教视为"人的心理健康必不可少"的条件。恩格斯也认为，人们对宗教的膜拜是通过上帝把自己的烦恼沉入神圣的永恒的寂静之中，用天启之光驱走心灵的昏暗，获得某种明净的澄明。现在人们关心的不是宗教认识论的真伪，而是它对人胸襟的拓展、心灵的修为和精神的救赎。因此，"至詹姆士以来的实用心理学家便调查宗教信仰的积极作用，即使这些信仰是积极的幻想"（Carone and Barone，2001）。

宗教形态的心理咨询存在两种不同的理解。一种是宗教信仰提供的心理咨询资源。当人们难以用理智和实践来平衡自身心态和心灵痛苦时，"逆境的加剧会使人回想到宗教"。宗教心理咨询可以通过神职人员、教义的作用或直接叩问神明来提高人的见解、领悟和控制力。它的功能在于以"特殊的形式满足人们的客观心理需求，形成某些心理状态或者特殊的'动态型'心理活动，这种动态型心理活动在宗教意识体系中具有特殊的倾向性，使人脱离其周围的现实世界"（德·莫·乌格里诺维奇，1989）。这种特殊形式就是在神职人员的引导下，通过崇拜、忏悔、冥想、献祭等方式实现着人的情绪表达和释放。其中，祈祷是最为常用的应对策略，是人力资源失效时对帮助的呼唤。祈祷的前提是承认神灵的存在，相信他能回应人的诉求，能给人的罪过以宽恕，能为祈祷保守秘密，人就在神灵面前宣泄内心的痛苦，那些模糊不清的判断可能在吐露心曲过程中能清晰地表述出来，成为自觉的内容，有助于问题的解决。在神职人员的语言感化下，当事人内心的积郁得到发泄，心灵朝着上天升华的过程中实现与神灵的汇合，情绪能由焦虑压抑变得缓和舒坦，内心得到轻松与纯净。对那些有着宗教信仰的人来说，经常参加宗教仪式就是在接受心理保健，通过崇拜的形体动作、忏悔的语言，宣泄内心的冲突，在失落中发现人生的意义。人性中的宗教精神与对神明崇敬的情感构成了宗教心理咨询的基础，从而使宗教具有的心理调节功能得以发挥。

另一种是非宗教信仰的咨询师提供给信徒的心理咨询，这实际上是一种科学形态的心理咨询的干预技术，但长期以来宗教心理咨询资源未进入心理学家的视野，没有得到充分的开发和利用。目前，大多数咨询师在接受专业训练时在认识论方面占据主导地位的仍是科学经验主义认识论。"经过职业训练，咨询师可能普遍认为，他们自身没有能力提供有关宗教问题的解决方案和治疗方案，而且他们可能把对宗教信仰的治疗等同于诱导他人改变宗教行为是不道德的。"

（Patterson et al., 2004）因为咨询师在理论与实务上并不常常涉入宗教结构层面，咨询师很难把心理障碍的目的论结合到心理障碍的因果论中，造成与来访者的观念分歧，所以在实际操作中常有隔靴搔痒之感。在干预手段上，来访者关注的是自己的无助，不断地自我否定，他将咨询师看成是神灵的代言人，希望咨询师能拯救自己。但在咨询师看来，"解决问题的措施除了采用专门技术，还包括某些宗教态度和观念的改变、解脱或者对这些态度和观念的巧妙运用"。他会告诫来访者拯救自己的只能是自身，要不断地自我肯定，这就容易引起来访者的对抗。咨询师要"对患者自我意识状态的改变有正确的评估，以区别作为原始性防御和退行表现的精神病理现象还是自我意识的拓展和精神成熟的体现，更制定符合患者治疗方案，帮助患者获得更好地适应"（Kasprow and Scotton, 1999）。这需要咨询师借助宗教资源来辅助心理咨询，在对立的社会意识形态中达成心灵的相通、情感的相融，咨询方能有效。

钟年认为，与语言、文字、艺术等文化现象一样，宗教在本质上是一种文化沟通的手段，只不过这种沟通是借助超自然的手来完成的（钟年，1999）。宗教是一种普遍的文化现象，它体现在个体的信仰、态度、行为方面。宗教文化共同的核心是以现实为基础的自我意识到自我与人格化的精神象征的连接，达到心、身、灵的和谐与完美。宗教文化中的心理体验是来访者自我意识发展和成熟的境界，脱离现实进入一种改变了的意识状态，实现人格的成熟和更良好的适应。

在心理咨询的短短历史中，学派林立，方法各异，存在形态多种多样。每一种心理咨询形态都是一种十分重要的传统资源、文化资源、学术资源和心理资源。

第五章
心理咨询本土化研究

20 世纪 80 年代以来，世界心理学界掀起了心理学本土化研究的热潮。现存心理学的文化缺失推动了心理学本土化运动的兴起和发展，这是心理学学科发展的必然，也是心理学研究追求科学化的要求。心理咨询的本土化随之初见端倪，面临着是否本土化和如何本土化的问题。

第一节　心理咨询本土化的思考

作为心理科学的应用领域之一，心理咨询的文化性更加受到世界各国学者的重视。在现代心理咨询理论与方法近年来经历了几大取向的分化之后，各国心理学家在研究本民族文化背景和人格特点的基础上认为，发展适合本国国情和来访者需要的心理咨询与治疗理论技术，实现心理咨询与治疗的本土化是心理咨询与治疗研究未来最突出的发展趋势（彭旭等，2006）。由此可见，无论世界心理咨询的发展趋势，还是中国传统心理咨询思想的本身特点，本土化是其发展的最终目标。

一、心理咨询本土化的概念廓清

（一）什么是本土化

"本土"源始的概念是指一个区域，从这一意义上看，呈现出了本土的自足性。"化"字缀于名词或形容词之后，一般做动词，表示转变成某种性质或状态。在英文中，"本土化"一词可用"localization""nativization""indigenization"来表达。均可指"使某种外来事物具有地方特色或成为地方所属的行动过程"，其行动旨意（即"化"的目的）在于使该事物的原本性质或初始形态发生改变，以致最终"具有本土性""成为本土式"。英国东英格利亚大学蒂莫西·奥瑞沃丹

（Timothy O. Riordan）教授认为，本土化是对本民族"经济、文化和环境施加影响并使其发生改变的过程"（Riordan，2001），基恩·卢柏舍（Jan J. Loubser）认为，本土化意即针对当地所面临的紧要问题，在平等互惠的基础上与其他地区建立有机联系而使得自身在解决紧要问题的过程中重获自立自足的能力。日本学者美奈子·奥海根（Minako O'Hagan）和英国学者戴维·阿什沃思（David Ashworth）谈到，本土化是与全球化相伴而生的且其原初内涵随着时代的演进而不断拓展，在当前世界文化背景下该术语被界定为"通过消解不同地域之间的语言与文化障碍而促进全球化发展的过程"（Hagan and Ashworth，2002）。美国学者伊利诺斯大学瑞什瓦伊·潘德海瑞潘迪（Rajeshwari Pandharipande）教授从语言学的角度指出，"本土化"这一术语在异域社会文化背景中可被概要为文化同化（accuklturization）、本色本土化（indigenization）、异类混合化（hybridization）"用以描述某种语言从母源（parent source）中分离、变化、趋异"的过程（Pandharipande，1987）。在国内，不同的学者对"本土化"也有不同的理解。周晓虹认为，本土化是"因为一个国家或地区的知识分子对学术界占主导地位的外国学术范式不满而做出的一种反应"（周晓虹，1997）。郑新蓉认为，"本土化，更是一个有关文化和身份确认的问题。本土化问题、身份问题，一直是边缘的、弱势群体的或发展中国家的一种政治诉求，也是现代化和全球化的趋势中的'挣扎'和'抗拒'"（郑新蓉，2000）。这是一种较为深刻的认识，它揭露了"本土化"内含的矛盾与文化冲突。杨进指出，以往"本土"的概念外延过于宽泛，它不应该仅仅定向为"国"的范围内，而应该使其具体细化为"域"的概念，让其兼有国家之疆域与国内之区域的含义（杨进，2004）。

随着对本土化概念的不断探索，学者们对本土化概念从不同侧面进行了理解与研究，但均不同程度地秉持着深厚的当地情结和"化"的主旨原则。一方面，本土化是在当地原有基础上经由汲取外来滋养而使当地生发出具有应时特征的新质元素；另一方面，"化"的主旨在于"化解"自身中不利因素为有利因素进而生成"非类"并获得新的发展，其本身隐含着以过程的形式存在且以过程的方法展开的根本属性。"本土化"的概念内涵在经济、政治、文化领域赋予了解释性，它的内涵的普适性可以得到确认，但在心理咨询领域中，本土化概念的内涵如何能够彰显其领域的特质呢？在心理咨询中，本土化的含义是使从本国以外传入的心理咨询理论与技术被引介、汲取、重构，并在与本民族传统文化相互激荡交汇中获得新的发展，使其能够解释、说明并被应用在本土的心理咨询实践中，进而形成具有本土特色的心理咨询，也就是能够使心理咨询真正具有本土风格、本土特色及本土气派。

（二）本土化与全球化、现代化的关系

"全球化"（globalization）这一术语最早适用于经济学范畴。随着经济全球化的进一步发展，逐渐扩展到政治、经济、教育及文化等诸多领域。各国学者纷纷从呈现形式、时空特征、纵向进程、横向扩展、客观趋势和主观感受等方面对全球化的概念、阶段、悖论等问题发表了不同的观点和看法。从理论上讲，"全球化"是不同的国家、地区和民族在文化平等的基础上进行平等的交流与对话，来促进不同文化的发展与更新并最终促进全球文化的交融与合作。但是，当已成形的全球化现象进入本土时，会遭遇本土化现象而或受到反抗，或经调整而融入，或无碍地进入；而本土化在面对全球化时，本土化现象对之或是反抗或是融入。如果从"人"的发展高度来理解，就是全球化给人类的发展提供了新的可能性，拓宽了人类发展的广度，本土化则为人的发展提供了现实的可能性和历史的纵深（王啸，2002）。具体到心理咨询中，它指向心理咨询无论在理论研究还是在临床实践上，要打破学派分立，进行理论的整合和方法兼容，使全球不同文化、不同种族、不同民族、不同国家和地区的人在需要时，都能及时有效地获得心理咨询家的帮助，实现全人类的心理健康。这种理解的可贵之处在于它重新审视了本民族文化赋予心理咨询新的意义，说明了"本土化"的动力，把"本土化"和"全球化"两种形似对立的趋势统一起来，促进本土心理咨询的发展并最终促进全球心理咨询的繁荣，并把"实现全人类的心理健康"视为两者统一的指向和关键。

本土化是伴随着现代化和全球化而产生的。现代化指社会变迁的过程。社会从传统转变为现代的过程中，社会生活方式或社会关系体系会发生一系列的变革，美国社会学家戴维·波普诺认为："现代化指的是在一个传统的前工业社会向工业化和城市化社会转化过程中发生的主要的内部社会变革"（戴维·波普诺，1987）。本土化不仅意味着与传统的关系，而且同时意味着与现代的关系，本土化同全球化一样，也是"现代化"的展现方式。在古典社会理论的创始者看来，任何一种后来具有普遍性的东西其实都是首先以本土化的形式展示出来的。而"现代化"发展历程又表明，"现代化"的知识的确具有普遍性和本土性的两面。这里所说的"本土性"是指某一地域、国家或民族进行其现代化实践所创造的独特发展模式和现代精神，而不是指该地区或民族国家之传统文化的本土性。由此，本土化实际上意味着更新、更多的创造。这种创造当然是就其与现代化的关系而言的。就心理咨询而言，走出一条具有本民族特色的"现代化"道路，它不仅意味着本土心理咨询的独特发展模式，而且更是对人类"现代化"的普遍论

题的重大发展。概而言之，一方面，心理咨询的本土化必须要以对"现代化"的追求为根本，因为"现代化"作为"人"的形象的根本转变，是具有普遍性的。另一方面，这种"具体性"又表明本土心理咨询的"现代化"绝非是对主流心理咨询的现代化的简单模仿。

二、心理咨询何以本土化

本土化研究最早由研究非西方民族与文化的西方人类学者针对以往人类学研究的弊端而提出，主张用本土人的眼光、以本土人的文化价值体系和社会结构制度为依据研究本土人，而不带有研究者自己的民族与文化色彩。借鉴于此，心理学家提出心理学本土化。墨菲和柯瓦奇在他们的名著《近代心理学历史导引》指出："西方心理学的大多数问题只有在西方历史——西方的地理的、经济的、军事的和科学的背景——的范围内才是有意义的问题。"（加德纳·墨菲，约瑟夫·柯瓦奇，1980）这段话说明，西方心理学实际上是从西方的社会、文化和历史出发的本土心理学，它的理念、架构和方法只有在西方社会文化背景下才具有真正的意义。心理学的历史已经证明，"作为认识客体的浸润了社会文化特性的那些复杂而高级的心理和行为，并非可以纯粹地用超越时空具有普遍解释力的原理去认知，用超然的理性原则去消解"（戴健林，1996）。心理咨询理论与技术发源于美国，其主题运作方式及目标取向都深受美国本土状况的制约。可以说，心理咨询一经产生便是面向欧美的，而不是面向全世界的，这就使得从西方移植过来的心理咨询理论并不完全适合其他国家的人的心理问题。因此，对西方心理咨询理论进行本土化改造，挖掘本土文化中的心理咨询精华，是心理咨询服务于人类的必经之路。

（一）心理咨询本土化的文化动因

文化是指人类社会中具有一定历史延续性和群体特征的行为习惯。确切地说，文化是指一个国家或民族的历史、地理、风土人情、传统习俗、生活方式、文学艺术、行为规范、思维方式、价值观念等。文化影响着社会结构的建构和运作过程，也影响着甚至决定着人的心理和行为。当文化被放置在心理咨询研究的基本脉络中进行梳理时，我们会重新认识到文化这一要素及其相关研究直接影响到了心理咨询领域内的概念架构、研究取向、知识谱系、方法工具及研究主题的现有变化和发展趋势。文化无可争议地成为心理咨询研究的聚焦之处，也成为引导心理咨询脱离理论困境，推动研究向前发展的核心概念之一。它在心理咨询研究的讨论中占有重要的地位，甚至在某种程度上对咨询师和普通人都产生潜移默化的影响，将咨访双方的主体意义投射到文化背景中，从而能及时感知到日常生活世界对心理问题的影响。

心理咨询起源于欧洲，发展于美国，是伴随着 20 世纪初期职业指导、测量技术和心理治疗的发展而逐步成熟起来的，是西方学者在研究西方人群的基础上进行的理论建构。这种状况使得心理咨询具有一个非常显著的特点，那就是它的基本构架——使用的概念、建构的各种解释水平的理论和它所运用的各种研究技术——差不多全部是在西方文化背景上建立起来的，与西方特定的社会背景和社会文化的变迁息息相关。按照知识社会学的观点，科学知识或理论并非产生在社会真空，而是受到特定的社会、文化和历史因素的制约。心理咨询知识或理论的产生也是如此。对心理咨询来说，由于其主要旨趣是对人的心理问题进行系统研究，其学科知识或理论受社会文化因素的影响更甚。在一定意义上说，心理咨询的每个理论都是经过诸多学者的努力积累而成的，他们所研究的问题不仅代表他们个人的价值观念、兴趣动机及哲学取向，而且也反映特定社会的文化特征，无不带有文化的烙印。因此，西方的心理咨询理论、概念、技术在应用于不同民族和文化背景时往往会产生不相容性和矛盾（Lin，2002）。在缺乏文化适配性的前提下，心理咨询的普及与推广可能会造成表面的繁荣，却掩盖了存在的问题或者转移了人们对更为本质问题的关注。由于其涉及人的价值观与文化性格，尤其是文化的影响，当借助西方心理咨询理论解释人心理问题时，必然会带来基于文化差异的偏差。任何个体的复杂而高级的心理和行为都浸润了他所生存社会的独特文化性格，用超越时空、外来的理论去认识、解释、治疗，只能制造出对人的心理和行为的歪曲和误解（吕慧玲，黄晓娟，2008）。从这个角度来看，文化成为心理咨询本土化的根本动因。

（二）心理咨询中共同要素的必然要求

目前，心理咨询流派有数十种之多，每一个流派都有不同的解释和疗法。江光荣认为，同一当事人或同一心理障碍，可以从不同治疗体系中得到治疗和改善，且不同治疗体系之间的疗效没有明显的优劣差异（江光荣，2005：35）。是不是在不同的治疗体系中存在共同的治疗因素，是这些共同因素导致了治疗结果？为此，Wanpold 等用元分析的方法得出了早期研究者关于心理咨询中共同因素的结论：各种治疗体系的价值基本相等，导致治疗效果的主要是各个疗法中共同的东西（江光荣，2005：36）。这个结论已经得到研究者的一致肯定，但是这些共同因素具体是什么，不同的研究者还是有不同的看法。其中比较有影响力的是 Goldfried 和 Frank 的研究。

Goldfried 通过分析提出各种治疗中的五个共同的因素，分别是：①当事人对治疗会有助益的期望；②治疗关系；③对个人自己和世界获得一种外来的视角，即当事人从咨询中了解到别人是怎样看待他自己、他的问题和这个世界；④矫正性的体验，指当事人过去的经验，尤其是未曾处理的负性情绪，在治疗情景下重新体验并得到处理的过程；⑤不断地进行现实检验（Goldfried，1980）。

Frank 和他的研究小组长期致力于对心理治疗中各种对改变有影响的要素的研究。通过研究，Frank 相信有四种要素是各种心理治疗共有的：①与咨询师保持一种密切、信任、注入了情感的信赖关系；②治疗背景或设置，指与治疗和治疗者相联系的一些象征性、标志性的事物和情景；③一套治疗原理或概念构想；④与基本原理想联系的治疗程序和具体方法。他同时还提到，各种治疗的共有功能：①激起和维持当事人的获助期望；②唤起当事人的情绪；③提供新的学习经验；④增强当事人的自我效能感；⑤提供机会，使当事人能够内化并维持治疗收获（Frank，1974）。

虽然 Goldfried 和 Frank 的研究结果并不完全一样，但他们有一些共同的因素。第一个因素是当事人对治疗会有帮助的期望，这取决于当事人自身改变的动机；第二个因素是当事人与治疗师之间建立起一种有效的治疗关系，如真诚、无条件积极关注和尊重等；第三个因素是一套治疗原理或概念构想，以及相应的治疗程序和具体方法，这是受文化差异影响最大的因素。心理咨询原理和概念构想都是一种个人哲学，它一定会带有那个时代、那个社会及那个人自身独特经历的烙印。而心理咨询原理本质上又是一种人性观，它要解答的是两个问题："人是什么？"及"人的问题从哪里来？"对于这两个问题的思考不可避免地会受到社会文化和个人经历的影响，所以在某种意义上，一个心理咨询理论在特定社会文化环境中产生的咨询原理可以用来解释和治疗在同样的社会文化环境中的人的问题，但离开那样一个特定的社会文化环境，这一咨询的原理和概念构想就有可能失效，心理咨询存在文化上的差异。而一个好的心理咨询理论的核心信念往往是不同文化之间的共同东西（费涛，2011）。

（三）心理咨询知识体系发展的内在需求

当前，心理咨询研究过程中出现一种"病症"——心理咨询理论的碎片化。西方心理咨询凭借其强大势力在世界范围内建立起自己的知识权势或知识霸权，对非西方国家和地区采取由中心向边缘的单向学术输出，带来的后果是非西方学者发现西方的心理咨询理论不能解释当地来访者的问题，只能在西方理论的基础上酌加修改或调节。追溯心理咨询研究的历史传统，在非西方国家也涌现出一系列的理论学派和研究范式，既有长期屹立不倒而流传下来的经典理论，如森田疗法，也有昙花一现、日趋边缘甚至消失的解释模式，更有新的理论诞生、成熟及交融。与此同时，一些咨询理论不断被"规训"，以致隐含着不同理论之间发生学术话语权争夺。面对这一纷繁复杂理论碎片化的局面，心理咨询本土化的研究主题"登场"了，或者追溯梳理心理学经典理论中关于心理咨询的内容，并使经典理论能够"去中心化"与抛弃固有思维习惯，结合实践情境，再造新的咨询理论研究范式；或者打破西方-非西方两种文化向度下的心理咨询知识区隔，从局内人和局外者的身份纠葛中"分身"出来，重新发掘和复兴自身的文化传统和思想资源，围绕独特的社会、历史和文化特征提出相对应的解释，重新书写非本土与本土心咨询之间的关系。

三、心理咨询本土化的原则建构

心理咨询的本土化是一个极其复杂的过程。凡复杂过程的实施或实际进行，均遵循基于对该过程的重要联系或关系的理解而提出的一些基本的要求，这些基本的要求可以表达为"心理咨询本土化的原则"。心理咨询本土化进程中的关系是多方面的，其中主要的应认真处理的关系是传统与现实的关系、本土与外域的关系、理论与实践的关系。据此而提出的原则是：传统与现实相结合的原则、本土与外域相结合的原则、理论与实践相结合的原则。

（一）传统与现实相结合的原则

马克思认为："一切划时代的体系的真正内容都是由于产生这些体系的那个时期需要而形成起来的，所有这些体系都是以本国过去的整个发展为基础的，是以阶级关系的历史形成及其政治的、道德的、哲学的以及其他的后果为基础的。"（马克思，恩格斯，2006）心理咨询要实现本土化，无论如何都应当以本土"过去的整个发展"为基础，不能人为地割断现代同历史之间的联系。"对于'理论发展'的理解总是被人有意识或无意识地与'现时'、'新鲜'、'向前'等概念相互纠缠起来，而这些概念又常常被误解为与'传统'相悖、相歧的。"（陈学军，2004）西方心理咨询理论的强势话语从多方面挤压着传统的声音，使人容易接受和信奉，甚至迷恋于西方精致的理论世界中，使人忘了从传统中寻找新的意味，产生"传统即过时"的错觉而忘记了传统同时存在于实际之中的，从而使理论与本国的传统脱节，也与现实的实践脱节。

要做到传统与现实相结合，就必须尊重传统，加强对本土古代、近现代心理学和哲学思想的研究，传统中确实多有心理咨询方面的感性经验描述和直觉洞见式的深刻见解，从传统中汲取深厚的精神内蕴和质材，要对其进行深刻的理解和反思。要做到传统与现实相结合，还必须在尊重传统的同时也尊重现实。现实中虽然蕴含着传统，但现实毕竟是超越传统的。心理咨询的研究既然是为了解决人们的心理问题，那么它就必须尊重现实。在致力于把握心理咨询的历史逻辑的同时认真地研究心理咨询的现实逻辑。把古代与近现代心理咨询思想和哲学思想与当前咨询与治疗理论中的观点相契合，古为今用，两者结合方能生成适合现实需要的心理咨询理论。不同的国家有不同的心理文化传统和现实心理问题，深入进行本土心理咨询传统与心理问题现实的研究，并使两者结合起来，正是心理咨询理论本土化的根据。

（二）本土与外域相结合的原则

任何一个民族的文化，虽然都是发生、成长在相对稳定的地域之内的，但生长到一定程度，必然要突破地域的限制向外传播。从总体上看，这种传播是双向的，心理咨询理论与技术也如此。文化交流的历史告诉我们，外来文化被接受、消化的过程，实际上是一个认识不断深化的过程，也是一个曲折艰难的过程。就我国心理咨询理论来说，"洋为中用"表现得比较突出，相形之下中外心理咨询理论的结合或融合却显得不足，"中为洋用"的多为古代的心理咨询思想。对西方国家而言，异域的心理咨询是舶来品。为了在短时间内使心理咨询理论与技术更好地为本国人服务，许多理论工作者都致力于引进国外主要是西方的心理咨询理论与技术，对它们进行述介和诠释。人类心理与行为具有其共性，西方丰富的理论及研究的方式可以给我们很多启示，这是值得我们借鉴和学习的，但如果在这个过程中不加分析地一味地"拿来"，就会在打开对外的窗户时，关闭了通往历史、走向自身的门径。所以，在拿来的同时，一定要在辩证唯物主义思想指导下对西方心理咨询理论进行改造与吸收，并且结合本国人的心理特点补其不足，从而创立全面、实用的心理咨询理论。

（三）理论与实践相结合的原则

理论与实践相结合是心理咨询本土化运作中必须予以坚持、予以驻守的原则，非此，便不能创生出有本土特色的、在国际交流中有自己影响力的心理咨询理论。

　　心理咨询本土化的过程不全是一个理论原生的过程，而且也包括了已有理论（不论是本土的、异域的）选择和改造的过程。因此，心理咨询本土化中的理论与实践结合的要旨是：理论为实践而选择、理论受实践的检验、理论在实践的基础上创新、持续性的理论与实践的良性互动。根据本土心理咨询实践的需要，慎重地选择和引进本土和外域心理咨询理论的精华，是该原则的第一重含义；通过本土实践，检验理论选择和引进的合理性，发现理论的缺失或不足，并予以改造，是该原则的第二重含义；在多少被实践证明是合理的理论指导下，深化本土改革发展的实践并深入进行研究，从而创生出有深厚的本土文化底蕴的、既容纳本土和外域的理论精华、又有新的意蕴的心理咨询理论，是该原则的第三重含义；最后，持续地推进理论与实践的良性互动，使理论与实践不断丰满与成熟，是该原则的第四重含义。

　　坚持心理咨询本土化的理论与实践结合原则，意味着本土的心理咨询研究者需要采用主位研究法取向，走出实验室，广泛深入社会生活实践之中，针对本土人的素质进行心理和行为研究，心理咨询师要从实践经验中汲取理论营养，建构自己的意义世界，把自己转变为一个研究者，让自己的经验能升华为理论，理论的逻辑起点和科学起点才可能生存于本土的社会环境和在历史文化影响下生长起来的本土人的心中，在知识的交流、知识的转化与知识的共享中建构本土的心理咨询理论。

四、心理咨询本土化的目的

　　心理咨询本土化的研究目标在于开发传统，借鉴国外，创造特色。心理咨询要注意吸取本土历史上丰富的思想资源，深深植根于现实社会沃壤和传统文化精华之中，锻造具有本土特色的理论和方法，以此来观察、分析、解决现实社会中人的心理问题；心理咨询也要正确对待世界心理咨询的共有知识，重视对普遍有效的心理咨询理论、范式、方法的吸取和借鉴，以便使自己与世界各国心理咨询同在一个意义框架中，在共有的知识尺度和学术准则下开展对话、交流和互动，同时对西方传入的心理咨询理论给以带有本土特色的解释，实现心理咨询本土化目标。前者是积极建构自我身份和地位、自立于世界心理咨询领域的首要基点；后者则是心理咨询走出本土、迈进广阔的国际学术空间的必要前提。在开发传统和借鉴外国的基础上，本土的心理咨询进行自己的创造，形成有本土特色的心理咨询研究或理论。这应是本土心理学者共同的学术追求。

　　具体地说，心理咨询本土化有以下四大基本目的。

　　（1）增进心理咨询对本土心理的认识。欧美心理咨询所获得的结论、所构建的理论具有明显的"欧洲中心主义"或"美国中心主义"特征。这些结论或理论对欧美以外的国家或地区并不具有普遍适用性，其解释力是有限的，搬用这些心理咨询理论去认识非欧美国家或地区的心理问题无疑是非科学的，也是行不通的。因此，在心理咨询本土化活动中，心理学者对本土心理咨询进行研究，首先就在于增进对本土心理的认识。

　　（2）增进心理咨询在本土文化的应用。心理咨询的应用有助于心理问题的解决，有助于社会的和谐稳定。但是，在心理咨询的应用中，如果不加分析地以外来心理咨询的理论为依据构设本土心理问题的解决办法，如果机械地搬用外来心理咨询中的某些实用性方法于本土的心理问题解决中，那么，这些咨询办法或难以实施，或无法取得预期的效果，甚至会引发出一系列的负面效应。因此，心理咨询的应用必须加以改造，方能适用于本国的现实。

　　（3）形成具有本土特色的心理咨询方法。在心理咨询本土化过程中，形成有本土特色的咨询方法是客观地、准确地认识本土心理并使这种认识成果得以有效应用的基础。与此同时，有本土特色的咨询方法，本身是在心理咨询研究者将成果应用于心理的本土活动中或咨询师对本土国人心理的认识、研究逐步得以形成的。形成具有本土特色的心理咨询方法就是要构建出符合本土成员文化心理特征的、与本土心理现实相吻合的科学有效的心理咨询研究方法。

　　（4）形成具有本土特色的心理咨询理论。通常，具有本土特色的心理咨询理论是在本土心理学者们以有效的方法对本土心理进行研究，获得大量的经验材料的基础上逐步形成的，它本质上是对有关本土心理咨询的认识的抽象和升华。反过来，具有本土特色的理论一旦形成，它不仅对进一步认识和研究本土心理有指导意义，本身也具有直接或间接的应用价值。

第二节　心理咨询本土化的困境

　　长期以来，西方心理咨询理论主宰了心理咨询学的发展。各国在引介西方心理咨询到本土时却面临着本土化的改造困境。而在本土化语境中如何理解与诠释心理咨询的价值，如何建构起以本土文化为载体的心理咨询理论，是心理咨询本土化面临的困境所在。

一、引进与改造西方心理咨询理论的困境

心理咨询是西方社会的产物，有完整的流派和体系。心理咨询流派是在西方社会和文化的发展中产生和发展的，能很好地解决西方社会人的心理问题。西方心理咨询理论具有先进性，各国在引进时需要对其精华进行充分的吸收，同时需要识别不适合本土的咨询理论，并将其抛弃。在这两方面的工作中会面临着不少的困难。

引进与改造西方心理咨询理论的什么内容，以及怎样改造都是我们面临的难题。心理咨询属于临床心理学范畴，是一门应用性很强的心理学科。在本土化进程中，学者对西方心理咨询内容方面的研究，主要在于研究西方心理咨询的理论和西方心理咨询的技术。在理论的改造中，存在的困境是由谁来改造？如何改造？如何解决文化的冲突，如异域文化与本土文化的冲突、人生价值的冲突、人格特点的冲突、角色期望的冲突等。如何对心理咨询内容进行吸收，对这些内容的理性整合和思考应该如何进行，如何在实践中综合应用心理学的各种理论和技术来解决人的心理问题，也是心理咨询在本土化进行具体的研究过程中要面临的问题。

二、本土心理咨询研究中的困境

本土文化中蕴含着丰富的心理咨询思想，这是应该继承和发扬的。整合本土文化是为了将其中重要的思想和技术吸收进本土的心理咨询理论之中。那么，在吸收的过程中，是应该将本土文化作为心理咨询的主体还是将其作为补充的内容，是以本土的咨询技术为主还是以西方的咨询技术为主。究竟谁为主体，谁为补充是心理咨询在本土化过程中要努力弄清楚的。对于这些问题的解决不仅需要理论的建构，更需要实践的验证，是一个长期的过程。

本土心理咨询受本土环境中多种文化因素的影响。将整个本土文化都勘查一遍找出其中有关心理咨询的内容显然是不够现实的。怎样在对本土文化的全面分析中发现心理咨询思想是我们面临的一大问题。心理咨询的文化性在本质上是有一种文化在其中占主体地位和起主导作用。能否察觉到文化的根本？这种文化如何影响人的深层心理？有哪些具体因素影响是人心理与行为的主要因素？人的心理与行为发生发展及变化的规律是什么？未找到主要影响因素，是制约本土心理咨询研究向前发展的困境之一。因此，需要对本土文化进行深层次的分析。

三、本土化研究面临的人员困境

西方心理咨询无论是在理论建构上还是在技术方法上都走在世界的前列。而心理咨询工作者大都受过比较系统的西方心理学教育，在研究取向上能否本土化，是保证本土心理咨询本真面目的关键。透视现实可以发现，心理咨询的研究如同心理学的研究一样，缺乏一种本土的灵魂。"我们所探讨的对象虽是中国社会与中国社会的中国人，所采用的理论与方法却几乎全是西方的或西方式的。在日常生活中，我们是中国人；在从事研究工作时，我们却变成了西方人。我们有意无意地抑制自己中国式的思想观念与哲学取向，使其难以表现在研究的历程之中，而只是不加批评地接受与承袭西方的问题、理论与方法。"（崔景贵，1998）研究取向的本土化是区分本土心理咨询研究与非本土心理咨询研究的重要标准之一。如何使研究人员持有本土化的研究取向是本土心理咨询研究者迫切需要解决的一大难题。

此外，在本土心理咨询的建构中，研究人员要有较高的文化素养和鉴别能力，能够保持客观谨慎的态度，以理性的态度对待本土文化。而研究人员本身的文化素养和水平如何，就影响着对本土文化的研究，对本土文化不同内容的喜爱程度也会影响其对传统文化的借鉴研究。

心理咨询是一门实践性极强的领域，本土化的目的也是为了能够指导实践，解决人们的心理问题，提升生命质量。从各国心理咨询的发展来看，研究人员较少，从事心理咨询本土化研究的人员更少。而咨询师更是满足不了人们的需求，大多按照西方的理论和技术进行操作，缺少本土化的训练，能够按照专业的理论与技术来实践，并在其中发现问题的更少，这些都不利于心理咨询本土化顺利、有效地进行。

第三节　心理咨询本土化的思路

从时代发展的角度来看，当代社会既处于一个全球化的过程，又是一个本土化意识越来越强烈的时代（杜维明，2002）。任何思想或理论都是在特定的历史和文化背景下产生和发展的，不可能不受到其传统文化、历史条件、思维方式、哲学传统、话语体系等多种因素的影响而被烙上时代和地域的印记。单纯地引入和借鉴国外心理咨询理论促进不了本土心理咨询思想的发展，对异域理论进行本土化是势在必行的。

一、心理咨询本土化的定向

不同国家和区域的文化、历史和社会的异同，导致人的心理问题与行为障碍的异同。本土心理咨询的定向就是了解、解释、判断这些心理与行为的异同。葛鲁嘉提出本土心理学的研究定向：一是根植于特定社会文化背景下解释心理与行为；二是比较不同国家和地区的本土心理学，寻求普适性（葛鲁嘉，1994）。因此，心理咨询本土化的定向可以从以下两方面来分析。

一是求异，Sinha 分析本土心理学是在一定的文化背景中生成的，反映本地的行为，在本地的框架中解释，产生本土相关的结论（Sinha，1997）。心理咨询中的求异即寻求在文化、历史、社会差异下形成的心理问题与行为障碍的差异，要求在心理咨询的研究与临床中增加文化的敏感性和特殊性。心理咨询本土化的共同目标和定向，就是本土心理咨询是要基于一定的社会、文化和历史背景中考虑、解释人的心理与行为的真实含义。

二是求同，即本土心理咨询的研究要考虑文化的敏感性和特殊性，寻求在不同文化背景下心理行为的特殊性，但是人类心理的共性、心理咨询理论的普适性也是本土心理咨询的目标。人类在某种程度上是有心理共性的，心理咨询在不同地区和国家所做的本土的研究结论抽取出的理论共性就是人类普适性的心理咨询理论，本土心理咨询的目标是建立人类心理咨询理论。例如，在人类语言发展的研究中，对不同地区和国家的儿童语言发展的本土化的研究，就发现了儿童语言发展阶段和语言获得因素的共性，形成了儿童语言发展的理论（许政援，1994）。心理咨询本土化最终实现"各美其美，美人之美，美美与共，天下大同"的目标。

二、心理咨询本土化的步骤与路径

实现心理咨询理论与技术的本土化需要以下三个步骤。

第一，深入分析国外心理咨询理论形成的背景。任何一种理论都不是完美无瑕的，都有一定的局限性，因此应持有理智、科学的态度对其进行研究。对心理咨询理论而言，需要把它置入其产生的历史、文化、社会环境中，通过对其深入分析和认识，全面、科学地了解和认识该理论，就可以避免那种在未深入理解的基础上的片面性，甚至错误地引入某种心理咨询理论，因为这样引入的理论，不仅很难发挥心理咨询理论与技术原有的解决和改善人的心理问题的作用，而且在全球化的今天，也不利于不同国家之间开展交流和对话。

第二，充分认识本国的心理学文化传统。这是选择和借鉴国外心理咨询理论的前提。因为本国的传统是吸收和借鉴国外心理咨询理论的基础。本土化不是要抛弃自己的传统，而是为了寻求能更科学、有效地解决人的心理问题的理论，所以，需要对心理学的传统理论有充分的认识，需要对其进行更新。心理学传统在心理咨询理论建构过程中具有不可替代的作用，任何一种独创性的思想或理论都是植根于深厚的传统基础之上的。这是因为传统可以提供一种强大的"支援意识"（subsidiary awareness）。波兰尼认为，重大而富有原创性的研究需要强烈的支援意识。支援意识是在一定的文化传统中潜移默化的结晶，是研究者个人对社会和生活的独特体验。他认为，影响一个人研究与创新的最重要因素是无法明确说明的、从文化和教育背景中经过潜移默化形成的支援意识（林毓生，1988）。

第三，改造和创新心理咨询理论。这是本土化的最高阶段，是实践本土化的必然结果。只照搬国外的心理咨询理论，必然难以对本土人的心理问题做出正确的解释，难以有效地解决本土人的心理问题，因为在心理咨询中所采用的概念、理论、方法要考虑到来访者的社会文化因素，能为其所接受；只是生搬硬套而没有对理论本身的发展，就会导致本土化过程中，理论与实践的脱节。心理咨询本土化的最终目标是要赋予心理咨询以本土特色，重建具有本土特色的咨询理论，这是心理咨询本土化的终极目标，本土不仅要具有深刻的心理咨询理论，而且要有极强的本土认同。

在心理咨询本土化进程中，研究者们探讨了下列问题：特定文化系统的社会群体所表现的心理与行为特征，特定文化群体中个人的心理发展与人格形成模式，特定社会情景常见的各种心理问题与精神病理，目前施行各种咨询与辅导的经验得失及其如何运用于特定文化系统，特定文化系统社会里传统性辅导与治疗的要领与观念（曾文星，1997）。

在心理学本土化研究中，台湾学者杨国枢提出本土化的两条途径：一种是内源性本土化；另一种是外源性本土化。内源本土化是指理论、概念和方法从某一文化内部产生，本土性的信息被视为心理学诞生的最初来源，"此种本土心理学是以自己的社会、文化及历史作为思想的活水源头，而不是以他国的社会、文化及历史作为思想的活水源头"；外源本土化是指引进某些心理学的理论、概念和方法，然后将其进行改造以适应当地的文化背景，"此种心理学是以他国的社会、文化及历史作为思想的活水源头，而不是以自己的社会、文化及历史作为思想的活水源头"（杨国枢，1993）。杨国枢提出了"本土性契合"的标准，本土性契合是指特定的文化性和生物性因素一方面会影响到当地民众（被研究者）的心理与行为；另一方面又会影响到当地心理学者（研究者）的问题、理论与方法。那么，研究者的研究活动及知识体系可以而且应该与被研究者的心理及行为之间形成一种契合状态。"这样一种当地之研究者的思想观念与当地之被研究者的心理行为之间的密切配合、贴合、接合或契合，可以称为'本土性契合'。"（杨国枢，1993）与心理学本土化相适应，心理咨询的本土化也呈现出与之对应的两条途径：心理咨询内源本土化和心理咨询外源本土化。

1. 心理咨询内源本土化

心理咨询内源本土化是强调在本土、由本土人、就本土问题、以本土方式自主创造生成的心理咨询理论，其最终目的是强调本土性的生长。这是研究心理咨询本土化的一个视角，它以本土性作为本土化的基点和目的，一方面强调以本土性作为发展与建构心理咨询理论的基础，另一方面强调以发展本土性作为目的。

英国心理学家希勒斯在1981年提出"本土心理学"，明确指出应该研究当地民众内心的自我经验，把心理学研究扎根于当地的文化中。本土心理咨询生发、存在于特定的文化传统和地域中，文化对于人类心理而言，是一种共生和互动的关系。本土心理咨询将文化置于理解和解说人的心理和行为的核心地位，用自身对文化的关注，努力寻求本土文化语境中富于背景化问题的解决，积累和构筑起独具魅力的心理咨询文化框架。本土心理咨询研究人的心理问题域行为，关注人的内心幸福，注重的是人心理生活质量的提升，追问的是对人存在的终极关怀，这些既是各种文化语境中的人都存在的，也是心理咨询从内在质的文化品性所彰显的责任与道义。这种语境主义和具有生态效应的研究趋向从根本上改变和突破了现代西方心理咨询所操守的研究理念，使人回归到人所生发的现实土地。

要理解心理咨询的内源本土化问题，主要涉及如下两个问题：第一，任何本土性都是基于自己国家的深厚的文化传统，由于民族、国家的差异就使各国的本土性表现出不同的特征，就其深层原因看，主要是传统文化的影响而形成的。第二，就心理咨询理论发展而言，本土性的差异主要体现在理论本身的意识形态层面，而这种理论所能反映的本土性更能体现本土性本身的价值。由内及外的本土化是以本土性的保持与发展为根本取向的。

2. 心理咨询外源本土化

心理咨询外源本土化是国外心理咨询理论在本土被吸收、同化进而转化为本土心理咨询理论的有机构成。由外及内的本土化维度，主要关注的是国外心理咨询理论如何在本土生长的问题。关于这一维度，需要注意以下问题：一是对国外心理咨询理论的判断问题，这涉及引入任何国外心理咨询理论的价值。价值判断的标准可以是三个基本方面，即对一心理咨询理论所处的地位、本土心理咨询理论建设和本土心理咨询实践。二是国外心理咨询理论与技术引入的方式问题。大致的范式是"翻译""介绍"到"述评""编撰""自编""应用"，这一过程要有

"取"和"去"的"消化机能",如不加选择与鉴别地引入在咨询实践中,则出现咨询师难以把握纷繁复杂的理论问题,对心理问题的诊断和解决也就一筹莫展。第三,国外心理咨询理论在本国的生长表现在两个基本方面:一是是否能将国外心理咨询理论作为构建本国心理咨询理论的基石;二是直接将国外心理咨询理论用于实践。本土化的研究是源于普遍性与特殊性关系的分析基础上的,研究者一般认为,由于人的心理问题与行为障碍有共性,所以心理解决问题的方式也可以是共生的,在这种普遍性认识的前提下,本土化是一种必然。但由于各国的具体文化背景等的差异,国外心理咨询理论的引入就有一个消化吸收的过程,即基于特殊性的基础上的本土化就涉及对国外心理咨询理论的改造问题,改造的前提是本土心理咨询的需要。

三、心理咨询本土化的方法

要实现心理咨询内源本土化和心理咨询外源本土化二者之间的统一,应当以实现"对话"来获得。所谓对话,就是指不同国度的研究者在友善、合作和对等的条件下进行交流,其目的是通过多种心理咨询的"互读"促使不同心理咨询相互吸纳和突破创新,以获得新的生命力。

正是由于对话是从内到外与从外到内的双向本土化过程,它已经成为全球化时代社会科学发展的方向,非西方国家都渴求通过自己的努力实现与西方国家的对话。这一方面体现了这些国家不甘心对他者的依附或被他者殖民,另一方面也体现了这些国家的心理咨询理论研究发展到一定阶段后,具有寻求突破,努力创新的强烈愿望。

"对话仿佛是一种流淌于人们之间的意义溪流,它使所有对话者都能够参与和分享这一意义之溪,并因此能够在群体中萌生新的理解和共识。在对话进行之初,这些理解和共识并不存在。这是那种富于创造性的理解和共识,是某种能被所有人参与和分享的意义,它能起到一种类似'胶水'或'水泥'的作用,从而把人和社会黏结起来。"(戴维·伯姆,2004)心理咨询本土化中的对话是渗透着本土化的理念,彰显着民主平等、崇尚自由创造的精神。"对话"要产生需要具备一些条件。首先是双方的研究要存在于共同的平台之上。任何学科的研究应当具有一种共同的研究领域,即全世界都在进行一种具有类似性质的研究。心理咨询的理论建构是为了使其成为可普遍化的知识,将文化特殊性和文化普遍性联系起来,能够被更多文化群体所接受,只有基于这个共同的平台才能展开对话。其次是差异的存在。如果不存在差异,对话也就成为一种"学舌"。从本土化看,

"对话"就是通过自己的话语将形成的思想与理论言说出去，能受到他者的重视和关注，能给他者以思考和启迪。再次是地位的平等。西方主流心理咨询存在着话语霸权，对于长期以来遭受文化悲凉心态的其他国家来说，心理咨询本土化是一剂增强自信心的文化解药。在与西方国家的对话中，要具有一定的发言权，也要具有对话的基础和底气。由于人的心理问题是心理咨询研究中的真问题，只有进入无限丰富的、"原生态"的生活世界，心理咨询理论才有生命力。

四、心理咨询本土化的内容

心理咨询本土化的改造需要从三个方面展开：理论本土化、方法本土化、工具本土化。

1. 理论本土化

成熟的心理咨询理论既能较好地对本土人的重要或特有的心理问题做出解释，又可以有效地批判吸收西方心理学的研究成果。美国的心理咨询理论在多年的发展过程中展示出了在美国社会的良好解释力。就心理咨询理论本土化而言，一方面心理咨询要关注能够反映本土人群鲜明地域特征的心理行为的研究概念，通过对这些概念进行语义阐述或文化独特性验证，发展出具有本地历史文化特点的理论，例如，韩国对 woori（我们）的研究；日本对 amae（对依靠的需要）的研究；印度对 anasakti（分离）、nurturant taskleadership（领导者的养育任务）的研究；希腊对 philotimo（按照群体规则行事）的研究；墨西哥对 machismo（一种历史-社会-文化的前提假设）的研究；Lutz 等对密克罗尼西亚联邦岛上居民song（正当的愤怒）的研究；等等（Poortinga，1999）。在研究中关注在当地语言中能反映当地特有的思想文化的概念，通过对这些概念进行语义的详细阐述或文化独特性的验证，强调它们在文化上的特色。另一方面，也指对某一心理咨询理论加以适当的变动，做出学理上的修正，这需要长期的咨询和治疗实践的积累以及深入的思考才能做到。

2. 方法本土化

方法本土化的努力大致可分成两种：一是技术上的调整，心理咨询的操作程序和方法是建立在相应的心理咨询理论上的，抽象理论与具体疗法是带有文化烙印的，对心理咨询中所采用的技术和方法进行文化的适应性检验，对不符合本土文化习惯或不易被接受的地方加以适当的变动或者技术上的一些创新；二是主张采用与西方研究方法不同的主位研究方法，主位研究旨在运用本地文化的概念描述本地心理与行为，以被研究者用自身视角去理解周围环境，相比之下的客位研究则主张运用外在标准考察被研究者的行为，强调研究的客观性、普遍性。研究方法的文化契合性是本土心理咨询对主流心理咨询的一个独特贡献，不过这些方法的价值有待其他文化中的心理咨询师进行检验。

目前在心理咨询本土化进程中存在的主要局限是，没有将文化的特殊性和跨文化的相似性同时纳入研究议程之中。西方心理学既有的知识体系容纳了大量与其他世界相连的普遍知识，过分地强调文化的独特性及特定人群的心理和行为的独特性，就会不可避免地走向一种新的"文化中心主义"。总之，在心理咨询本土化中应注意均衡自身对文化的特殊性和跨文化相似性的关注，同时，认真体察社会位置对研究者视角的限制，避免知识与权力的支配关系导致的认知方式的偏见。为此，系统地研究和考察西方心理咨询的理论和方法的发展是极为重要的。了解其发展和变化的趋势，多做实证研究，对其进行评判，提炼出更具概括性的理论和学说，可以在理论和实践上获得更大的发展空间，为心理咨询本土化打下坚实的基础。

3. 工具本土化

不同文化群体之间在认知和价值观上有显著的差异，对于建立在西方文化基础上所开发出来的量表并不一定能很好地反映本土人的心理状况。例如，Kohlberg 把道德发展看做是一个纯粹的认知过程，并认为道德发展的自然方向是朝向内化了的道德控制的。而 Snarey 在检视了分布于 27 个国家的 45 篇有关道德发展的研究后发现，Kohlberg 的单一正义道德取向遗漏了其他文化中重要的道德概念，如中国人的孝道、印度人独特的生命观、某些部落社会的共产共享观念，等等（戴健林，1996）。在肯定西方心理咨询已有成果的基础上，采用本土的研究方法，将量化研究和质化研究相结合，以求获得本土理论和概念，最终建立能切合本土人心理与行为的心理咨询测评工具。首先是测量内容的本土化，仅仅对西方的量表进行相应的修订是远远不够的，而是要理解某一构念在本文化中的确切含义及其与相异文化含义上的差异，再选取本土化背景中人们外显行为领域中的代表性样本去寻求本土化的构念，一方面需要测量的心理咨询构念具有确切揭示被研究群体心理特殊本质的价值，另一方面依赖构念进行定量化实证性研究的可操作性"价值"。其次测量手段的本土化，就是在项目的翻译上应尽量减轻甚至消除该项目的异质文化负荷，考虑到测量项目可能引起的来访者的反应定势。最后是测量结论的本土化，咨询结果要达到"本土化"，必须有充分"证据"证明结果的差异不是由文化因素的作用造成的，而是由来访者的机体变量及其他人为控制的自变量造成的，才能准确确认文化的作用，发现文化中有效的个别特质或共同特质。

第六章
我国心理咨询的文化自觉

在心理学界，立足本国的社会文化背景，运用适合本国的方法及原则来研究国人的心理现象，代表了当今心理学发展的一大走向。同样地，心理咨询的本土化在国外及中国港台地区兴起后，我国心理学工作者也开始加入了这些运动的行列中，在心理咨询中体现出文化自觉的意识。这需要对中国文化进行反思，认同中国文化的价值，挖掘中国文化的资源，由此对心理咨询进行变革，为世界心理咨询贡献东方的力量。

第一节　我国心理咨询的历史

心理咨询发起于20世纪初美国的"指导运动"。从20世纪60年代以后，心理咨询开始走出美国，在世界范围内发展。中国台湾、香港地区较早引入心理咨询（台湾称心理咨商、香港称心理辅导）。例如，台湾师范大学于1957年成立了健康中心，后又设心理卫生辅导部门；香港则在20世纪70年代中后期始在学校中推行辅导工作。在中国大陆，20世纪30年代，丁瓒先生作为中国第一位临床心理学家，进入北京协和医院从事心理学工作。20世纪50年代中期，丁瓒、伍正谊、李心天、王景和、钟友斌、龚耀先、许淑莲、陈双双等曾使用"综合快速疗法"治疗神经症和心身疾病。20世纪80年代以后，随着中国对外开放、学术交流及社会发展的需要，心理咨询又逐渐发展起来。从国内公开发表过的研究论文篇数来分析，它大致分为三个阶段：1978年以前是"空白阶段"；1979～1986年是"起始阶段"；1987之后进入"初步发展阶段"（钟友彬，1991）。

一、发展介绍

随着我国心理学的重获新生，心理咨询在我国大陆才重新起步，随着改革开放而重新发展。心理咨询工作一开始即带有医学心理咨询的特点。医学心理咨询门诊最早开设于综合医院，我国第一个心理咨询中心成立于 1986 年的北京市朝阳医院。服务对象不限于精神病患者，还包括有心理障碍或心理问题的人。之后，精神病医院在传统精神科门诊的基础上开展心理治疗，并由此发展成心理咨询门诊，这一时期，心理咨询服务人员中，73.33%的拥有医学背景，门诊心理咨询成为最重要的形式。高校内也逐渐兴起心理咨询机构。

心理咨询与治疗在中国虽然起步晚，但发展十分迅速。中国心理咨询人员从无到有，并日渐繁荣，开始步入职业化的时期。不但综合医院、精神病院，而且一些研究单位也纷纷开设了心理咨询门诊，并出现了单独存在的心理咨询机构，如北京成立心理咨询健康中心等。2002 年，《上海市精神卫生条例》正式出台后，国内对心理卫生的重视程度大大加强，学校、监狱、公司已广泛地向学生、服刑人员和员工提供心理咨询服务。目前，我国心理咨询发展主要有三个方面：一是卫生系统的心理咨询，主要包括精神病治疗机构和综合性医院开设的心理咨询门诊；二是学校心理咨询，特别是各高校、中学开设的心理咨询机构；三是社会心理咨询机构，主要包括面向社会开设的心理咨询服务室，另外还包括互联网上开设的心理咨询服务、电话心理咨询等。总体来看，我国心理咨询还处于初步发展阶段，还有很多方面需要心理咨询工作者去努力和完成。

二、我国心理咨询现存主要问题

在我国心理咨询蓬勃发展、取得成绩的同时，也表现出了一些问题，这些问题在一定程度上影响了心理咨询事业的进展。明确和了解这些问题将有助于我国心理咨询更系统、更完善、更健康地发展。

（1）从理论研究上看，我国心理咨询的理论研究是一个薄弱环节。盲目仿效西方心理咨询，甚至陷入西方学者已有的窠臼，表现出跟在西方国家后面亦步亦趋的被动局面；真正提出本土化构念（construct）的极少，发展出本土化理论的不多，同时也不注重在不同学说之间发展起足够多而且较规范的共同概念，以便于进行讨论和交流，促进学科发展。20 世纪 80 年代后，我国打破了与国外沟通的壁垒，恢复了与国外心理学界的交流，这使得我国可以大量借鉴西方已成熟的心理咨询理论，节省摸索和探讨的漫长时间。但一味照搬终将出现"水土不服"

的局面。我国心理咨询与治疗多半仅注重技术应用，对心理咨询的理论基础及本土文化等问题涉及较少，深度不够，使得心理咨询在实际操作中因没有相应的基础理论支持而显得力不从心。

（2）在咨询方法上，表现得较为落后。我国心理咨询"绝大多数以国外的方法为主，本土化及本土方法极少，折中方法比单一方法被更多地采用，在折中方法中，以及认知-行为疗法与其他疗法结合而成的方法占大多数"（尹可丽等，2009）。这说明我国心理咨询技术呈现整合的趋势，整合疗法一般遵循同一模式：在以来访者为中心的氛围中，侧重于行为-认知疗法的综合使用，同时也说明当前我国心理咨询与治疗的方法及研究是较为落后的。其落后性主要表现为：在国外众多的方法中，与认知-行为相关的疗法占统治地位；本土化方法和本土方法数量少，也未产生具有较大影响力的、运用较广的、具有系统的理论指导的本土方法。我国心理咨询要实现技术上的本土化，需要咨询师根据实际情况对国外的方法进行调整和改动，反思、总结、提升、研究影响中国人心理健康的深层社会文化，才能形成具有影响力和实效性的本土咨询方法。

（3）在认识和观念上，国人对心理咨询存在偏见。这种偏见体现为把心理问题与心理（精神）障碍不加区别地对待。在我国，一提到心理咨询，很多人首先想到的是精神疾病，甚至认为那是针对神经病和精神病患者的，认为"脑子有病"的人才去看心理医生。甚至有人认为，心理问题是个人性格软弱或意志不足的表现。无论在咨询动机还是咨询过程和结果上，都表现出与西方文化背景下的人截然不同的态度和特点，忌讳走进心理咨询室，对有心理问题的人讳莫如深。国人对心理咨询的认识偏见，说明国人缺乏心理学知识，不认可心理学，因此对心理咨询持怀疑态度；同时也说明心理咨询在社会中的影响力较小，缺少培养"应用心理咨询"观念的过程，国人目前还没有做好接纳心理咨询师的观念准备。

三、何去何从：一种本土化的思考

从长远看，我国的心理咨询业有着深厚的发展潜力。但是目前心理咨询业本身的发展并不乐观。我国的心理咨询到底何去何从，是一个值得深入思考的问题。"按照文化心理学及跨文化心理学的观点，任何个体的复杂而高级的心理和行为，都浸润了他所生存社会的独特文化性格，用普适的理性原则去解释，只能制造出对人的心理和行为的歪曲和误解。"（叶映华，2008）虽然西方心理咨询在理念和方法都达到了一个现代化的高度，但是在跨文化的问题上，西方心理咨询不一定拥有普适性。此外，西方的心理咨询本身也存在缺陷与不足之处，例如，暨南大学心理学系萧文教授所述，大凡现代心理咨询的模式都可以归结为"带着主观的假设、创造虚拟的记忆、建构真实的自我"三部曲，这本身就有其局限性。所以，从博大精深的中国文化中汲取养料，对西方心理咨询中的合理成分进行创新和改造，使之成为中国本土心理咨询的一部分，是心理咨询本土化的应然选择。

（1）加强理论研究，促进心理咨询本土化。将咨询理念由主要借鉴国外为主逐渐转变为形成适合中国人自身文化特点的咨询理念，在描述国人心理障碍的原因、形成机制、表现特点和改善途径上结合社会现实和背景文化，这是实现心理咨询本土化的核心。在研究中实现三个层次的突破：第一，在西方心理咨询所创立的咨询理论和技术的基础上，根据我国特殊的文化和人格特征并结合我国的具体实际情况进行一定的选择和技术适应；第二，吸收消化西方的咨询理论和技术，结合本土的文化基础，创造性地提出自己的咨询方法和技术；第三，从本土文化出发，建立本土化的心理咨询体系，创造根植于本土文化的心理咨询理论和方法。

（2）自觉进行方法上的创新也是心理咨询本土化应有的题中之意。能否设想存在一种特别适合研究国人的心理且有异于西方的方法？"在不同文化背景下诞生的理论和方法完全可以进行有机的整合和使用，而且对不同文化中的咨询与治疗方法的研究和探索也有益于咨询者从其他文化中汲取营养，丰富自己的理论与实践。"（李燕，2005）我国心理咨询一方面从西方的技术与策略中汲取营养，达到心理咨询方法上的兼容；另一方面也要在本土的哲学、社会学、历史学、文化学、思维学、心理学等学科中进行探索。中国古代有关哲学、医学、养生学及古代民俗性的活动中，都有非常丰富的心理咨询思想。例如，中医疗法中的情志相胜疗法、祝由治疗法、开导劝慰法，以及"医国—医人—医病"的整体治疗模式。所以，对中国古代心理咨询、心理治疗思想进行挖掘，对其进行整理研究，将中医、《易经》、禅宗等方法与西方的心理咨询方法融合，是心理咨询本土化过程中的重要工作。

（3）通过宣传普及来改变国人的错误观念。心理咨询与个人的成长、家庭生活和国家、社会的健康发展密切相关。针对现实中人们对咨询存在着的误解，可以利用媒体对大众进行心理健康知识和心理咨询知识的宣传普及，通过创办大众心理咨询刊物来加大心理咨询宣传力度，在大学、甚至中小学里普遍开设心理学必修课或心理学选修课，在社会服务中通过教学、讲座、海报，建立完善的心理咨询网络等多种形式主动提供指导，使国人获得相关的心理知识，了解心理咨询，从而树立发展意识和求助观念，树立"重视心理健康、应用心理咨询"观念，培养健康人格，提高生活品质。

有人说，文化一旦进入心理咨询，本土化就在所难免。只有经过本土进程，心理咨询的理论和方法才会扎根于中国土壤，真正成为帮助本土来访者的有效工具；也只有经过本土化，我们的心理咨询才能形成自己的学术体系和实践模式，为丰富和发展世界心理咨询学的研究做出中国人应有的贡献。

第二节　我国心理咨询本土化的方法论

在心理咨询的本土化的过程中，方法论的问题尤其重要。在一定程度上，方法论问题直接关系到研究的对象、内容的可信性与有效性；关系到心理咨询体系的合理建构。扎根理论首先被应用于社会学研究，之后逐渐扩散到护理学、教育学、宗教学、心理学和管理学等领域。20 世纪 90 年代后期，西方掀起了运用扎根理论方法研究社会现象和人类生活经验的热潮，把扎根理论作为心理咨询本土化过程的方法论具有重要的理论意义和实践意义。

一、扎根理论的内涵与特点

1967 年，Glaser 等的经典著作《扎根理论的发现》出版，宣告了扎根理论（grounded theory）的诞生。该书对推动扎根理论的普及产生了巨大影响，也使人们将扎根理论研究方法奉为圭臬，在各学科的研究中大量使用。扎根理论的使命是"经由质化方法来建立理论"。扎根理论被评价为"当今社会科学中最有影响的研究范式"及"走在质性研究革命的最前沿理论"，为社会科学研究提供了系统的研究方法和一般指导性原理。随着扎根理论研究的深入，逐渐形成了三大流派（王红利，2015）。

1. 经典扎根理论

格拉泽和施特劳斯作为扎根理论的创始人，同时也是经典扎根理论的代表，不管是他们在 1967 年所倡导的"基于数据的研究中发展理论，而不是从已用的理论中演绎可验证性的假设"，还是到 20 年后的 1987 年所提出的"扎根理论方法论的出现在质性材料上是发展一个理论，无需要委托任何形式的资料"，都在表明扎根理论作为质性研究方法，其重点和核心就在于发展理论。

2. 程序化扎根理论

程序化扎根理论最早由施特劳斯和科宾在 1990 年提出，主要提倡运用归纳的方式方法，对资料进行收集，对已经系统化了的资料进行整理分析，由此发掘、发展暂时已验证过的结论。在这一研究过程中，理论的发展同资料收集及分析是密不可分的。由此可见，程序化扎根理论的核心是预先设定研究领域，在设定的研究领域中产生理论，而不是去验证预设的理论。

3. 建构型扎根理论

建构型扎根理论由建构主义理论家卡麦兹提出，该理论流派明确提出研究过程是互动和流动的，数据收集的方法取决于研究问题，研究者本身也同样是研究内容之一，研究过程中的数据和分析都是社会建构的。其重点和核心是通过比较分析进行连续的抽象，分析研究者本身和生成性分析的互动，当然也包含了研究者的解释。

扎根理论的嬗变过程是产生不同流派的过程，更是对扎根理论的深入研究和应用过程。从扎根理论的嬗变过程中，可以看出扎根理论是一种质性研究方法，采用归纳性的方法，在逻辑上一致地收集、整理、分析资料，在此基础上建立理论。扎根理论的主要思想是：①从资料中产生理论。扎根理论特别强调从资料中提升理论，认为只有通过对资料的深入分析，一定的理论框架才可能逐渐形成。之所以用"扎根"（grounded）这一词汇，表明了这一方法的根本宗旨：从参与者所处的复杂的社会生活经验中收集资料，从而形成创新性的理论。②对理论的敏感度高。由于扎根理论研究方法的宗旨是构建理论，所以对理论的高敏感度是能够产生新理论的关键。③运用不断比较的方法。在理论框架形成的过程中不断比较，在资料与资料之间、理论与理论之间不断进行对比，然后根据资料与理论之间的相关关系提炼出有关的类属及其属性。④理论抽样。在收集和分析资料的过程中，研究者还应该不断对自己的初步理论假设进行检验。经过初步检验的理论可以帮助研究者对资料进行理论抽样，逐步去除那些理论上薄弱的、不相关的资料，将注意力放在那些理论上丰富的、对建构理论有直接关系的资料上，寻找反映社会现象的核心概念，然后通过在这些概念之间建立起联系而形成理论（陈向明，2000）。

扎根理论的提出给质化研究领域内带来了新的思路和方法，Charmza 曾评价扎根理论为"质化研究领袖"。扎根理论在质性研究中独树一帜。其特点主要体现于：第一，扎根理论提出了明确的资料收集、分析的过程和步骤，能够指导研究者研究；第二，扎根理论的出现给实体领域与问题的研究带来了创新性方法；第三，由于扎根理论的资料收集大多来源于人类行为，所以其着重关注和理解人类行为的意义；第四，扎根理论的分析过程是持久的、有弹性的，可以被不断提炼更新。

二、扎根理论的研究程序

扎根理论研究是一个动态的研究过程，提出的一套清晰具体的研究步骤，为研究者提供了明确的研究指南。根据 Glaser 的相关论著，扎根理论的研究过程划分为如下几个阶段。

（一）资料收集

在扎根理论中，资料收集与资料分析过程是一个相互缠绕、相互影响的过程。一般来说，扎根理论家主张在最初的资料收集中，要尽可能地占有详细、丰富的资料，对所观察到的任何细节都要予以关注。扎根理论资料的形式可以是多种多样的，既可以是文字资料，如田野调查材料、历史材料、组织报告、临床个案记录、自传、服务日志等；也可以是口头的资料，如访谈录音等。研究者在资料分析过程中的已存的文献、自我反思的备忘录、参与者的反馈及其他观点都可构成资料的一部分。访谈是扎根理论研究最主要的资料收集方法。在访谈过程中，研究者要营造出宽松的氛围，关注访谈对象所关心的问题，能让他们以自己的语言来说出他们的心声，尽量减少引导和提示，多使用开放性问题，以谈心的方式完成访谈。在访谈过程中，研究者要将重要信息记录下来。扎根理论强调研究者在访谈结束后及时整理资料，做研究笔记（memo，或译为"备忘录"）。每天做研究笔记有助于研究者深入理解数据并引发理论思考，而且研究笔记本身也是重要的数据来源，往往能够提高概念化水平及引导理论的发展（Strauss and Corbin，2002）。由于在扎根理论研究中，资料收集与资料分析过程是同时进行的，这一特征意味着最初所收集到的资料会影响到对它们的分析，而分析出来的结果又会影响后续资料的收集，指导研究者的努力方向。

（二）资料分析

在扎根理论研究中，对资料的分析是通过对资料的编码和归类来实现的。编码是搜集资料和形成解释这些资料的生成理论之间的关键环节，通过编码可以确定资料中所发生的情况，开始反复思考它们的意义，这些代码一起形成了初始理论的要素，可以解释这些资料，并指引以后的资料搜集（凯西·卡麦兹，

2009）。根据逐渐抽象的程度可把编码分为三个不同的层次：一级编码——开放式编码；二级编码——轴心式编码；三级编码——选择式编码。

1. 开放式编码

开放式编码是指对数据进行逐行编码将其逐层概念化和抽象化，通过不断比较把数据及抽象出的概念打破、揉碎并重新综合，确定概念和范畴之间的从属关系。在开放性编码过程中，研究者要以一种开放的心态，悬置个人的偏见和研究界的定见，要坚持"既什么都相信，又什么都不信"的原则，将收集的资料按其本身所呈现的状态进行编码，做到客观性（Charmaz，1995）。"编码，在经典扎根理论研究方法论中，是指通过对事件之间和事件与概念的不断比较，从而促成更多的范畴、特征的形成及对数据的概念化。"（Glaser，1992）在这一编码过程中，主要从以下几个方面来比较：①对不同的人进行比较（如他们的观点、情景、行动、经验）；②及时地把同一个人的资料从不同角度加以比较；③把事件与事件进行比较；④把资料与类属加以比较；⑤把一个类属与其他类属加以比较。开放性编码能够使研究者对资料有详细的把握，能够使研究者对资料持批判的和分析的态度，以新的眼光来看待熟悉的资料；能够明确要收集的后续资料，给研究者指明下一步研究的方向。

2. 轴心式编码

轴心式编码的主要目的是发现和建立概念类属之间的各种联系，以表现资料中各个部分之间的有机关联。运用"因果条件—现象—脉络—中介条件—行动/互动的策略—结果"这一典范模型把概念类属之间联系起来。在轴心式编码中，研究者每次只能对一个类属进行深度分析，围绕着这一类属寻找相关关系，因此成为"轴心"。随着分析的不断深入，有关各个类属之间的各种联系变得越来越具体、明晰。每一组概念类属之间的关系建立起来以后，研究者还需要分辨其中什么是主要类属，什么是次要类属。所有的主从类属都建立起来以后，研究者还可以使用新的方式对原始资料进行重新组合（杜晓君，刘赫，2012）。因此，轴心式编码是把零散的资料以类属和关系的形式组织起来。轴心式编码的关系有因果关系、时间先后关系、语义关系、情景关系、相似关系、差异关系、对等关系、类型关系、结构关系、功能关系、过程关系、策略关系等（凯西·查马兹等，2007）。

3. 选择式编码

在所有已分析的概念类属中经过系统分析以后选择一个核心类属，把核心类属与其他的类属系统地联结起来，搜集新的资料验证其间的关系，并进一步通过资料与正在成型的理论的互动来完善各个类属及相互关系，只对那些可以和核心类属产生足够重要关联的数据所进行的编码，构建出初步的理论框架。在这一阶段，"核心类属变成了进一步资料收集和理论性抽样的指导"（Glaser，1978）。核心式编码的具体步骤：①明确资料的故事线；②对主类属、次类属及其属性和纬度进行描述；③检验已经建立的初步假设，填充需要补充或发展的概念类属；④挑选出核心类属概念；⑤在核心类属与其他类属之间建立起系统的联系。与其他类属相比，核心类属应该具有统领性，能够将大部分研究结果囊括在一个比较宽泛的理论范围之内，因而"这种编码比逐行编码更具概念特征"（Glaser，1978）。在核心类属达到理论饱和后，研究就转入了理论构建阶段。

（三）撰写备忘录

备忘录是对资料分析过程的反思性记录。撰写备忘录是资料搜集和论文草稿写作之间的关键中间步骤。撰写备忘录是研究者从分析研究过程早期就开始分析资料和代码，在不断撰写备忘录的时候，一些代码会凸显出来，以理论类的形式出现。通过写作备忘录，研究者建构了分析笔记，可以用来说明和填充各类属，研究者可以通过形成聚焦代码来开始写作备忘录。备忘录给研究者一个空间，让研究者能够进行资料与资料、资料与代码、资料的代码与其他代码、代码与类属以及类属和概念之间进行比较，并说明与这些比较有关的猜想（凯西·卡麦兹，2009：127）。备忘录为研究者提供一个分析、反省的过程，也提供一个清晰解释和建构理论的过程。

（四）理论抽样与建构

研究者在不断提炼和发展类属并把它们逐步形成理论的过程中，总是不断地反省现存资料是否缺乏、理论上是否存在漏洞，然后重新收集资料以弥补这些概念上的漏洞及所缺乏的资料——我们称为理论性抽样过程。理论抽样就是寻找更多的相关资料来发展生成的理论，理论抽样的主要目的是加工和完善构成理论的类属，通过抽样来发展类属的属性直到没有新的属性出现（凯西·卡麦兹，2009：5）。抽样的对象可以是多样化的，可以对场景、事件，或文献进行抽样——这取决于所进行的研究及研究的目的。理论性抽样依赖于比较方法，通过比较方法的运用，可以阐明类属的特征，完善所呈现出的类属，并使这些类属更明确、更有用，说明这一类属与其他类属相连的条件，从而形成理论。理论性抽样有利于研究者进一步确定类属的特征，确定它们存在合理性的相关背景，说明它们形成、继续存在及变化的条件，了解它们发展的方向。对理论抽样的有利于研究者把握类属之间的距离与裂痕，使理论更加清晰、密度更强、更具有解释力。抽样的目的是精炼观点，不是增加最初的抽样样本。当搜集新鲜资料不再能产生新的理论见解时，也不再能揭示核心理论类属新的属性时，类属就"饱和"了。类属达到饱和，扎根理论研究的理论构建工作就宣告完成。

三、扎根理论的本土应用

20世纪80年代后期，心理学家就开始运用扎根理论方法来研究心理学相关问题，并广泛运用在健康心理学、心理治疗和临床心理学、女性心理学、社会心理学及环境心理学中。扎根理论的目的是发现相关事物及其之间的关系，特别是希望从第一手资料中建构出崭新的理论，同时用这个崭新的理论来解释所面对的现象，而不局限于判断某种现象是否适用于研究已有的理论。扎根理论的思维方式为我国心理咨询本土化的研究提供了可能。

（一）应用扎根理论研究心理咨询本土化的现实意义

扎根理论方法有着显著的实用性格。它强调理论的可变性，强调理论从资料中来，研究者以一种开放的心态，通过归纳的思维方式，逐步提升概念，从资料中归纳出与资料相符合的、适合于具体情境的理论。关注和力图回答的既不是思辨研究所推崇的纯理论性问题，也不是实证研究力图得出的纯科学性结论，而是力图对现实问题予以理性反思和阐释，是一种"面向实践、来自实践、为了实践"的新的理论生成和建构形式（周海银，2007）。心理咨询是一门致用的学科，是一门实践性很强的学科，人的心理的健康程度与经济和社会发展有着密切的联系，离开或割裂了这种联系，心理咨询就失去了存在的价值。因此，扎根理论方法是与心理咨询的科学属性相适切的。应用扎根理论于我国心理咨询研究，从丰富、详尽的第一手资料中建构出崭新的理论，是具有本位特色的理论，用这个本土的理论来解释、分析人的心理问题，就是达到了"本土性契合"。

扎根理论研究中，研究者是研究效度的基础，对研究结果的科学性至关重要。因为扎根理论的主要宗旨是建构理论，就特别强调研究者对理论保持高度的敏感性。不论是在设计阶段，还是在实地研究、搜集资料、分析资料和提升资料阶段，研究者都应该对资料中呈现的理论保持高度敏感性。理论的敏感性不仅有助于帮助研究者构建理论，而且能够锻炼研究者的学术素养，激发原创动力。目前，我国心理咨询领域存在原创力不足的问题，应用扎根理论研究方法探讨我国心理咨询的本土化研究，能培养和锻炼心理咨询研究者的学术触角，保障我国心理咨询本土化的深入发展。

（二）扎根理论在心理咨询本土化中应用的可能性

扎根理论是质的研究。质的研究是指以研究者本人作为研究工具，在自然情景下采用多种资料收集的方法对社会现象进行整体性探究，使用归纳法分析资料和形成理论，通过与研究对象互动对其行动和意义建构获得理解的一种活动（陈向明，1999）。对心理咨询而言，质的研究能对微观的、深层的、特殊的心理现象进行深入细致的描述与分析，能了解复杂的、深层的心理生活经验；质的研究适合于对陌生的、异文化的、不熟悉的心理现象进行探索性研究，为以后建立明确的理论假设基础，质的研究适合于动态性研究，对心理事件的整个脉络进行详细的动态描述（王锡苓，2004）。心理咨询是一个运用心理学的理论指导生活实践的重要领域，研究心理咨询的过程、原则、技巧和方法的心理学分支具有明显的实用性和多学科交叉性。有研究者指出，作为一门社会科学，心理咨询的研究不可能只使用一种研究方法，应立足于研究课题的性质和研究实际采用多方法、多特制的研究手段。在研究范式上，应重视质的研究在心理咨询中的应用，加强质与量的有效整合。

心理咨询是帮助来访者解决在学习、工作、生活、保健和防治疾病方面出现的心理问题，使他们的认识、情感、态度与行为有所改变，增进身心健康，来更好地适应社会、环境与家庭生活。因此，心理咨询的研究内容决定了它的研究属性，即研究的现实性、研究的心理性、研究的文化性。这些研究属性决定了心理咨询研究者和心理咨询师只有深入到社会生活之中，才能对他们的思维方式、行为、情感等有所了解。扎根理论方法使心理咨询研究者更充分地接近研究对象，还为研究者提供了一个高度结构化、步骤清晰的研究方法。

扎根理论是质性研究方法的一种，与一般质性研究不同的是，扎根理论强调明确的建构理论的目标。在心理咨询的研究中，存在科学主义与人文主义两大研究范式的鸿沟，这种两极化研究加剧了理论与资料间的裂隙。扎根理论的创始人格拉泽和施特劳斯声称其主张就是为了"填平理论研究与经验研究之间尴尬的鸿沟"。科学主义范式的心理咨询强调客观化、量化，忽视了人文关怀，忽视了文化作为咨询工具的考察。扎根理论为心理咨询研究者提供了一套明确又系统的策略，在遵守科学原则的基础上，力求研究过程能反映社会现象、本土现象。其严格的科学逻辑原则、开放的理论思考、研究多变量复杂关系的视野，以及在实际工作中开展研究过程，都为质性研究的理论建构提供了一个发展的空间。

（三）扎根理论对心理咨询本土化研究的启示

人的心理现象是一个非常复杂的系统，具有不确定性、边缘性、交叉性、争议性等特点，且许多心理因素不具有客观性。人的心理问题常常与一定的情景相联系，具有明显的偶发性和暂时性。在心理咨询中，对来访者复杂的心理状态，采用实证研究是远远不够的，要深入研究必须要用到质性研究方法。近年来，很多学者都运用扎根理论探索事件的心理因素或者探讨心理疾病的机制与诊断等。Gottheil 等对 25 名研究对象进行主题统觉图片讲述故事，然后运用扎根理论进行分析编码，从而预测个人精神活动的内部状态及其转化（Gottheil and Grothmarnat, 2011）。程华等基于扎根理论方法编制沙盘主题编码表，为行为问题儿童的临床诊断和疗效评估提供参考（程华等，2011）。刘海燕等对在校大学生通过半结构式访谈，然后运用扎根理论发现，大学生心理安全感的内容及其之间的关系（刘海燕，郭晶晶，2012）。扎根理论所具有的弹性、结构清晰、严谨的分析编码步骤，以及其对理论形成与社会情景重要性的关注等这些特点，使其很适用于心理学领域，为心理学家提供了一个解决他们所面临的这些重要问题的有效方法，也为心理学家提供了一个修正心理学理论的可能性和重新审视心理学研究方法的策略（孟娟，2008）。

葛鲁嘉教授认为，中国心理学的学术发展缺少创新，特别缺少理论框架或研究范式上的创新，缺少原始性创新，特别缺少植根于本土文化资源的原始性创新（葛鲁嘉，1995）。作为心理学的分支学科，心理咨询也面临如此的尴尬境地。因此，如何建立我们自己的理论是摆在我国心理咨询本土化运动前面的一道难题。扎根理论强调从下而上的思维方式，为心理咨询研究中的创新提供了可能。扎根理论主张研究者在进行研究时没有先验的理论假设，以一种开放的心态进行研究，整个研究过程是一个不断比较的过程，这就要求研究者在整个研究过程中保持积极的思维，而不是简单地对已有的理论进行分析及验证，可以说正是研究者思维的积极性孕育了创新可能性。扎根理论的目标是建构出崭新的理论，它不强调得出具有一般意义的大理论，而是要从资料中归纳出与资料相符合的、适合于本土情境的理论。这样的研究方式有助于心理咨询研究者突破原有理论框架的限制，使整个研究更具有创新性。扎根理论的出现为我国心理咨询本土化的发展，为建立基于我们具体情境中的本土化心理咨询提供了有效的研究工具。

为使扎根理论在心理咨询研究中得到更好的应用，我们要关注以下几个方面：

把扎根理论进一步应用于我国特定情境下的心理咨询研究。近年来，我国学者运用国外学者提出的概念或理论进行本土化研究的例子比较多见，而能提出新的概念或理论的则为数甚少（王璐，高鹏，2010）。当前，我国处于社会转型期，我国的传统文化和价值观不断与西方文化和价值观发生碰撞，现代文化与传统文化不断发生冲击，这些都会影响到人的心理和行为。人们的心理问题无法从国外资料中找到恰当的解决办法，这就要求心理研究者运用科学的方法开展本土化的研究，提出适合我国本土的新的咨询理念和模式，用于解决人们的心理问题。扎根理论研究方法应该引起我国心理咨询研究者的重视。

把扎根理论的研究成果与心理量化研究结合起来，即把扎根理论研究的结果作为理论概念用于开发相应的心理测量工具，然后进行实证研究进一步验证与拓展理论。例如，Margolis 和 Molinsky 在研究"不可避免的坏事"时提出了四种应对方式，即审慎式、整合式、机械式、超然式。他们还在后续研究计划中提到编制问卷开展调查，对这四种应对方式进行验证（Margolis and Molinsky，2008）。在心理咨询研究中，需要研究者以理论研究为基础，编制本土的心理测量量表，把理论研究与量化研究结合起来，一方面可以为扎根理论研究结论提供量化支持，另一方面也可以为进一步探索理论的前因后果提供测量工具。

在研究可信度方面进行探索，进一步完善心理咨询理论体系。扎根理论研究一般资料来源多样、内涵丰富，容易得出新的概念；同时，扎根理论研究更加依赖研究者本人的经验与知识积累，要求研究者在描述和解释问题时参阅更多领域的文献。这要求心理咨询研究者要保持理论的敏感性，深入研究相关学科知识，脚踏实地去进行研究，有"悬鬲"与"去蔽"的思想与追求，为人类的心理健康做出自己的贡献。

第三节　我国心理咨询本土化的根基

我国是个文明古国，传统文化源远流长，古代心理学思想非常丰富，在一些医学典籍中记载着许多心理咨询与治疗的成功案例。当代中国人的心理与中国传统文化密不可分。因此，要反映中国人的心理特点，构建中国心理咨询的理论框架，必须根植于中国传统文化和中国古代心理学思想上。这不仅会加深理解我国文化中独具的心理生活，找到影响中国人的心理与行为的主要社会、文化、历史因素，而且还会提供特殊的理论阐释和思考方式，为世界心理咨询的发展提供重要的理论思想。

一、传统文化是根基

所谓传统，"是一脉相承或者世代连续不断的系统，是指历史传承下来的具有根本性模型、模式、准则的总和"（蔡宗德，2006）。而传统文化是指在长期的历史发展过程中形成和延续下来的，并保留在每个民族之中具有稳定形态的文化。从广义上讲，中国传统文化是指中华民族在历史发展进程中所创造的带有中华民族特点的物质财富和精神财富的总和；从狭义上讲，是指社会意识形态及与之相适应的组织机构（梁丽，2005）。中国传统文化是在千百年来的历史长河中逐步发展的，它反映着中华民族的特质与风貌，展现着一种稳定而延续的思维方式和稳定的价值观。传统文化的存在不仅让中华民族的生活方式以最有效的方式保留了下来，同时也为民族的发展提供了主导力量，影响生活在这个民族中每个个体在社会上的行为方式。

德国哲学家黑格尔曾说过这样一段话："传统并不仅仅是一个管家婆，只是把它所接受过来的忠实地保存着，然后毫不改变地保持着并传给后代。它也不像自然的过程那样，在它的形态和形式的无限变化与活动里，永远保持其原始的规律，没有进步。"（黑格尔，1996）传统文化所蕴含的价值观念、思维方式、行为准则，既具有强烈的历史性、继承性，又具有鲜活的现实性、变异性。正是因为传统文化的这种特性，构筑我国心理咨询理论就不仅仅是在当前的社会文化层面进行，必须有深厚的传统文化根基。

"根基"一词本是建筑学术语，是指建筑物的底座、地基。文化根基是指在某一个群体或民族的一整套价值符号体系中，作用于社会发展变化的各种文化要素及其相互关系的总和。它通过不同的文化理念得以呈现，并对社会运动产生持久而广泛的影响。事实上，"文化根基"就是通过各种文化要素及其不同组合提供一种与一定社会发展相适应的如何对待自然、他人和自我的文化理念，为一定社会的发展目标提供文化支撑。中国传统文化博大精深，对中国社会和中华民族的历史发展产生了极其深远的影响。历史文化的积淀必然在现代人身上表现出来，从而折射出古代应用心理思想的价值。优秀的传统是永恒的。中国优秀的传统文化为我们开创新的文化提供历史根据和现实基础。就心理学来讲，"从文化价值视角言之，无论是中国的心理学，还是西方科学心理学，它们作为在各自文化背景中产生的传统，一种文化形式，对于当地人而言，都具有同等的价值和意义，无所谓谁高谁低，哪个先进，哪个落后，都在实现着对当地人心理的解释和理解。尽管与西方心理学相比，中国心理学还缺少一定的科学性，表现形式上也缺乏逻辑性和体系化，但是，它就是这样一种关于'心性'的学说，甚至是关于

'心性'的'科学',虽非见得合理,但却一直合乎性情。没有西方科学标准的时候,它就存在着;当西方科学标准被引进后,它也一直存在着"(孟维杰,2011)。中国传统文化中的心理学思想具有强劲的文化生命力,有着独具特色的魅力,其核心价值或基本精神可成为心理咨询本土化创新的资源与源头。此外,在全球化现象中,只有发掘传统文化中的精髓,才能深刻理解引进的外来文化。"身处全球化大潮中的中国人,只有重新评估、定义和守住自己的文化之根,才能在全球化的浪潮中找到自己的身份定位。与此同时,挖掘和弘扬传统文化中的精华,对于当下的中国而言还有着更多的现实意义。"(戴廉,2004)对中国心理咨询本土化而言,要牢牢把握中国优秀传统文化的这一文化根基,深入挖掘传统文化的精髓,对其中蕴含的心理咨询思想与现代社会发展相结合,与现代人的心理行为相结合,研究、整理,继承、扬弃,提升、发展,才能实现心理咨询本土化的目标。

二、我国传统文化中心理咨询的发展

在千百年中国传统文化的智慧中,有关于心理咨询的种种问题,如心理问题的表现、求助行为的选择、咨询方式等。在传统文化中昭示出心理咨询的基本理念。

(1)"天人合一"的整体观:这是中国传统文化的主流追求。老子悟"道""一",体验"致虚极,守静笃"的境界,最早洞察了人与宇宙和谐统一的玄妙。庄子的"天地与我并主,而万物与我为一",同样是对"我"与天地万物浑然一体的最高境界的深刻体验。儒家、佛家、道家都把人的心灵、社会和宇宙作为一个整体来看待,通过内心的直觉与体悟达到"天道"与"人道"的和谐相融,即"天人合一"的最高境界。

(2)"中和之道"的均衡观:中国传统追求人与自然、人与人、人与自我的和谐状态。孔子力主"中和","息怒之未发,谓之中。发而皆中节谓之和"。"中"即强调执两者之中,不走极端、不偏不倚的平衡状态。明智之人对待人生的态度,就应该防止偏颇,保持适度,能控制和调节自己的心理体验,能把握自己的内心世界。"和"即适可而止,恰到好处,是处理各种关系的准则,也是所要达至的理想的生存状态。

(3)"直觉体悟"的思维观:中国传统的思维方式具有直觉性、领悟性特点。老子曰:"以身观身,以家观家,以乡观乡,以国观国,以天下观天下。"讲的就是以物观物的直观类推,是对感性经验的直接超越。通过整体的、直观的、意想的、跳跃式的认识方法，排除理智推度，直接用身心体验宇宙终极，达到和宇宙本体的契合，体验到一种超越与永恒，从而抵达内心的宁静、和谐、智慧与喜悦。

中国传统心理咨询与治疗思想源于日常生活与医疗实践，并在历代中国医者传承的理论研究与临床实践中不断发展和广泛运用（周萍，董彦皓，2003）。

（1）萌芽期：中国传统心理咨询最早可以追溯到远古时期的祝由术。祝由即"祝说病由"，是一种原始的心理咨询与治疗方法。《说范》《山海经》等典籍中记载了用心理咨询与治疗的例子。这是中国传统心理咨询与治疗的萌芽时期。

（2）形成期：《吕氏春秋》所载文挚以"怒胜思"治愈齐王郁疾，这是中医心理咨询与治疗方法成功地运用临床中的例子；战国时期成书的《黄帝内经》，已将五情与阴阳五行学说融为一体，厘定出中国传统心理咨询与治疗大法"谨察阴阳之所在，以平为期"（谢华，2000）。这是中国传统心理咨询与治疗理论之雏形基本形成。

（3）发展期：东汉时名医张仲景在《伤寒论》《金匮要略》等著作中将心身现象运用于临床，作为临床辨证的重要依据，同时进一步阐发了心理咨询与治疗方法在临床中的功效，促进了它在临床中的运用。晋代葛洪的《肘后备急方》、唐代名医孙思邈的《千金要方》《千金翼方》等医著大大丰富了心理咨询与治疗思想。此后，"历代医家，或案或论，多有载述，金元明清至鼎盛；何间、丹溪多有建树，张氏子和登峰造极；原礼、景岳迭出新意；天士、廷光遥相辉映"（燕国材，1990）。这一时期随着七情学说的成熟和定型，金元四大家都在各自的学说中重视心理咨询与治疗的作用，中国传统心理咨询与治疗已达到了一个相当的水平。

（4）高峰期：据现存的医学文献记载，张子和的心理咨询与治疗方式多种多样，经常被人使用且颇具风格。他的心理咨询与治疗医案理论水平之高、数量之多及疗效之好都是令人惊叹的。至明清时期，除散见于张景岳、李时珍等名医的个人著述外，还出现了较大型的医案类编，较为系统地撰集了心身疾病及心理咨询与治疗的实例精粹，如清代俞震汇的《古今医案按》。中国传统心理咨询与治疗已达到了一个高峰期。

三、我国传统文化蕴含着心理咨询

为了推动适合文化的本土心理咨询的发展，心理学界日益重视从中国传统文化中挖掘整理心理咨询理论与方法。"身心"健康理论在中国早已有之，"形神相即""身心"健康是中国传统心理咨询理论的基础。《黄帝内经》和《青囊秘录》等古代诸多医学经典著作中都有相关的精辟论述。唐代医学家孙思邈指出："古之善为医者，上医医国，中医医人，下医医病。"这表明中国古代医学很早就重视生理、心理、社会三方面因素对疾病的影响（徐兴华，秦军，2008）。这与现代生物学、心理学等在科学理论上是非常相似的。

（一）中国传统文化是"心"的文化

在"心"的概念中，包含了个体的生成与发展，乃至人之为人的道理；心既可以表示人的灵性、人的智慧、人的心灵与精神世界，也可以超越个体或超越人体，被称之为"道之本原"、天地之心。易和书院马仙蕊对中国传统文化国学培训的研究成果显示："如果把中国传统文化比作一棵树，那么生生不息的'天人合一'之道就是这棵树的树根；这就是心文化的发源处。在这棵大树上有五个主要的枝杈，它们分别是《易经》、中医、儒家、道家和禅宗。依照经典的源流，《易经》是用来洗心的；中医是用来养心的；儒家是讲正心的；道家是讲静心的；禅宗是讲明心的，都离不开心文化。"（马仙蕊，2013）心的概念是中国传统文化的精华，蕴含着儒、道、佛三家的思想精髓。中国传统文化在关注人的"身"或"形"的基础上，更重视人的"心"和"神"，即精神属性和心性的超越，对国人的人生态度、生活理念、心理调节都有着重要的指导作用。

中国传统的"心"文化思想反映在心理咨询上就是"医心""疗心"的思想。先秦时期的《黄帝内经》及名医扁鹊等的医学治疗中就有一些"医心""疗心"的思想存在。明确提出"医心"概念的是三国名医华佗。他在《青囊秘录》中曰："善医者先医其心，而后医其身。"（朱益芳，1996）明确提出"疗心"这一概念则是成书于我国明万历四十一年（公元1613年）朝鲜学者许浚著的《东医宝鉴》。该书明确强调：古之神圣之医，能疗人之心，预使不至于有病。今之医者，唯知疗人之疾，而不知疗人之心，是犹舍本逐末，不穷其源而攻其流，欲求疾愈，不亦愚乎？虽一时侥幸而安之，此则世俗之庸医，不足取也（许浚，2001）。这阐明了这样几个观点：第一，远在《东医宝鉴》产生之前的我国古代"神圣之医"就经有了"能疗人之心"的实践；第二，"疗心"能起到预防身体疾病的作用；第三，在治病过程中只能"疗人之疾"而"不知疗人之心"的治疗是"舍本逐末"的治疗；第四，能否"疗人之心"是判别"神圣之医"与"世俗之庸医"的一个重要标准（燕良轼，曾练平，2012）。

（二）中国传统文化中的心理健康思想

心理健康是现代心理学的概念，中国传统文化中并没有现代心理学意义上的心理健康的说法。但心理作为人的活动的天然动因和必然伴随物，无论是古代人还是现代人，都有心理活动。有心理活动，就会产生各种各样的心理反应，包括心理问题。只不过在古代不是以心理健康或心理异常的概念来表述的。中国传统文化中拥有丰富的心理学的远见卓识，有心灵的提升，有养生之道，有慎独与人格的完善，有心性修养，有心身的医疗之道。这些独特的理论，对心理健康有着独特的功能。

（1）"修身养性"是心理健康的基础：孔子认为修身养性与人的心理健康密切相关。他提出了身心修养统一论："欲先修其身者，先正其心。"（《大学》）"所谓修身养性在正其心者，身有忿懥，则不得其正。有所恐惧，则不得其正。有所好乐，则不得其正。有所忧患，则不得其正。"（《大学》）从修身角度论述其对心理健康的影响。传统中医文化也积极提倡修身养性，提出"圣贤只是教人收心养心，其旨深矣"（《格至余论·阴有余·阴不足论》）。著名医家张仲景的养生强调"于危于利，若存若亡；于非危非利，亦若存若亡"，而且要"习以成性"。他在论养老时，第一条便是陶冶性情，如"耳不妄听，口无妄言，身无妄动，心无妄念。常念善，无念恶。常念生，无念杀。常念信，无念欺"等（《千金翼方》卷十二）。他强调通过人的身心修养来实现内在的自我超越，提升心灵境界。

（2）"内省感悟"是心理调节的方式：孟子认为人有恻隐、羞恶、辞让、是非这四种情感，是"仁义礼智"的萌芽，认为人要开动自己的感官去体验内在的善端，通过扩充内心的善端在内省中体现自我的本质，而且要体悟整个宇宙环境的根本规律。内省就是反复省察自己的思想言行。孔子强调"自省"，从各个方面深刻认识、剖析自我，"三省"自身——每天从"为人谋""与朋友交""传的习"三个方面检查、分析、反省自己的思想和言行。防止情绪过于激动，有效地预防由于情绪失控而产生的各种心理问题。

（3）"清静无为"是心理疏导的良策：这是一种出世的思想，道家遵循着"道法自然"和"清静无为"两大修身原则。从表面上看是让人清心寡欲、无所作为。但从深层次来说，清静是一种心理状态。这个状态就是使人处在相对宁静的内在环境中，不要勉强去干那些悖于自然规律的事情。有了这一状态，人的心理和生理各方面都处在有利于自身规律的状态下，而"无为"的本质是顺乎自然而不是放弃，以求吻合恒久变化着的世界的运动。顺应自然、为所当为（即"清静无为"）提供了一种消融苦闷的宣泄途径，是很好的心理疏导的方法。

（4）"安贫乐道"是心态健康的保证：传统文化注重人要知足常乐。因此，要用理性控制欲望的无限扩大，先哲们提出了"寡欲"（孟子）、"导欲"（荀子）、"无欲"（宋明理学）的观点。儒家正视欲望存在的现实，所以不能"禁欲"，也不能"纵欲"，最好是"以理导欲，先义后利"，要能心地坦然地面对生活环境的变化，顺其自然而为。

（三）中国传统养生中的心理保健思想

中国传统的养生心理学思想和中医心理学思想一样都非常有特色，以中国哲学和传统医学为基础的中华养生方式促进了国人的生命和谐与健康。《黄帝内经》强调："恬淡虚无，真气从之，精神内守，病安从来"，养生首在养心。历代医家将养心视为长寿的秘诀，只有常保持身心平衡的人才能五脏淳厚、阴平阳秘、气血和畅，才能健康长寿。近年来，东方文化所包含的修养方式逐渐为西方文化所接受，如冥想、瑜伽、灵修、内观、禅定、气功、潜能开发等；许多心理咨询与治疗的理论体系、方式方法也和东方文化密切相关，如荣格的分析心理学、人本主义学派、超个人治疗、森田疗法等（彭鹏，2011）。由此可见，中国传统文化的突出贡献在于，提供的对人的内心生活的极为有价值的探索，以其独特的理论解释和精神修养给出了内心自我超越的精神发展道路。一脉相承下来的传统应该是重要而且有用的。研究中国古代养生心理学思想与中医心理学思想，对本土心理咨询具有直接的指导意义和现实意义。因此，对古代心理学的养生传统进行研究验证和诊释转换，并用现代科学知识体系整合，是心理咨询本土化的重要任务。

（四）中国传统文化中蕴含着心理咨询方法

在古代医学经典里所记述的众多心理咨询与治疗方法，如开导劝慰法、七情互治法、习见习闻法等，都是既有科学性又有独特性。传统的心理咨询与治疗理论也是纷繁复杂、种类众多，可以概括为儒家身心修炼、道教健康养生、佛教禅学养身、中医心理咨询与治疗等。例如，孔子由对音乐艺术的深刻认识，指出了音乐的心理疗法。他认为乐器发出的声音，表达了人的喜、怒、哀、乐之情，所谓"其志变，其声亦变"。在他看来，音乐特殊功能就在于它能够从感情上打动人，"其志诚通乎金石，而识人乎？"意思是说音乐家的思想感情尚且能够通达于没有思想感情活动的金属和石头制作的乐器，何况对于有思想感情的人呢？从现代心理卫生学来看，这就是音乐的心理疗效的实质。

在民间还有一种心理咨询的方法，就是迷信。"迷信是通过带有神秘性的、超现实的某种人或物的中介来调节心理，克服心理问题，解除精神苦恼的主张和方法。"（景怀斌，2002）"巫术是运用想象的力量，以象征的行为，企图达到控制事物的进程使之符合自己愿望的方法。"（吴效群，2006）巫术作为一种社会文化现象，在历史上曾起到一定的积极作用，主要表现为缘、天命、算命、报应、巫术仪式等，具有道德教化和精神安慰等作用。在巫术中，常通过咒语和动作达到心理暗示的效果，和现在的心理咨询有相通之处。中国传统文化博大精深，涵盖丰富的心理咨询理论与方法。"更重要的是我们要研究这些理论和方法的可操作性。心理学的发展告诉我们，心理咨询和治疗的实际过程实际上是对人的心理和行为再塑造的过程。换言之，就是我们的咨询与治疗过程应当具有可操作性。"（陈光磊，2005）此外，在心理咨询中，来访者与咨询师的关系、心理咨询目的、咨询过程中体现出的思想都不能忽略中国传统文化的作用。中国传统文化中丰富的心理咨询理论与方法，既可以为现代人的心理健康提供帮助，实现身心统一、健康圆满，也可以为西方心理咨询提供启示。

四、我国传统文化对心理咨询的限制作用

我国传统文化对心理咨询的作用和影响是不可忽视的，但同时我们也要看到这种文化的局限性和负面效应。

我国历来强调群体意识和社会责任，社会价值取向远远重于个人价值取向，集体利益远高于个人利益。追求忍辱负重、克己奉公、大公无私、损己利人、克己复礼。正如杨国枢教授指出的："中国人的社会倾向性人格是中国农业社会的特点和文化产物。"具体表现为顺从倾向、关系倾向、集体倾向、奉献倾向、自制倾向等方面（刘毓，2002）。传统文化造就了人们性格中的顺从性、求同性等缺陷，它深深影响着人们的心理与行为。经常强压心理的正常需求，难免产生心理冲突与矛盾，产生压力，导致心理问题的产生。

传统文化强调群体取向而忽视个人价值、尊严、权利，使国人形成了封闭内倾的性格特征和防备心理，害怕暴露内心想法，担心不被人接受，在内心构筑起坚硬的保护壳，不轻易让他人闯进个人内心的隐私世界，不愿在人前表现自己的弱点。这使得人们不愿或不敢向他人诉说自己的内心世界，不能真诚地袒露心扉，把寻求心理帮助看成是懦弱的表现，很少主动进行心理求助。

中华传统文化的高度约束性养成了人们依靠自身的力量来化解个人内心矛盾的习惯。内省固然造就着国人的坚忍，通过改变认知而达到内心的平衡、问题的化解，但是却使人的需求、欲望、情感受到过分压抑，而得不到正常的表达和必要的宣泄，阻碍着人们科学地认识心理健康，以及以更加积极和多样的方式去促进个体内心的和谐。

　　传统文化中的"五伦"强调上下的权威与服从关系，要求人们尊卑有别、长幼有序、谦恭有礼，导致人们在思想和行为上遵从权威，信赖权威，依赖权威。这种对权威的顺从和依赖心理对心理咨询有着极大的限制。来访者认为心理咨询师像教师或医生一样具有权威，把咨询师当做救命稻草、灵丹妙药，希望他能对自己的心理问题给予明确而具体的指导，一旦得不到这些，则会对心理咨询产生误解和失望。权威的心态使我国的心理咨询无法像西方一样，来访者和咨询师之间建立起同感、尊重、真诚等中立的非指导原则的咨询关系。

　　我国传统文化上的一些缺陷易于导致人们出现某些心理疾患，而心理咨询与治疗进展缓慢而艰难，都有其深刻的文化原因。但中国传统心理咨询思想不能成为口头上称赞的、好听而不致用的古董，而应在心理咨询研究者的努力下，去伪存真，成为维护人们心理健康的利器。

第七章
我国传统文化对心理咨询的贡献

　　我国文化是一种多源的富于创造性的复合型文化，在这一文化体系之中，流传的地域最广、延续的时间最长和对社会生活影响最深远的学派主要是儒家、道家和佛教，它们形成中国传统心理文化的三极，俗称"三教归一"或"三教本同"。每个学派都使用不同的概念，解决不同的问题，每个学派又相互吸收、相互促进。这种文化主流在运动演进过程中，形成了颇具特色的传统心理咨询思想。

第一节　儒家文化中的心理咨询思想

　　儒家思想是我国重要的历史文化遗产。台湾著名心理学家杨国枢先生认为："以儒家文化为基底的中国文化其实是形塑中国人的心理和行为非常重要的资源。研究中国人或者解决中国人的问题是不能回避儒家的。"（郑美娟，2009）儒家文化强调仁爱、忍耐、平和、中庸等思想，蕴含着丰富的心理咨询的理论与方法。分析优秀儒家文化中心理咨询的核心价值，不仅可以促进我国心理咨询的发展，还能更好地解决国人的心理问题。

一、儒家人性论

　　我国心理学家潘菽教授曾说："心理学是研究人自己的一门主要科学。心理学的研究要从人出发而又归结到人。"（潘菽，1987）托马斯·黧黑（Thomas H. Leahey）在《心理学史》中论古典时代各种观念时有句名言："在建立科学之前，神话对宇宙进行过描写和解释。自然事件的传说是未来的物理学，对人性的传说则是未来的心理学。"（托马斯·黧黑，2013）可见，人性问题就是心理学问题。尤其在心理咨询中，人性问题是一个极为重要的问题。因为咨询师所要解决的问题是来访者内心的困扰，他所秉承的人性观会浸渗到他的态度、言谈、行为，以及咨询理论的选择、咨询技术的应用等各个方面中去。需要咨询师花费工夫去体悟人性，以不断地提升和完善自己的人格。如果一个心理咨询师在人性观上欠缺清晰的取向，势必会影响咨询的进行和效果。

（一）孔子的人性论

作为儒家创始人的孔子，其"人性学说"在人类自我认识的历程中占有十分重要的地位。孔子论性，只留下"性相近也，习相远也"一句（《论语•阳货》）。在这里，孔子把"性"和"习"作为两个范畴来看："性"是人固有的，"习"指后天行为。在孔子看来，人类的"性"是相近的，后天的"习"会引起"性"的变异。因此，不难看出，孔子关于"性相近，习相远"的观点是从自然社会原生和后天变异两个方面的综合考察。从社会性的维度上讲，人不能无限制地满足于官能情感的生理体验，而要获得心灵的自由，身心的和谐。

孔子把"仁"作为人生命根源的性，仁是人性的充分发育和扩充，是人认识自己本性和履行人之为人的义务的人格自觉。在整部《论语》中，据知名学者杨柏峻统计，"仁"字出现了109次。《论语》中"仁"的内涵相当丰富，其中一个最本质的界定就是"樊迟问仁，子曰'爱人'"（《论语•颜渊》）。孔子自己鲜明地用"爱人"来解释"仁"。在《荀子•子道》记载中则更有明确的说明，孔子在考问"知者若何？仁者若何？"子路说"知者知人，仁者爱人"，颜渊说"知者自知，仁者自爱"。孔子仁爱思想首先从家庭血缘亲情中直接沿引出来。把孝敬父母、尊敬兄长作为仁的根本和基础："孝悌也者，其为仁之本欤。"（《论语•学而》）一个人只有首先爱自己的亲人，才会去爱他人。"孝悌"是符合人的天性的爱，是人性最初的表现。这一原则打破血缘关系推及社会就是"泛爱众"，即对广大民众的爱。因而，孔子向弟子指示"泛爱众，而亲仁"（《论语•学而》）。爱众的效果如孔子弟子有若所说："其为人也孝悌，而好犯上者，鲜矣；不好犯上，而好作乱者，未之有也。君子务本，本立而道生。"（《论语•学而》）爱众，既要真诚待人，积极为人，即"己欲立而立人，己欲达而达人"（《论语•雍也》），又要宽恕容人，将心比心，即"己所不欲，勿施于人"（《论语•卫灵公》），体现着换位思考的道理。仁者爱人，莫过于珍惜人的生命。《论语》记载："子之所慎齐、战、疾。"即斋戒、战争、疾病三件事，孔子是非常且慎重恭谨对待的，因为斋戒关系礼之成败，战争关系众之生死、国之存亡，疾病关系自身死生，三者均不可不慎。这三件事的后两件则是关乎人的生命、健康。

孔子的"性相近，习相远"的命题虽然没有明确指出人性善恶，但却为以后人性论的矛盾发展埋下了伏笔。纵观孔子的整个思想，可知他是倾向于性善的，因为他所谓的性是天道流注于人的生命之中而形成的，天道是善的，人性自然也是善的。并且以仁爱的精神世界连通了性与天道，仁爱便成为他的精神根源和动力。

（二）孟子的人性论

孟子继承了孔子的仁学，把由天所命的性进一步下落到人心的层面上，由心善而言性善，明确提出了性善论。孟子性善论中的"性"主要指人的社会属性。他认为人性之善与生俱来，这就是仁义礼智四端，他说："恻隐之心，仁也；羞恶之心，义也；恭敬之心，礼也；是非之心，智也。仁义礼智，非由外铄我也，我固有之也。"（《孟子·告子上》）人性之善又称为"良知""良能"，不学而知，不虑而能。孟子所谓的性善，并非说人人都是善人，而是说人性中皆有向善的萌芽，故称四德为"四端"。人需要加以扩充，善性才能得到完全实现；若失其本心而顺于情欲，大体不养而小体先立，则会成为小人。"逸居而无教，则近于禽兽。"（《孟子·滕文公上》）

赖永海教授认为：孟子认为所谓"性"，"应该是某一个属类的特性、个性，例如，人之性，应该是人区别于其他生物如禽兽等的特性，而不是把一切生物之属性都看成是人之本性"（赖永海，1999）。从逻辑上说，人性只能是"人"之性，也就是人的特殊性。孟子云："人之所以异于禽兽者几希，庶民去之，君子存之。"（《孟子·离娄下》）"几希"之性是什么呢？《孟子·告子上》曰："体有贵贱，有大小。无以小害大，无以贱害贵。养其小者为小人，养其大者为大人。""公都子问：'钧是人也，或从其大体，或从其小体，何也？'曰：'耳目之官不思，而蔽于物，物交物则引之而已矣。心之官则思，思则得之，不思则不得也。此天之所与我者。'"朱熹释之曰："大体，心也。小体，耳目之类也。"（朱熹，1983）此处的大体即心志，即人之为人的特殊之性，也就是人的应然之性。孟子将"仁义礼智四端"看成是"人之为人的本性或特性"，也就是人的"相近"之"性"。正是这种"几希"的人之特殊性使人超越于动物之上，使人性具备了精神的向度。

恻隐之心、羞恶之心、恭敬之心、是非之心的发现，是孟子对独立的人的发现。"心"之大体可以理解为自我意识，"心之官则思"，通过"思"使意识向外与外部世界发生联系，向内与潜意识的内在世界相沟通。同时，孟子还认识到"耳目之官不思"，即"耳目"等小体的需要和欲望是人先天具有的非理性因素，属于低级需要，因此，孟子主张先立其大体，就是自我做主，适当节制欲望，达到"形色，天性也；惟圣人然后可以践形"（《孟子·尽心上》）。通过"心"之自我的自觉来协调，经由不断的精神修养，觉解生命的意义，体认更高的存在，达到与他人、社会、自然相融合的"天人合一"的境界。这种精神所抵达的"天人合一"的最高境界，正是体现了人的超越性的、自我实现的存在需要，能给人一种永无止境的向前向上发展的无穷希望与力量。

孔孟人性论的共同点是，都立足于人之为人的特性上，立足于人所独有的精神意识层面上，探求的终极都是性与天道相通的"天人合一"的精神境界，把人的生命精神融入宇宙之中，从而觉解个人生命的意义与价值，体现了一种人性向上无限发展的超越性。这也正是现代心理咨询所追求的最终目的。

（三）荀子的人性论

荀子认为："不可学、不可事而在天者，谓之性。"（《荀子·性恶》）"生之所以然者谓之性……不事而自然谓之性。"（《荀子·正名》）由此得出人性本恶的结论："人之性恶，其善者伪也。"（《荀子·性恶》）荀子性恶论中的"性"则主要指人先天遗传的自然属性，指人生而具有的本能，是人最基本的欲望和要求，也就是人的自然本能，所谓"性者，原始材料也"（《礼论》）。"生之所以然者谓之性。"荀子否认人精神的超越性，也即否认人性有自我完善的内在因素。他主张"人之性善，其善伪也"（《荀子·性恶》），"伪"是人工而成之意，荀子认为人性有趋恶的倾向，善是外在的，不存在于人的本性之中，而辞让、忠信、礼义等道德行为是后天教化的结果，不会自发生成，只有向外求取，通过礼法教育，凭借外在师法的力量，通过自己心知的能力去求道、知道，人才有为善的可能，有达到圣人境界的可能。

由此可见，荀子的性恶和孔子的性相近、孟子的性善，其最终目标都是塑造完美人格，只是分别从人性的不同层面为逻辑起点展开论述，并由此而形成了不同的成就完美人格的践行之路，即孔孟侧重于个体的自我完善的一面，利用道德之心走自省内求的途径，是"性善—保善—为善"模式；荀子则侧重于利用智慧之心走外求之径路，是"性恶—伪恶—为善"模式。孔孟的性善论与荀子的性恶论有了统一的契合点，都强调要通过人自己的努力达到人格的完善。两者的差异是，前者把重点放在个人的道德修养上，后者把重点放在社会的教化功能上。因此，咨询师对来访者的人性或人格的发展水平，以及其问题出在哪个层次予以准确定位，就成为进行有效咨询的关键问题。

作为心理咨询师，要了解本土文化中的人性理论，获得对自我、他人、社会和自然更深刻的感悟与理解，从而增加自己思想的深度，提升自己境界的高度，以一个拥有健全人格、对人性有深刻理解的人来从事心理咨询工作，无疑会使心理咨询更有效果。

二、儒家文化中的心理健康思想

儒家秉承"心为身之本——以德促体"的健康观。《大学》开宗明义就说出："大学之道，在明明德，在亲民，在止于至善。"就是说要回归和彰显人的淳朴的德性，做一个自新的人，直至达到最高修养的境界而不动摇。孔子说"仁者不忧"（《论语·宪问》），"君子坦荡荡，小人常戚戚"（《论语·子路》），"常戚戚"的状态极易造成神经系统和内分泌系统的失调，进而降低其自身免疫力，而道德感是人的社会性高级情感。一个人若能提高自己的道德修养，就有利于自己保持心情安宁，减少心理冲突，这对维护神经系统和内分泌系统的正常运转具有良好的促进作用，良好的道德修养对促进和保持身心健康是有好处的。所以，一个身心健康的人一定是内心光明磊落、言行一致、内外兼修、身心和谐的人，能够从社会现实中体现生命的意义，适应并游刃于社会。

任何时代、任何社会考究人的心理健康状态，都是建立在人的内在需求与发展同外在适应与和谐是否统一基础上的，只有这两方面的统一，才能真正达到心理方面与社会方面"幸福"的理想状态。儒家对于心理健康的解读，不只是告知"止于至善"，或者"从心所欲不逾矩"，更是以此引领个体完善社会适应性，最终获得健康心理。可见，儒家对于心理健康的解读与西方相比，更侧重于"德性"，这是由人性观的假设决定的，西方崇尚个性化，个体的自由与权利高于一切，而中国注重社会性，注重人与人之间的关系，体现在心理健康上就为社会适应。

（一）正确的自我意识

自我意识是人类具有的一种普遍的心理现象。儒家关于自我意识的理解大体可以概括为如下几个方面。首先是清醒的自我认知能力，孔子曾概括自己的一生："吾十有五而志于学，三十而立，四十而不惑，五十而知天命，六十而耳顺，七十而从心所欲，不逾矩。"（杨伯竣，1995：12）他说："不知命，无以为君子也。"（《论语·尧曰》）"道之将行也与，命也；道之将废也与，命也。公伯寮其如命何！"（《论语·宪问》）以及"亡之，命矣夫！"（《论语·雍也》）"知命"就是要知道人的一生中哪些事情是自己的潜能所能达到的，哪些事情是属于命为自己无法控制的。也就是君子不仅要有对自我主体意志的坚强自信，还应对自己的潜能和局限有客观的评价，以及清醒、理性的认知。对待属于命运的东西，不必枉费心机、盲目地追求，应该"如不可求，从吾所好"（《论语·述而》）。对自己给予客观、正确的评价和认知，心理自然是健康的。其次是良好的自控能力：孔子提出，一个人应有良好的自我约束和调控能力。他指出："君子有三戒：少之时，血气未定，戒之在色；及其壮也，血气方刚，戒之在斗；及其老也，血气既衰，戒之在得。"（杨伯竣，1995：176）针对人在不同年龄阶段的特点，指出加以节制、约束的重要性。他肯定人生理、社会、心理等层面欲望存在的合理性，问题是要通过学习和修养来恰当地满足欲望，使之合乎"道"的标准。"富与贵，是人之所欲也；不以其道得之，不处也。贫与贱，是人之所恶也；不以其道得之，不去也"（杨伯竣，1995：36）。再次是要有自省的能力：孔子说："见贤思齐焉，见不贤而内自省焉。"（《论语·里仁》）这就是说，看见贤人，便应该向他看齐；看见不贤的人，便应该反省自己是否和他有同样的毛病。孔子在这里明确提出"反省"（内自省）的概念。他又说："躬自厚而薄责于人，则远怨矣。"（《论语·卫灵公》）这是说，多多责备自己，而轻一点责备别人，怨恨自然不会来了。"反省"不仅有自我检查的意义，而且也含有自我体验的意义，即对自己的意向活动有所认识。孟子说："万物皆备于我矣。反身而诚，乐莫大焉。强恕而行，求仁莫近焉。"（《孟子·尽心》）反躬自问，并坚持不懈，推行恕道，体现出积极的意义。此外，儒家还强调做人要重视自我塑造、全面发展，"志于道，据于德，依于仁，游于艺"。"举于诗，立于礼，成于乐。"（杨伯竣，1995：67，81）通过有益的喜好完善自我，当修养达到一定境界，就可做到"知者不惑，仁者不忧，勇者不惧"（杨伯竣，1995：95）。

基于此，心理咨询师对来访者有必要帮助他们做到正确地认识自我，使其对自己的能力、目前所处的状况和未来的发展方向形成一个客观、清醒的认识，并引导其在现实的基础上去发展、超越自己，形成一种积极、理性的健康心态。

（二）仁爱贵和的人际关系

现代心理学把人际关系的和谐与否作为判断心理是否健康的重要指标，并认为社会关系和人际交往是心理健康发展必不可少的因素。对此，儒家文化亦有相关阐述。儒家思想认为，交友也不是一件随随便便的事，要慎之又慎。孔子认为"君子以文会友，以友辅仁"（杨伯峻，1995：32）。交友要有益于彼此的健康成长。从朋友身上吸取优秀品德并给予对方积极影响。孔子把交友看做有益的三种快乐之一："乐节礼乐，乐道人之善，乐多贤友。"（《论语·季氏》）有了交友的需要，但却不能盲目交友，一定要辨清好坏，"君人者不可以不慎取臣，匹夫不可以不慎取友"（《大略》）。将取友与君王选臣相提并论，足见择友的重要性。怎样的人才算是好的朋友呢？孔子曰："益者三友……友直，友谅，友多闻。"意思是说，同正直、诚实、见闻广博的人交朋友是有益的。荀子说："非我而当者，吾师也；是我而当者，吾友也；谄谀我者，吾贼也。"（《修身》）意思是说，能够给我正确批评的人是我的导师，能给我正确赞扬的人是我的好朋友，阿谀谄媚我的人就是害我。怎样辨清朋友的好坏呢？孟子告诫说："存乎人者，莫良于眸子。眸子不能掩其恶。胸中正，则眸子瞭焉；胸中不正，则眸子眊焉。听其言也，观其眸子，人焉廋哉？"（《孟子·离娄》）就是说观察人，没有比观察对方的眼睛更好的了。心胸正直的人，眼睛就明亮；心胸不正的人，眼睛就昏暗。不仅观察对方的眼睛可以辨清好坏，而且他周围的人同样是折射这个人的镜子。"与不善人处，则所闻者欺诬，诈伪也，所见者污漫、淫邪、贪利之行也。"（《荀子·性恶》）这些都是与不善的人相处时的所见所闻。

儒家强调以"仁"来调节人际关系，主张人与人之间应相互关爱、相互帮助，"仁者，爱人"，"爱人者人恒爱之，敬人者人恒敬之"，为儒家所倡导。一个人如果没有感到与他人交流感情的需要，他就不能成为一个真正的人。从儒家的观点看，固然一个人自身不诚就不能成为一个真正的人，但如果他在人际关系的环境中拒不表示自己的诚意，那么不仅影响人际关系，而且也使他不能认识真实的自己。"仁"作为人我关系的准则，就自然要求承认别人也是人，并推己及人，像爱自己一样去爱别人。《孟子》曰："老吾老以及人之老，幼吾幼以及人之幼，天下可运于掌。"从孔孟的"仁者爱人"，到韩愈的"博爱之谓仁"，及至张载的"民吾同胞，物吾与也"的命题，主张"四海之内皆兄弟"的泛爱精神，构成中国传统文化的一大传统。没有爱心，便不能建立良好的人际关系。

儒家思想认为，人要乐于合群，倡导"群居和一"。人是群体中的一分子，具有维护群体生存和发展的需要，人要有一种强烈的归属心态。与人交往要"和为贵"，以"和"为准则，做到和乐如一、和谐相处。但是孔子提倡的和也不是不讲原则的。"唯仁者能好人，能恶人。"（《论语·里仁》）这说明人与人相处要有鲜明的爱憎感情。在《论语·宪问》里讲到"以直报怨，以德报怨"，说明孔子并不主张没有原则地对待所有人，而是有自己的立场。"君子周而不比，小人比而不周"，"君子和而不同，小人同而不和"，有高尚人格的人在人际交往中能够与他人保持一种和谐友善的关系，但在对具体问题的看法上却不必苟同于对方。儒家既崇尚"和"，又表明要坚持自己的原则。要求人们办事和处理各种问题应恰到好处，把个人的品质修养寓于人际交往中，使人们认识到自己的行动态度要适度，避免极端言行，恰如其分地处理各种人际关系。

儒家文化把建立良好的人际关系作为做人的重要条件，但是如何与人际交往，大体可归纳如下几个方面（《论语·里仁》）。

（1）以"忠信"为本：孔子认为"主忠信"，"忠"就是尽自己之力去帮助他人，"居处恭，执事敬，与人忠"。荀子提出"端悫诚信"，也是要求人们要讲信用、诚实忠厚，"巧言、令色、足恭……匿怨而友其人"（《论语·公冶长》），都是万万不可的。孟子说："不挟长，不挟贵，不挟兄弟而友。友也者，友其德也，不可以有挟也。"（《孟子·万章》）就是说，交朋友，是交他的道德，不可以怀有其他的目的。在与他人关系中，要讲求诚信，诚是信的内在心理基础，信是诚的外在体现。孔子主张"朋友信之"，"与朋友交，言而有信"（杨伯峻，1995：52）。人在社会互动中坚持忠信，就可以交换人己的位置，增加人们的团结与合作，减少人与人之间的矛盾和斗争。有了这个基础，人与人之间的交往就会多一些友善、少一些敌意；多一些信赖、少一些欺诈；多一些合作、少一些对立。

（2）讲究宽容之道："君子贤而能容罢，知而能容愚，博而能容浅，粹而能容杂，夫是之谓兼术。"这句话是说贤能宽容懦弱，明智能宽容愚钝，渊博能宽容浅薄，纯粹能宽容芜杂，教导我们要学会宽容。在维系人际关系中，宽容地对待别人的错误和冒犯，就可远离怨恨。"躬自厚而薄责于人，则远怨矣。"（杨伯峻，1995：165）出现矛盾时，多从自己身上寻找原因，多做自我批评。"不患人之不己知，患不知人也。"（杨伯峻，1995：10）朱熹的《论语集注》引尹氏说曰："君子求在我者，故不患人之不己知。不知人，则是非邪正或不能辨，故以为患也。"这里所强调的就是在与人交往的过程中，应当对自己严格要求，对他人宽容才能建立良好的人际关系。特别是当与人发生冲突、产生误会时，有利于化解矛盾。宽容可以化干戈为玉帛。

（3）具备同理心：推己及人就是能够站在对方的立场、角度看待、思考问题，以达到与对方思想和感情上的共鸣。具体讲就是"忠恕之道"。孔子在《论语·颜渊》中有言："己欲达而达人，己欲立而立人。"这是说自己有立、达的愿望，就应该设身处地地想到别人也有同样的立、达的愿望。《论语·雍也》中说：

"己所不欲，勿施于人。"《荀子》引孔子的话对"恕"做了进一步阐释，即谓"孔子曰：君子有三恕。有君不能事，有臣而求其使，非恕也；有亲不能报，有子而求其孝，非恕也；有兄不能敬，有弟而求其听令，非恕也。士明于此三恕，则可以端身矣。"（高长山，2002）可见，"忠恕"之道的实质也就要以同情心和同理心待人，将心比心、推己及人、设身处地地为他人着想，这样便可以增进人与人之间的理解，化解很多矛盾。理解他人，体恤他人，设身处地替别人着想，这是人与人之间交往和谐的基础。

（三）"中和乐观"的情绪状态

心理健康的人是能自然地表达自己的思想、感情的人。"情"是人的本性，荀子把情、欲、性放在一起考察，指出："性者，天之就也，情者，性之质也；欲者，情之应也。以所欲可得而求之，情之所必不免也。"（《荀子·正名》）情感与人的本性或需要直接相关，只有与人的本质或需要相联系的情绪情感，方为正常。郭店楚简《性自命出》则指出："喜怒哀悲之气，性也。及其见于外，则物取之也。"通过以上两段话可以看出儒家认为情欲是人的本性，但其显现于外则是外物诱发的结果。情是人人所共有的，"情必不免"，但情的表现和体验却应当有节有度。孔子认为君子宜情绪稳定，态度庄重，《论语》记载说："子温而厉，威而不猛，恭而安。"儒家认为情绪的表现是"乐而不淫，哀而不伤"（《论语·八佾》），也就是说，人的情欲表现要适度，避免走极端以致伤害自己的身心。《中庸》曰："喜怒哀乐之未发，谓之中，发而皆中节，谓之和。"朱熹释之为："喜怒哀乐，情也。其未发，则性也，无所偏倚，故谓之中。发皆中节，情之正也。无所乖戾，故谓之和。"他认为情欲"未发"时处于"中"的本然状态，而"已发"的情欲则需要调节。

在对情绪的控制与调节上，孔子主张"中和"。他说："息怒之未发，谓之中。发而皆中节谓之和。"《朱子语类》卷七十八对于情欲"中和"思想，蒙培元的解释是，"中"是人的性情的重要的本然的存在，也就是人与人以及天地万物相处的根本原则。"中"者无过无不及之义，即不过度的喜，也不是不到位的喜，而是喜到适中而恰到好处，怒、哀、乐也是如此（蒙培元，2002）。中和是"天下之大本达道"。可见，孔子认为喜怒哀乐是人之常情，做到了"中和"也就使情绪得到了良好的控制和调节，从而使身心健康，即"致中和……万物育焉"。

对于情绪调节手段，儒家认为认知可以有效地调控情欲，如孔子提出了九思之一的"忿思难"(《论语·季氏》)。就是说让人们在发怒的时候应该提前考虑由此可能引发的困难或不良后果。荀子也提出了情绪要受到"心"调控的思想,认为"性之好、恶、喜、怒、哀、乐谓之情,情然而心为之择谓之虑"(《荀子·正名》)。这句话的意思就是说人的情绪表现是受到"心"选择的结果,也就是说,情欲要受到认知思考过程的影响。此外,减少、控制欲望也成为情绪调节的重要手段。《孔子家语》记载:"中人之情也……无禁则淫,无度则逸,从(纵)欲则败。"(《孔子家语·六本》)意思是说,人如不节制欲望就会导致堕落衰败,从另一个侧面强调了寡欲对情绪调节的重要性。荀子提出"血气刚强,则柔之以调和;知虑渐深,则一之以易良,勇胆猛戾,则辅之以道顺;齐给便利,则节之以动止;狭隘褊小,则廓之以广大……"保持情绪平衡的重要目的之一是防止由于情绪失常而引起行为方面的歪曲。荀子提出:"凡语治而待去欲者,无以道欲而困于有欲者也。"(《荀子·正名》)荀子既主张调节情绪,即强调"心"的调节作用,又强调对情欲进行引导与教化,即强调"礼"和"乐"的作用,还重视"节"与"导"的辩证结合。这种辩证的思想即使在今天看来也是颇有见地的。

(四)和谐完整的人格

儒家倡导"天人合一"的理论预设,从生成论的角度研究人格,是一种伦理型人格。儒家人格的境界概括为"内圣外王"。"内圣"是一种通过自身的心性修养所达到的高尚境界;"外王"是人的心性修养的外在表现,即把人的主体修养所得推广到自身以外的社会领域。《大学》中提供了"人内圣外王"的修养和践行的步骤。"格物、致知、诚意、正心、修身、齐家、治国、平天下",表明理想人格乃至理想社会的自我实现过程。儒家和谐完整的人格包含如下方面。

1. 尽心知性

孟子讲"尽其心者,知其性也;知其性,则知天矣"(《孟子·尽心上》)。这里所说的"心",就是他所说的人人都有的"恻隐之心""羞恶之心""辞让之心""是非之心"这"四端"。"尽其心"就是把这"四端"尽量扩充。扩充之后,人的本性就可以显现出来,发挥作用,所以说:"尽其心者,知其性也。"孟子认为"性"是"天之所与我者"(《孟子·告子下》)。在他看来,天的本质有"仁""义""礼""智"等道德属性,所以"知其性,则知天矣"(冯友兰,1984)。就是说,天道和人心是相互贯通的,人要通过反求于内心的感受、体验、反思、认知、选择和定向来发现和扩展"性",运用这种方法人们就会在日常生活中逐渐地提高自我修养,提高心理品质。

2. 逆境作乐

社会适应能力和抗挫折能力对人的生存发展尤其重要，儒家倡导的健全人格首先表现为一种逆境中的乐观精神。例如，孔子本人具有良好的社会适应能力，"道不行，乘桴浮于海"（《论语·公冶长》），"在邦无怨，在家无怨"（《论语·颜渊》）。在对生活环境的适应力方面，孔子认为人生在世首先要能适应生活环境的变化，他对颜回用一个竹簟盛饭，一个瓢饮水，住在陋巷但却不改其乐表示钦佩，认为"君子居之，何陋之有？"（《论语·子罕》）在对社会关系的适应方面，孔子认为对挫折的承受力是一种美德，他曾对颜渊说："用则行，舍则藏，惟我与尔有是夫！"（《论语·述而》）遇到冷遇、遭到挫折要坦然接受而不愤愤不平、耿耿于怀。"饭疏食饮水，曲肱而枕之，乐亦在其中矣。不义而富且贵，于我如浮云。"（《论语·述而》）在"有为"的过程中知其不可为而为之的个体实践精神被极大地张扬，并积淀为一种面对困难不低头的崇高人格魅力，其最高境界乃是"岁寒，然后知松柏之后凋也"（《论语·子罕》）的苦中作乐的和谐。与国外人本主义心理卫生观相比较，儒家文化里所蕴含的适应能力、心理承受力远比人本主义的悦纳、接受更积极、主动、自觉。

3. 追求道义

在儒家看来，人的一生就是不断追求道义的一生。这种对道义执著追求的精神，在先秦儒家的义利之辩中表现得最为集中。孔子说"君子喻于义，小人喻于利"（《论语·里仁》）。又说"朝闻道，夕死可矣"，用君子、小人义利之辩毫无例外地以义归属君子，以利归结为小人。最清楚地表明了君子与道义不可分离的联系。但是当义与利发生背离时，君子应该牺牲利，而遵守义。孔子说："志士仁人，无求生以害仁，有杀身以成仁。"（《论语·卫灵公》）孟子也说："生亦我所欲也，义亦我所欲也，二者不可兼得。舍生而取义者也。"（《孟子·告子上》）"天下无道，以身殉道，未闻以道殉乎人者也。"（《孟子·尽心上》）为道义而献身，这是君子重气节、重道德的人格极致境界，反映了君子人格中强烈的社会责任感和使命感。

4. 意志坚强

自强不息是儒家的精神风貌，也是君子人格的基本内涵。它以自我价值和对理想的执著追求为基础，包含了人格的自强、意志的坚强。例如，《易·乾卦》象辞曰："天行健，君子以自强不息。"孔子说："三军可夺帅也，匹夫不可夺志也。"（《论语·子罕》）"……故君子和而不流，强哉矫！中立而不倚，强哉矫！国有道，不变塞焉，强哉矫！国无道，至死不变，强哉矫！"（《礼记·中庸》）意思是君子真正的强在于与人和睦相处又不随波逐流，站稳立场而又不偏不倚，国家政治清明，遇艰难而不变志向，国家政治黑暗，至死不变操守。又如，孟子说："富贵不能淫，贫贱不能移，威武不能屈，此之谓大丈夫。"（《孟子·滕文公下》）意志是重要的心理成分之一。人的意志通过行动表现出来，而行动又受意志的支配。身心健康的人一定要有坚强的意志，才能保证其行动的独立性、果断性、坚定性和自制力。

三、儒家文化中的心理咨询资源

儒家文化蕴含着丰富的心理学思想。"儒家传统的根本关怀就是学习如何成为人。"（杜维明，2001）人如何生存才是合适的，这就涉及人与自身、人与人、人与社会等诸多问题。围绕这些问题，儒家给出了自己的解释，如人生意义问题、挫折问题、人际关系问题、身心调节问题等。现代心理咨询的目的是解决人的心理问题，促进人的成长。儒家文化可以为现代心理咨询提供资源的支持。

（一）儒家"身心和谐"思想与心理咨询的目标具有一致性

儒家关于"身心和谐"思想体系中，认为身与心是合一的，是一体二面的。所谓一体，是指身体；所谓二面，即一面是躯体，一面是精神，二者共同统一于身体。孟子认为爱惜自己的身体就要保养自己的身体，"人之于身也，兼所爱。兼所爱，则兼所养也。无尺寸之肤不爱焉，则无尺寸之肤不养也"（《孟子·季氏》）。荀子说："心者，形之君也，而神明之主也。"（《荀子·解蔽》）在儒家看来，人的身体是人的心理的物质基础，而人的生理本能也被赋予精神意义，人的身体是道德精神的主体。心是身的主宰，心对身具有支配、统摄作用。儒家强调身心和谐、身心协调。这是因为身与心是相互感通的，"和则同，同则善"（《郭店楚简·五行》）。儒家把"仁"看做是最高的道德境界，认为"仁"形成于心，而完成于身。任何道德理念都要形之于内（心），任何道行为都要表现于外（身），通过身的践行，才能实现道德理念。因此，身与心是不可分离、和谐一体的。

现代心理咨询的目标是通过运用心理学的理论和技巧，帮助人们解决各种心理困扰，增强适应能力，提高心理素质，发掘个人潜能，促进全面发展。儒家文化所倡导的身心和谐思想在于人们提升身心健康、珍惜生命，坦诚看待外部世界和内心世界，积极应对生活中的各种挑战，促进自我成长和自我实现。这恰恰是现代心理咨询的重要目标，在这一点上体现了我国儒家文化中的经典宝藏与现代西方心理咨询理论的恰当结合。

（二）儒家文化中的心理干预方法

1. 身心修炼法

儒家注重身心修炼，以达身与心的和谐。在儒家看来，"自我"并不是独立存在的，而是与外部世界统一的，调节自我就是使个体达到身心和谐。儒家用来调试个体身心的方法主要为身心修炼。孔子说"居处恭，执事敬，与人忠"（《论语·子路》）。把身心修炼作为我们日常生活中的某种特殊的东西，在生活中无时无刻地不加以锻炼，这就是儒家的身心修炼。对于"身心修炼"，儒家有诸多论述，陈献章强调以静而修。他对静修有一套详细的步骤，其一步步地深入也使个体从身的关注转入心的调节，从而实现"得道"的目标。陈献章认为，个体的纷扰杂乱之心不具备体道、悟道的能力，所以必须有一种方法或途径让心保持宁静，以使个体能具备得"道"的身心状态。陈献章将求"道"的身心修炼分为四步，从心理变化机制来讲，也是个体心理上从情绪到感知再到认知的发展过程。第一步从静坐开始。这是一个培养耐心和意境的过程，"韩子云：'恨入山之不深，入林之不密。'去烦入静，当亦有渐乎！"以静求道是一个循序渐进的过程。第二步，在静坐的基础上静心。陈献章认为，个体要获得对道的感知，就必须静心。个体通过静坐排除各种内外干扰，使心定神上，不外驰，不动荡。当排除了外界干扰，就是心上无物的状态。所谓静心则无欲，无心则无物，只有不滞于物，主体才能到达没有任何负担的精神自由状态，做到"境与心融，时与意会，悠然而适，泰然而安"。很明显，这一步就是培养个体对事物正确感知的过程。第三步，静思。心只有深思才能求道，所以个体要进入静中深思的状态。与道家的"坐忘"不同，非机械木然的一味静坐，而是对所见所闻进行反思消化，因此才能对蕴藏于事物间的鲜活之道有所把握。最后一步，就是对于智慧的领悟和体认。《大学》提倡"静而后能虑；虑而后能得"，静坐不只是身体的一种状态，而是一种不同于官能感觉的意识感觉的活动，静思的结果就是个体对道的获得与把握。

从心理学角度来说，静思就是儒家认知方式的确立，个体能正确审视事物发展的规律，并做出适当的判断，这是认知能力的培养，也是认知方式的确立。从静坐到静心，从静心再到静思，个体在不知不觉中发现"到此境界，愈闻则愈大，愈定则愈明，愈逸则愈得，愈易则愈长。存存默默，不离顷刻，亦不着一物，亦不舍一物，无有内外，无有大小，无有隐显，无有精粗，一以贯之矣。此之谓自得"。这就是陈献章通过"主静"过程悟道后的体验，也是对道存在的感知和社会实际生活在主体境界上融为一体的表征（侯宾，2007）。可见，儒家的修身养心其实也是一个锻炼意志、培养感知、确立认知的心理变化过程。这种心理机制过程对于心理咨询具有重要意义。

儒家的"身心修炼"如何在心理咨询中得以实践呢？儒家强调在社会取向中定位"自我"，只有首先在人与人之间关系的脉络之中，一种真正意义上的身心修炼才能得以实践。"自我"能在人与人的各种关系中找到合适的位置并能应付自如，是身心修炼的重要内容。在儒学看来，各种人际关系也会随着时代的变迁而有所变化，但是关系本身是无法消解的。自我认同的获得及自我人格的成就，都是通过与他人、与社会的相互作用来实现的。那么，个体如何达到与他人及社会环境的适当互动呢？程颢在《定性书》中写道："与其非外而是内，不若内外之两忘也。两忘，则澄然无事矣。无事则定，定则明，明则尚何应物之为累哉！""内外两忘"即是取消自我与外界的区隔，使自身对于外界持接纳的态度，并相互统合，以达"澄然无事"的"明""定"状态，最终才能"变换气质"，促使身心健康（黄俊杰，2008）。在心理学意义上则可解释为，个体积极关注并于日常生活中实践自我的认同，虽处繁杂的关系中，但能做到"明"与"定"，使自我在诸多关系中既能确定归属，又能实现儒家现世价值取向。在西方心理治疗流派中，精神分析也很重视人际关系，只不过他们是从潜意识中寻找人际的不协调，以此分析症状的原因。而儒家对于人际的重视是体现于日常生活中，对心理健康能起到保健的功效。儒家身心修炼的心理咨询意义就在于：个体在生活中悉心体会内心对于外在的要求与外在所做的回应，尽力调和两者；并深切感受调和之后的自身状态，已获得对于自身及外在的所谓控制感，这是个体自己就能进行的步骤，一言以蔽之，儒家"身心修炼"就是使自身能与他人、与环境和谐相处。因此，个体须处理好人际交往的问题，保持与环境互动的自如和适当，如此才能取得良好的社会支持系统，以使个体获得归属感和安全感。

2. 内省反思法

在心理控制上，儒家强调通过内省、自我调整来维护自己的身心健康。个体经常对自己的行为态度等进行反省，通过自我意识的洞察或领会，发现差距，产生一种自我控制与调节的能力，进而主动改变原先不良的行为与态度，保持健康心理。"人贵有自知之明。"儒家认为，反省自己的思想言行，可以发现行为和心理上出现的问题，进而不断地改进自己，使心理不致产生大的偏差，并逐渐走向成熟。荀子论及内省说："君子博学而日参省乎己，则知明而行无过矣。"（《荀子·劝学》)《论语·颜渊》中记载："司马牛问君子。子曰：'君子不忧不惧。'曰：'不忧不惧，斯谓之君子已乎'子曰：'内省不疚，夫何忧何惧？'"意思是说，通过内省发现自己是否存在不足之处，并力图改进，因而不会感到内疚不安，也就不会产生忧愁、恐惧等不良的心理。《荀子·修身》中说："内省，而外物轻矣。传曰：'君子役于义，小人役于物。'此之谓矣。"《礼记·乐记》记载："好恶无节于内，知诱于外，不能反躬，天理灭矣。"内省使人发现其内在的价值，从而忽视物质上的不足，获得精神上的满足。很多情况下，通过内省还可以提高道德修养，间接达到心理保健的效果。例如，孔子说："见贤思齐，见不贤而内自省。"（《论语·里仁》）荀子也说："见善，修然必以自存也；见不善，愀然必以自省也。"（《荀子·学而》）与别人比较，反省自己，在道德品性提高的同时，也提升了个人心理健康水平。个人通过内省而对自己产生的认识会影响其态度与行为表现，从而影响其对社会的适应及与他人建立的关系。通过内省进行正确的自我评价，对个人内在的心理与外表行为及人际关系皆大有益处。所谓"吾日三省吾身"（《荀子·修身》），这种经常自我反省的态度是值得提倡的，但必须是客观适度的评价。

儒学内省反思的最终目的都是引人为善，提高人的道德修养和人生境界。在心理咨询中，就是通过内省反思，来访者不仅能把握到自己意识的内容，而且还能把握到意识内容的意义，重新构成心理内容，重新认识、理解其自身存在的价值与意义，增加自信，获得自我内在价值，一步步不断地超越自己，准确地改造和优化自己的心理，使个体朝向自己心仪的生活目标努力。儒家内省反思为心理咨询师把握来访者的真实心理及优化他的心理状态提供了一种可供参照的方法。

3. 节制情欲法

现代健康心理学认为，情绪表达和控制是否适度，以及能否在社会规范的范围内对个人各种欲望做恰如其分的满足，都是心理健康的重要标准。人的发展离不开欲望，对于人的欲望，儒家认为，过多的外物刺激有损于人最初的"善心"，会使人迷失本性。欲望太多，头脑中思绪也多，精神耗散大，心理健康必然受到影响。尤其是一些不良的欲望会役使人为达到目的不择手段，在这一过程中人的内心必然要经历痛苦的挣扎，甚至造成心理的扭曲与崩溃。因此，可以通过减少欲望来修心养性，保持心理的平和。儒家认为，人的欲望是不可消除的，要求完全去除欲望是不可能的，所以不求"去欲"，但求"节欲"。孔子说："富与贵，是人之所欲也；不以其道得之，不处也。贫与贱，是人之所恶也；不以其道得之，不去也。"（《论语·雍也》）孔子认为，富裕和尊贵是人所向往的，不通过合礼的途径取得，不去占有；贫穷和卑贱是人所厌弃的，不通过合礼的途径摆脱，不会去回避，把欲望限制在"礼"的范围里。对如何节制欲？孔子说："七十而从心所欲不逾矩。"《荀子·修身》中说："欲虽不可尽，可以近尽也。欲虽不可去，求可节也。"孟子则是明确提出了以寡欲养心，"养心莫善于寡欲。其为人也寡欲，虽有不存焉者，寡矣；其为人也多欲，虽有存焉者，寡矣"（《孟子·尽心下》）。"寡欲""少欲"为养"善性"之道。欲是不可能得到彻底满足的，"无以节欲而困于多欲者也"（《荀子·正名》）。不能做到合理地节制自己的欲望使之走向正路的人，结果都会被欲望所困扰。儒家主张要"寡欲"或"去情灭欲"，在认知上让人们"惩忿窒欲"，要节制和调控自己的欲望，做到无所欲求或少欲、少求，在人的主观意识中形成一种自我控制和调节能力，从而降低这些欲求对人的心理健康的危害，达到一种自然平和的健康状态。

4. 休闲陶情法

儒家普遍认为养成良好的兴趣爱好，可以提升心理的境界。子曰："志于道，据于德，依于仁，游于艺。"（《论语·述而》）可见，孔子也认为"游于艺"是生活中不应少的。《荀子·修身》中说："凡治气养心之术……莫神一好。"即认为养心最好不过有些兴趣爱好。古人认为音乐是调养身心的一项极佳的活动。《荀子·乐论》中说："夫乐者，乐也，人之性情所不可免也，故人不能无乐。"又说："夫声音之入人也深，其化人也速，故先王谨为之文。"认为音乐是人的内心情感的抒发，而且对人的心理思想影响深刻迅速。"音乐者，所以动荡血脉，流通精神而和正心也。"（《史记·乐书》）音乐可以起到滋养精神、舒畅心情的作用。欧阳修也认为："（弹琴）听之以耳，应之以手，取其和者，道其湮郁，写其幽思，则感人之际，亦有至者焉。""欲平其心以养其疾，于琴亦将有得焉。"（《文忠集》）除了音乐，下棋、书法、作画等许多良好的休闲活动都能对人的心理健康起到积极的作用。孔子说过："饱食终日，无所用心，难矣哉！不有博弈者乎？为之，犹贤乎已。"（《论语·阳货》）认为整天无所事事，还不如下下棋。为了追求身心并修，孔子开设了"六艺"，即礼、乐、射、御、书、数，礼、乐，侧重德育，兼含美育；书、数为智育；射、御为武育。《礼记·射义》中记载："孔子射于矍相之圃，盖观者如堵墙。"其所以能吸引这么多观众，说明孔子的射箭技艺非同一般。除经常练习射、御外，孔子还经常郊游于泗水之滨，"子在川上曰，逝者如斯夫，不舍昼夜"（《论语·子罕》），阐发了孔子临水的感受；"孔子登东山而小鲁，登泰山而小天下"（《孟子·尽心上》），抒发了孔子登山的豪情。

健康的休闲方式可以松弛情绪，提供心理满足感，促进心理发展。将使日常生活中未获得运用的心理功能有机会被运用进而得到发展，如智力的增长、情绪的平衡及社会关系的调和等，防止可能产生的病态心理或偏差行为，促进心理的良性发展。休闲还可以扩大生活空间，避免由于生活围于较小范围，或与外界环境疏于接触而造成的心理与人格上的不健全，并增强对环境的适应能力。休闲使人们结交到更多的朋友，接触到更多的事物，扩大眼界，充实生活，饱满心灵。

（三）儒家人文关怀的咨访模式

良好的咨访关系是心理咨询的重要因素。在心理咨询工作中，首要的、最基本的问题就是建立一种良好的、适合来访者成长的咨询关系，即一种"新的、亲密的、建设性的人际关系"（许又新，1999）。建立这种关系，可以减轻来访者的痛苦，并对解决其问题有巨大的促进作用。那咨询者在实践中如何发展这种亲密的人际关系呢？儒家的"仁爱"思想可以提供借鉴。"仁"的基本思想是爱人，不仅要自重自尊，珍爱生命，爱自己，还要懂得爱别人，尊重别人，打破贫富、贵贱的界限，发自内心地尊重别人。因此"仁爱"精神属于一种人道精神，具有人类普遍意义。"爱人"在心理咨询中的具体表现就是要从内心接纳、接受来访者，以善良之心对待，不论其心理疾患的轻重、年龄的大小、地位的高低，都应给以尊重，一视同仁。《孟子·离娄》中提到"爱人不亲反其仁"，即对患者的服务态度虽好，但患者如果不能亲近你，就要反省自己，是不是还没有达到仁的程度，提示咨询师要及时总结和注意自己的言行。心理咨询中，儒家的"仁爱"思想和罗杰斯的"以来访者为中心疗法"有异曲同工之处，都是强调良好咨访关系的重要性。罗杰斯认为，咨询师和来访者在咨访关系中是平等的，咨询师的作用就是创造一个能让来访者自我成长的人际关系，在这个关系中，来访者在自我实现潜能的驱使下会自发地发生改变，开始成长。建立一种能促进来访者成长的关系是心理咨询与治疗的全部内容。绝大多数心理咨询流派也都承认良好的咨访关系是促进人格发展或改变的必要条件，是心理咨询中的重要因素。

在咨询过程中，咨询师要遵循"絜矩之道"。《礼记·大学》中说："所谓平天下在治其国者，上老老而民兴孝，上长长而民兴弟，上恤孤而民不倍，是以君子有絜矩之道也。"若要做到"絜矩之道"，就必须遵循一定的标准、准绳。《大学》曰："所恶于上，勿以使下；所恶于下，勿以事上；所恶于前，勿以先后；所恶于后，勿以从前；所恶于右，勿以交于左；所恶于左，勿以交于右，此之谓絜矩之道。"理解为厌恶处上位人对你的行为，就不要用这种行为去对待你的下属；厌恶下属对你的行为，就不要用这种行为去对待你的上司；厌恶前面的人对你的行为，就不要用这种行为去对待后面的人……这就叫做"絜矩之道"。这里的"絜矩之道"的"絜"指"度量"，用绳子计量圆筒形物体的粗细，引申为衡量；"矩"指画直角或方形的工具，引申为法度、规则。"絜矩之道"注重推己及人的传递功能，可从自己的角度出发来揣度他人的感受，把自我与众人同等看待，承认人与自我相同的心理欲求，做到"换位思考"，在处理人际关系时做到自尊、尊人，创造一个和谐的人际氛围。在心理咨询过程中，咨询师要遵循"絜矩之道"，建立一种平等的人际关系，规范自己的言行，设身处地、推己度人地站在来访者的角度体验其真实感受。

心理咨询师遵循"中立不倚"的价值取向。《礼记·中庸》记载："故君子和而不流，强哉矫；中立而不倚，强哉矫。"认为一个道德修养高尚的人应该为人和顺，善于协调自己与他人的人际关系，但又不会无条件屈服于潮流，不会抛弃自己的主张和原则，更不会与丑恶的行为同流合污，而是能坚持自己的品格和操守，保持人格的独立。白居易在《养竹记》中写道："竹性直，直以立身；君子见其性，则思中立不倚者。"君子的秉性，就是要做正直无私、不偏不倚的人。在生活实践中表现为孔子的"绝四——毋意、毋必、毋固、毋我"（《论语·子罕》）。意思是不悬空揣测、不绝对肯定、不拘泥固执、不为我独是。应用在心理咨询中可以理解为坚持自己的信念、价值观，坚持自己的主见，并客观、中立地看待不同的来访者或来访者的各种内心冲突，不把自己的情感、判断参与进去而偏向某一方，更不以自己的价值观为标准来帮助来访者做出选择。在咨询过程中，咨询师要如何去做？孔子说："多闻阙疑，慎言其余，则寡尤；多见阙殆，慎行其余，则寡悔。"意思是说要多听多看，有怀疑的地方，加以保留，其余足以自信的部分谨慎地说出，就能减少错误和懊悔。做到"时然后言，人不厌其言；乐然后笑，人不厌其笑。"（《论语·宪问》）意思是，该说话的时候才说话，真高兴的时候才发笑。对来访者的想法、做法和情绪，既不立时予以批评指正，也不违心地一味地给予认可，而是把这一切作为来访者的一部分接受下来，采取理解、宽容、不批评的态度，在平等沟通中了解他们冲突背后更深层次的问题，帮助他们认识自身问题，并根据自己的需要自主地做出最恰当的选择。这与罗杰斯的无条件积极关注的态度是很相近的，咨询师和来访者沟通，以"中立不倚"的态度，才有可能真正理解来访者。

儒家思想对心理咨询起到积极作用的同时，也会带来一些消极影响。儒家思想以他人、以社会为其取向，这使得社会要求过高、禁忌过多，对人要求过于苛刻。重社会、重他人、轻个人的取向也造成人们把很多本是正当的动机和行为隐藏起来，或是倾向于以躯体不适的方式去申诉自己的心理问题。这种积弊导致现代心理咨询错误理念的确立：一方面不愿暴露内心真实的想法；另一方面否认自己的心理问题，压抑心里的痛苦，造成咨询师认知的不全面或错误，阻碍心理咨询的进行。而长期封建礼教的束缚，使国人表现出体验深刻而情绪内隐的内向性格和对权威的绝对服从的强烈的依赖心理。在心理咨询时，来访者将问题解决的所有希望寄托在咨询师身上，希望获得解决问题的实际办法，对"助人自助"理解不透。

儒家思想是中国传统文化的核心，国人的行为方式和价值取向无不深深地刻有儒家思想的烙印。心理咨询必须有所选择，有所扬弃，从中筛选出既符合时代要求又具有儒家文化特色的心理特质，才能更好地服务于人们的身心健康。

第二节　道家文化在心理咨询中的应用

道家文化以老子、庄子为代表，是中国传统文化中的瑰宝。道家以其辩证思维、超脱风度、否定权威崇拜与等级依附、道法自然的思想，长久作用于风俗习惯、科学技术、文学艺术，以及社会政治、经济生活等方面，而且作为文化基因渗透到人们的生存方式、生活方式和认知方式之中。道家文化所蕴含的心理咨询理论和技术，成为人类宝贵的文化资源。

一、道家的人性论

道家以"道"作为人性论的根底和理论基础，围绕着"道"展开了对人性的思考。"道"在宇宙间是至高无上的，它规定着天地万物的本质及其运行规律。老子说"道法自然"，人作为自然万物的一员，也受到"道"的规定。老子把人的地位提到了与天和地一样高的地位："域中有四大，而人居其一焉。人法地，地法天，天法道，道法自然。"《老子》第二十五章概括了道的四重境界——道道，天道，地道，人道，由此可以推断出人性也具备着四重境界：道人合一，天人合一，地人合一，人人合一。在《庄子·天下》里，老子的思想得到了很好的印证："不离于宗，谓之天人；不离于精，谓之神人；不离于真，谓之至人。以天为宗，以德为本，以道为门，兆于变化，谓之圣人；以仁为恩，以义为理，以礼为行，以乐为和，熏然慈仁，谓之君子。"庄子对其进行了更为系统的划分，将人性描绘为天人、神人、至人和君子四种类别，其依据在于"配神明，配天地，育万物，和天下"，更加其分地阐释了老子的思想。但是老子也认为，他的人性存在理想化的程度，因为"大音希声，大象无形，道隐无名。"（《老子》第四十一章）因此，道人合一是比较难以实现的。但老子明确指出"守道"是人可以达到的最高人性境界。

道家的人性说虽然不像儒家把人性的善恶问题专门地提出，但道家性善论有另一种表达。在老子《道德经》一书中，"善"字出现达 52 次。例如，"居善地，心善渊，与善仁，言善，正善治，事善能，动善时"（《老子》第八章）。"善者吾善之，不善者吾亦善之，德善。"（《老子》第四十九章）"上善若水。水善利万物而不争，处众人之所恶，故几于道。"（《老子》第八章）道家不赞同儒家以仁、义、礼、智、信为准则的善恶观，提出了"上德""上仁""上义""上礼"的概念。"性者，生之质也"，视人性为生命的根本，把人性提高到生命存在的本体高度。道家认为，人类的善就是按照其本性生活，人的生命和精神皆回归顺应自然，不为外物所为，善存在于每个人的德性之中。老子、庄子所追求的"人性"是顺其自然，无所欲，无所求，达到自然生命纯洁、朴实，精神安宁、恬静的境界。

老庄对"真"的论述，体现出道家人性论的基本诉求。人性之"真"，是对人性做"价值层面"的规定。今本《老子》共有三处明言"真"，即第二十一章的"其精甚真"、第四十一章的"质真若渝"、第五十四章的"其德乃真"。它们分别体现了"道体之真、本性之真到行为之真"（陈鼓应，2010）。人性之"真"在老子思想中已有初步的阐述，但没得到充分的凸显。庄子对"真"做了充分的阐发：真者，精诚之至也。不精不诚，不能动人……真在内者，神动于外，是所以贵真也……真者，所以受于天也，自然不可易也。故圣人法天贵真，不拘于俗。愚者反此。不能法天而恤于人，不知贵真，禄禄而受变于俗，故不足（《庄子·渔父》）。庄子认为，"真"的基本含义是"精诚之至"，"真""受于天"，是天地的"自然"赋予。庄子详尽地论述了"真"的内涵及其对人的重要意义，形成了道家人性"真"的基本观点。

二、道家的心理卫生思想

在先秦时期，老子是第一个倡导人的身体健康和心理健康同等重要的思想家。在《道德经》第三章提到"是以圣人之治，虚其心，实其腹，弱其志，强其骨"，把治理国家同人的身心联系起来。道家提倡摄生、卫生，"长生久视""我命在我不在天"表现出道家先哲渴望掌握生命规律，达到健康长寿的人生价值取向。老子告诫人们要做到知足常乐，保持一种纯朴和宁、虚静安详的心态。"是以圣人自知不自见，自爱不自贵。"（《道德经》第九章）老子的"贵身而爱身"的思想在先秦时期就显得弥足珍贵。

1. 身心合一，"形神俱炼"

在《老子》一书中对身、心、神、形最直接的论述就是："载营魄抱一，能无离乎？专气致柔，能婴儿乎？"（《老子》第十章）意思是身体与精神合二为一，能分离吗？当精神集中达到静柔的境界时，能做到像婴儿那样纯真无邪吗？老子还认为健康是个体达到一种阴阳和谐、平衡的状态。"万物负阴而抱阳，冲气以为和。"（《老子》第四十二章）意思是说，万物生生不息，是一个阴阳平衡、和谐的统一体。人的心理也是阴阳互补、和谐统一的。心理健康不仅是个体内部的阴阳平衡，而且个体与他人、与周围的环境、与大自然都要达到一种自然平衡的状态。庄子进一步发展了老子关于心身的思想，并在心身关系上做了很多的阐述，如《天道》："水静犹明，而况精神！""精神之运，心术之动。"《庄子》中与"心"字组成的词语也很多，如"修心""静心""虚心""心斋""忘心"等，"心"一般指精神活动，与神一致。神，指情志、意识、思维为特点的心理活动现象，身即形，指人体的脏腑、皮肉、筋骨、脉络及充盈其间的精血。形神俱炼，就是形体与精神的结合，也可以说是形态与机能的统一。《庄子·在宥》说："神将守形，形乃长生。""无视无听，抱神以静，形将自正。"神是生命的体现，形是神的依附。"神"能镇"形"，则"形"可存。形与神是相互依存、不可分离的。所以，应该既重视精神的修养，也重视形体的锻炼，学会做"善摄生者"，追求的终极目标是"长生久视"（《道德经》第五十章）。

不仅追求纯粹肉体上的恒久存在，而更看重于精神层面的无限延续。这种状态就是指物质生命与精神生命的和谐统一。

2. 上德不德，柔弱不争

道家认为，"道"是人和宇宙万物创生的根源，人要"合道而行"，"道"落实到人际交往层面，便是"德"，就是要凝道成德。老子说："上德不德，是以有德；下德不失德，是以无德。上德无为而无以为；下德无为而有以为。"（《道德经》第三十八章）告诫人们保持淳厚朴实的天然自我。"失道而后德，失德而后仁，失仁而后义，失义而后礼。"人与人的交往须回归"天道"。只有回到人人本然无差分的境地，人与人之间才可能获得真正的和谐。而这种和谐所赖以存在的根本，是人本然、自发的精神，而非外在的或强制性的规范。在"德"的范畴内，道家认为在人与人的交往中，诚信和宽容是最为重要的因素。例如，老子说："与善仁，言善信。"(《道德经》第八章)"夫轻诺必寡信。"(《道德经》第六十三章)《道德经》中两次提到"信不足焉，有不信焉"。老子把"信"作为"道"的内在要素，把"道"和诚信结合起来，使诚信成为人际交往的内在规定。道家认为用"宽容"来处理人际关系，达到和谐。老子所谓"善者吾善之，不善者吾亦善之，德善""虚其心""为天下"，虚怀若谷是老子的一贯主张。在人际交往中，由于时空等限制，而必须摆脱一己之见，积极地吸纳多方面的意见，要有宽容之心，才能真正体会"天道"。

道家认识到在天地万物的发展过程中，柔弱一类的事物往往更有生命力，而坚硬刚强的一类事物往往更容易被毁坏。柔弱的反而能胜过坚强的，"柔胜刚，弱胜强"(《道德经》第三十一章)。"天下莫柔弱于水，而攻坚强者莫之能先。"(《道德经》第六十五章)"上善若水，水善利万物而不争"(《老子》第八章)，老子从水的经验中悟出心得，认为"天之道，不争而善胜"(《老子》第七十三章)，所以"人之道，为而不争"(《老子》第八十一章)，一切都顺应自然之道。道家认为一个人要想在世上生存，并能够实现目标，必须柔弱、谦虚、知足、不争。道家的柔弱不争是为人处世的一种德行。在道家看来，"是谓不争之德，是谓用人之力，是谓配天，古之极"(《老子》第六十八章)。不争是一种德，是内心求道的自然体现，是人与人交往的准则。"仁以其无私邪？故能成其私"(《老子》第七章)，因为它以无私为前提，所以能更加充分地体现其自身的价值，相反，如果一味地为一己之利强争，会破坏人与人之间之间的关系，给自己的身心带来危害。《庄子·内篇·齐物论》说"与物相刃相靡，不亦悲乎"，庄子认为以心斗物，以己斗人，彼此水火对立，是为可悲。

3. 自知者明，自胜者强

道家在对自我意识的问题上，有独到之处。《老子》第三十三章提出："知人者智，自知者明，胜人者有力，自胜者强。知足者富，强行者有志。不失其所者久，死而不亡者寿。"意思是说，能够认识别人是一种智慧，能够认识自己才是明智的。把"知人"和"自知"结合起来辩证地看待。老子认为"自知自胜"比"知人胜人"更重要。知人者真正明智的是认识自我，正确地评价自我，这是自我意识的第一步。要认识到自己活在世上的意义，对自己的行为与发展的方向负起责任，在战胜客观困难的同时，战胜自己。这就是"胜人者有力，自胜者强"的深刻含义，也是"不失其所者久，死而不亡者寿"的深刻含义。如何自知？老子说："知不知，尚矣；不知知，病矣。"（《道德经》第七十一章）老子认为，一个人认识到自己无知，是好样的，这是虚心的表现。反之，自己本来无知，而自以为知，就是缺点。如果一个人认识到这是缺点，就不算缺点了。告诫人们对于认识自己要有正确的态度，不断反省自己的无知，这是值得肯定的；反对一知半解，自以为是，更不能以不知为知，这样才可把错误降到最低程度。

庄子在自我意识方面，发挥了老子的"自知之明"的道理。"物无非彼，物无非是（此），自彼则不见，自知则知之。"故曰"被出于是，是亦因彼"（《庄子·齐物论》）。意思是说，人们认识事物都可分做不同的两方面：一方面是认识的对象，即客观事物；另一方面是认识的主体，即主观意识。没有主体，单从对象来说，是谈不到认识的。只有先对自己有所认识，有所体验，才能对客观事物有所认识，有所体验。庄子指出："自知"和"知彼"是互相对待而发展的。不自知，就无以知彼，而知彼又是自知的必要条件。为什么人们往往不能自知呢？庄子认为，就是有成心（成见）在作怪。"随其成心而师之，谁独且无师乎！奚必知代而心自取者有之？愚者与有焉。未成乎心而有是非，是今日适越而昔至也。"（《庄子·齐物论》）

如何做到自知？老子说要做到"致虚极，守静笃。万物并作，吾以观复"（《老子》第十六章），即高度虚心，坚守安静的原则。就是在观察自然万物的时候，一定要虚心，不要感情用事，才能心安理得。《老子》第二十四章也说："企者不立；跨者不行；自见者不明；自是者不彰；自伐者无功；自矜者不长。其在道也，曰：余食赘形。物或恶之，故有道者不处。"意思是说，踮起脚跟，是立不稳的，跨步前行，是行不远的。欲使自己显现，却是显而不明的；自以为是的，反而不能彰显自己；自己夸耀自己的，反而不得见功；自我骄傲的，反而不能长久。因此提倡人们不贪婪，不强求，祛除野心，不自以为是，只要抱有这种态度，不但有"自知之明"，而且也有"知人之明"。

4. 少私寡欲，使心不乱

欲望是人与生俱来的。道家认为，人们容易受到欲望的影响而不能保持平常之心，过多的情欲有损人的健康。"五色令人目盲，五音令人耳聋，五味令人口爽，驰骋畋猎令人心发狂，难得之货令人行妨，是以圣人为腹不为目，故去彼取此。"（《老子》第十二章）过分地追求感官刺激和物欲享乐，则会是"目盲""耳聋""口爽""心狂""行妨"。人有欲望，内心就很难平静，就会尽力去满足自己的欲望，内心的欲望越多、越强烈，付出的努力越大，人的压力也越大；但是欲壑难填，当人拼命满足无穷的欲望时，结果只能是伤身害生。老子拿天地与人做对比,讲到"飘风不终朝,骤雨不终日,孰为此者?天地。天地尚不能久,而况于人乎?"(《老子》第二十三章)他把人类对事物的占有欲比喻为天地对风雨的控制能力,天地尚不能持久地维持风雨的强烈和刚猛,人的欲望过于强烈也势必造成身心伤害。"名与身孰亲?身与货孰多?得与亡孰病?是故甚爱必大费,多藏必厚亡。知足不辱。知止不殆,可以长久。"(《老子》第四十四章)"罪莫大于多欲,祸莫大于不知足,咎莫大于欲得。"(《老子》第四十六章)可见,对物欲的追求只会带来祸患。

在对待欲望的态度上,道家的主流观点应该是"适欲",以自然的需求为满足极限。因为人的正常欲望和基本需求非常有限,容易满足,"适欲"的标准也很容易达到。《庄子·逍遥游》有个极形象的比喻:"鹪鹩巢于深林,不过一枝;偃鼠饮河,不过满腹。"老子对待欲望的态度是"见素抱朴,少私寡欲。"(《老子》第十九章)保持自然纯朴状态,减少私心,把欲望降低到最低限度,人们就不会被私欲所牵绊,内心体会到幸福和快乐,达到"知足之足,常足矣"的良好状态(《老子》第四十六章)。庄子认为"适欲"就是"平为福,有余为害者,物莫不然,而财其甚者也"(《庄子·盗跖》)。意思是平等、均富就是幸福,富裕有余就为祸害,万事万物莫不都是这样的,而对于钱财这方面来说,更为突出。让人们摒弃过强的物质生活,追求平和宁静的精神生活和朴实的生存之道。庄子认为只有"少私而寡欲"、"虚己以游世"(《庄子·外篇·山木》)、"不用而寓诸庸"(《庄子·内篇·齐物论》),自然地使用而不去故意地使用,才不会求富造害、积财引灾。老子强调知足自得的道理,"自胜者强,知足者富"(《老子》第三十三章),希望人们在达到自然而然的境界后能得到一种内在的满足。庄子也提出在世俗物欲前应保持精神独立自行的品格,"物物而不物于物"(《庄子·外篇·山木》),不受物质牵制,不因富贵穷困而改变志向。

因此,道家对欲望的应对就是"不见可欲,使心不乱",减缓外界环境与事物的刺激,而在物质欲求面前,能够保持精神的独立性,主张向内收束,戒除向外驰求,起到维护心理稳定状态的作用。

5. "道通为一","自然无为"

追求崇高完美的理想人格一直是中国古代学者孜孜以求的奋斗目标。与儒家"内圣外王"的理想人格不同,道家从人本身的内在属性去探究人的生存发展过程,注意主体自身生存状态和生命意识,提出"道通为一""自然无为"的理想的人格。道家的理想人格名号很多,老子的理想人格称为"圣人",庄子在老子思想基础之上,把所追求的理想人格称为"真人""圣人""至人""德人""神人""天人""全人"等。老子的"圣人"与儒家塑造的"圣人"有着本质的差别。儒家塑造的"圣人"追求的是"有为",是"博施于民而能济众"(《论语·雍也》)之人,老子塑造的"圣人"是能够践行"自然无为","圣人处无为之事,行不言之教"(《道德经》第二章);"是以圣人不行而知,不见而明,不为而战"(《道德经》第四十七章);"我无为,而民自化;我好静,而民自正;我无事,而民自富;我无欲,而民自朴"(《道德经》第五十七章)。清静无为是"圣人"典型的人格形象。庄子认为:"圣人不从事于务,不就利,不违害,不喜示求,不缘道,无谓有谓,有谓无谓,有而游乎尘垢之外。"(《庄子·内篇·齐物论》)庄子认为的理想人格是和以是非,休乎天钧,不贪不奢,不追求名利,不危害他人。

道家强调人的精神自由和意志独立,重视理想人格中的"真""善""美"价值。庄子说:"真在内者,神动于外,是所以贵真也。""真者,所以受于天也,自然不可易也。故圣人法天贵真,不拘于俗。愚者反此,不能法天而恤于人;不知贵真,禄禄而受变于俗,故不足!"(《庄子·渔父》)道家认为,一切人为的世俗礼义,都是对真性的压抑与扭曲,要求人们抛弃世俗的自私、多欲、虚伪之德,保持"见素抱朴,少私寡欲"的自然真性。道家重视理想人格的"善"的价值。"善行,无辙迹;善言,无瑕谪;善数,不用筹策。"(《老子》第二十七章)庄子则把恬淡寂寞、虚无无为、顺乎自然视为善的本质和标准。"吾所谓臧(善)者,非仁义之谓也,臧于其德而已矣。吾所谓臧者,非所谓仁义之谓也,任其性命之情而已矣。"(《庄子·骈拇》)道家也重视人格中"美"的价值。庄子在《田子方》中指出:"至美至乐也,得至美游乎至乐,谓之至人。""夫虚静恬淡、寂寞无为者,万物之本也。"(《庄子·天道》)道家把崇尚自然之美、恬淡素朴、自然无为作为美的本质。道家理想人格的精神境界就是"依德而行,循道而趋"(《庄子·天道》),保持自然本性,不为物欲蒙蔽,不为他物牵累,淡泊名利,平和心性,纵情于山水间,逍遥于天地外,安时处顺,全真保性,"是以圣人不行而智,不见而明,不为而成"(《老子》第四十七章),达到本性与大道的统一。

道家文化重视生命,重视心身的调养,重视心对身的调节作用,追求人本身的超越性,这一心身思想渗透在中国文化的传承中。在给人们精神上的启迪和安慰,保持心灵上的宁静和心理上的平衡方面,对现代国人仍具有积极影响,其实这就是一种通过文化渗透而进行的心理调节,日久而弥新。但同时也要看到,道家文化过分追求精神自由,对任何事情都依附于天道自然,就会使人失去了应有的约束,阻碍了社会的发展和进步。所以,对道家文化要有理性反思,才能塑造既符合现代标准又具有个性差异的健全人格。

三、道家文化中的心理咨询思想

道家思想充满了心理学意义的文化。林语堂曾说："每一个中国人在成功时是儒家，而在失败时则变成道家，道家总是与遁世绝欲、幽隐山林，崇尚田园生活，修心养身，抛弃一切俗念等思想联系在一起。"（林语堂，1988：98）道家思想应用到心理咨询中就是帮助来访者用一种全然不同的方式来看事情，对自己所遭遇的困难有不同的把握和认识，进而改变处理问题的方式。道家这种超凡脱俗的思想不仅为国人提供心灵甘泉和精神慰藉，而且给现代人的心理咨询提供诸多方法及启示。

（一）心理咨询理念——自然无为

"无为"是道家思想的核心。"无为"最先由《老子》一书提出，源自"无"和"有"这一对基本命题。老子认为，"无"是天地的元始，人们只有修炼到"常无"的境界，才能体察到"有生于无"的妙用。从字面上理解，"无为"即"什么都不做"，于人于事于物持消极态度。但道家讲的"无为"是自然的无为，即任何事物都有其发展规律，人与天地自然都应顺应规律，而不能违背或者制约规律以达自身设定的目标。自然是针对天地自然而言的，"无为"则是针对人的活动而言的。例如，《老子》第五章所云："天地不仁，以万物为刍狗；圣人不仁，以百姓为刍狗。""无为"是什么都不为吗？老子认为"道常无为而无不为"（《道德经》第三十七章）。"无为"并不是无所作为、什么事都不做，而是指不妄为，不违背自然规律。所以，"无为"实际上是一种更高层次上的"师法自然"，一切按事物本来规律去做的"有为"。道家的"无为"是一种人生处世的态度，是一种大道的表现，道家引导个体恢复本真自我的方法是"自然无为"，主张"夫莫之爵而常自然"，反对一切人为设置的具体原则和方法，一切都应按照事物本身的发展规律去做，以"自然而然"为最高行为准则。"自然无为"作为心理咨询的理念，启示我们在心理咨询过程中要依照咨询的一般自然规律。咨询师应当依据咨询的发展和进程采取有效的方法，切实以来访者为中心，推动咨询过程自然而然地发展。"自然无为"对于咨询师和来访者有着不同的要求。对咨询师而言，重视和来访者之间交流，启发、引导来访者顺应自己的本性或者本然状态自然展开，一层层拨开掩藏着本真自我的诸多可见或者非可见之迷雾，开始自我探索，让来访者尽量发掘内在的体验和智慧，即道家的"顺其自然，因势利导"，这样才能取得较好的咨询效果。对来访者来说，"无为"是有条件的为，要在咨询师的带领下，向内寻找自我的荒谬之处，以期恢复本真自我的状态，获得"安心"。具体而言，就是"实者牵之，虚者代之"，而这也正是"无为，而无不为"及"能辅万物之自然，而弗敢为"的表现（胡萍，2009）。

（二）心理咨询目标——"复归于婴儿"

老子非常注重保持人的自然本性，认为自然的、不经雕饰的状态对人来说是最好的。在道家看来，真正的自我就是"婴儿状态"，即去除一切理性与概念的干扰，而生活于世界的本来状态之中。个体若能处于这样的自我状态，就能达到所谓的"圣人"境界，这样的人心理才是健康的。婴儿是人类纯朴本性保持最完好和最彻底的，老子常以婴儿比喻纯朴、天真。例如，"专气致柔，能婴儿乎？"（《老子》第十章）"含德之厚，比于赤子。蜂虿虺蛇不螫，猛兽不据，攫鸟不搏。骨弱筋柔而握固，未知牝牡之合而全作，精之至也；终日号而不嘎，和之至也。"（《老子》第五十五章）也就是说，初生的婴儿，蜂蝎毒蛇不会刺他，猛兽不会占有他，有利爪的凶鸟不会搏击他。其筋骨虽柔弱，而拳头却握得很紧；虽不懂男女交合之事，其生殖系统却常常勃起。虽整天号哭，其声音却不嘶哑，这是因为身心和谐的缘故。得"道"的高人，也能达到这种身心和谐的健康状态。

道家认为儒家的人伦之"礼"使人拘执于礼的外在形式，而失去了礼的内在精神，导致了情感的规范化、程式化，本然自我偏离常态。在道家看来，一个饱读诗书的成人，他所看到的不是世界的本来面貌，而是经过自身知识体系加工过的世界，正如《老子》第二十章所言："俗人昭昭，我独昏；俗人察察，我独闷闷。"个体的自我如果在发展过程中受到过多的污染，以致无法适应现实生活，就会导致心理健康的失衡。因此，道家强调"返璞归真"，要还人性的本来面目，"复归于婴儿""复归于无极""复归于朴"（《老子》第二十八章），回归自我的本真状态，即是复归到婴儿状态中，复归到真理状态中，复归到纯朴状态中。从心理咨询意义上来说，心理咨询师要帮助来访者重新评价自己，不为世俗所累，使来访者回到真正的自我状态，在精神上如同婴儿般地自由自在，是心理咨询要达到的目标。

（三）道家文化对心理咨询要素的启示

林语堂先生曾说过："道家……在世事离乱时能为中国人分忧解愁。……当肉体经受磨难时，道家学说给中国人的心灵一条安全的退路。"（林语堂，1998：

78）道家文化所蕴含的心理咨询疗法对当今的心理咨询有着深刻的启发。

　　1. 心理咨询师要达到"无知""无我"的境界

　　心理咨询中有句话：咨询师能走多远，他的来访者就能走多远。因此，咨询师的态度、境界在相当大的程度上决定了来访者的问题解决程度。老子在《道德经》第三章指出："常使民无知无欲，使夫智者不敢为也。为无为，则无不治。"老子所指的"无知"是放弃对人对事物可能形成成见或偏见的理论知识，因为先入之见会妨碍对人或事物全面的认识，尤其对人或事物本质的认识。"无知"其实是一种态度，就是在了解人或事物时能够抛开自己的观点，站在对方的立场上认识对方、理解对方，这样才能使人真正地了解对方。"故以身观身，以家观家，以乡观乡，以国观国，以天下观天下。吾何以知天下然哉？以此。"（《道德经》第五十四章）老子提出的"无知"是心理咨询师有必要借鉴的态度。在咨询过程中，咨询师可能以先入之见的理论知识影响来访者，对来访者的问题及早下结论，而这样的结论往往是片面性的或者是表面性的，根据这个结论所认识到的来访者和来访者的问题也是片面性的或者是表面性的，这样咨询师对来访者的帮助只能局限于一部分，有可能疏忽来访者内心的真实感受，咨询效果也不显著。《道德经》第四十九章说："圣人无常心，以百姓心为心"，"无常心"意味着没有成见或先入之见。所以，咨询师持有无知的态度，就可以放弃自己的成见或偏见，能够站在来访者的立场上，用来访者的观点看待问题。能够进入清净的状态，不为外界环境所迷惑、所动摇，不会因来访者的各种感受而感到混乱，能够分清自己与来访者的感受，保持自己的心态不被来访者所影响。持有无知的态度，可使咨询师能够包容来访者，接纳来访者的问题。这和罗杰斯无条件的积极关注有异曲同工之处，即对来访者的关心是无条件的，不管来访者说得好不好，做得对不对，咨询师都会关心来访者，以建立良好的咨询关系。

　　《老子》第二章记载："生而不有，为而不恃，功成而弗居；夫唯弗居，是以不去。"意思是说，生养万物而不据为己有，培育万物而不自恃己能，功成名就而不自我夸耀。正是因为如此，所以功绩才不会泯灭。对心理咨询师来说，就是始终忠实于来访者人性的成长，为来访者的内在智慧提供空间，自由去觉知内心的体验，就会赢得来访者的尊敬和信任。帮助来访者却不据为己有，引领来访者却不自恃有功，成就来访者却不做他们的主宰。心理咨询师不要刻意地让别人把自己当权威，而是"以其终不为大，故能成其大"（《老子》第三十四章）。"不自见故明；不自是故彰；不自伐故有功；不自矜故长。"（《老子》第二十二章）对心理咨询师的启示就是要清楚自身的不足，能坦然面对自己，不要为了证实自己而把自我的需要置于来访者之上，不要利用自己的优越性来满足自己内心隐秘的需求，不要根据来访者需求而表现自己。心理咨询师应以来访者为中心，让其自由生长和发展。而当令人满意的咨询效果出现后，咨询师不贪为己功，而是让来访者认为这是他自身努力的结果，"功遂身退，天之道"（《老子》第九章）。助人自助才是心理咨询秉承的精神。

2. 来访者要自知自控

罗杰斯认为，每一个人都应主宰自己而不是受别人的主宰，自主能力在于个人，而不在外部。无论是环境力量，还是外在权威，都不能替代这个内在生长的力量。心理咨询就在于使来访者发挥自身的建设力量，意识到自己行为产生的原因，认识到无益性与危害性，找到问题的症结，使心理得到成长。在咨询过程中，来访者要与自己内部的声音对话，接纳自己的情绪和感受，表达自己的深层体验，倾听自己，真实地面对自己。《老子》第三十三章写道："知人者智，自知者明；胜人者有力，自胜者强。知足者富，强行者有志。不失其所者久，死而不亡者寿。""知人者"堪称明智，但真正明智的还是要认识自我，正确地评价自我，要对自己生存的意义做出评价，要明确地认识到自己活在世上的意义。在这样的自我认知的基础上，才能对自己的行为与发展的方向负起责任，不躲避焦虑，不麻木人生，不掩盖难题，在战胜客观困难的同时，战胜自己。这就是"胜人者有力，自胜者强"的深刻含义，更是"不失其所者久，死而不亡者寿"的深刻含义。可以看出，道家强调通过对自我的认知和自我意识的增强来使身心得到调整，心灵得到超脱，内心力量得到增长。

道家还提出人要有自控的能力。道家认为，正是人们对欲望或成就过分追求，又无法脱离现实束缚，而成了心身憔悴的人。道家主张："祸莫大于不知足，咎莫大于欲得，故知足之足，常足矣。"只有知足，才会常乐；只有知止，才能避免危险。所以《老子》第四十四章指出："知足不辱，知止不殆，可以长久。"若能降低利己私心与过度地争权、争名，对人对己不做过高的要求，有所不为然后有所为，适可而止，才能知足常乐，也就达到了一种自强、自知、宽容、平和的心态，而这正是来访者改变的目标。

3. 咨询过程实现"无为自化"

Lambert 和 Hill 对心理咨询的"过程"做过界定：是指发生在咨询会谈中的事情，具体包括咨询师的行为、当事人的行为和咨询师与当事人的交互作用，这些行为可以是外显的（如可观察的行为），也可以是内隐的（如想法、体验）（Hill and Corbett, 1993）。罗杰斯曾经说过：就目前的知识而言，我们真的不知道咨询的本质过程是什么。……这里是一种咨询过程的新的探索性假说，咨询过程不是被看做与当事人过去的记忆有关，也不是与他对目前面临问题的探索有关，也不是与他对自己的知觉有关，也不是与他害怕接纳意识的体验有关。咨询过程是咨询师和来访者间的内涵相同的体验关系。心理咨询的过程是我们内在心灵的转化过程，唯有通过这种转化，才能真正以某种成熟与灵性的方式来改变我们自己与社会（罗杰斯，2004）。心理学家认为，治疗者中的高手其实做得很少。他只是帮助我们认识到，我们是怎样给自己施加了压力，我们的成长和改变怎样与我们所做的一切发生着联系。他为内在智慧提供了完美的自由，引导我们向该去的地方前进，即使这意味着要离他而去也是如此。

在老子的思想中，无为是循"道"而行，遵"德"而动。"道常无为而无不为。侯王若能守之，万物将自化。"（《老子》第三十七章）无为表达了对自然造化的信任。"圣人处无为之事，行不言之教；万物作焉而不辞。"（《老子》第二章）意思是说不带主观判断，以一种开放、欢迎的姿态出现，留心接纳事物本身。持有这种接受、包容和信任事物本身的态度，便能创造某些东西，这个过程的交流被充分鼓励和不强制改变，这就是无为的表述。在心理咨询中，咨询师要通过积极的随任于来访者，给以深切尊重和包容，引导来访者展开内心，发掘其内在体验的智慧，向自己需要去的方向前进。密尔顿·埃里克森在谈及心理咨询的艺术时，就认为其艺术就在于帮助来访者优雅地消除症状。来访者具有改变心理困苦的欲望，可当咨询带来的改变影响到来访者自尊的时候，来访者自然就会出现阻抗，产生保护自己的倾向和行为。所以"为者败之，执者失之。是以圣人无为，故无败；无执，故无失"（《老子》第六十四章）。如果咨询师过多地干预心理咨询的进程，刻意控制或强迫某些事情的发生，将有可能使来访者的防御心逐渐增强，最终封闭自己而难以改变。

心理咨询的过程是个自化的过程，通过"虚无"得到发展。《老子》在第十一章写道："三十辐共一毂，当其无，有车之用。埏埴以为器，当其无，有器之用。"指出因为有了毂这个中间的空洞和器皿中间的空虚，才有了车和器皿的作用。"虚无"在心理咨询中的作用就是咨询师对来访者产生的任何体验和防御反应，只提供支持。跟随着来访者的步调，重视他们当下直觉的体验，理解着他们的困扰，共情着他们的苦痛，耐心地等待来访者内在知晓时刻的到来。用抱持性的容器温润着来访者，为来访者提供着鼓励和信任，让来访者感到被接纳，在充满安全感的氛围中慢慢敞开自己，改变就已经发生了。"善行无辙迹；善言无瑕谪；善数不用筹策；善闭无关楗而不可开，善结无绳约而不可解。是以圣人常善救人，故无弃人；常善救物，故无弃物。是谓袭明。"（《老子》第二十七章）真正的心理咨询师对咨询过程的干预是很少的，他们只是简单地和来访者同在，为来访者提供一个包容的环境，使来访者的防御心理程度降到最低，使整个咨询过程不着痕迹而又化困扰于无形。"我无为，而民自化；我好静，而民自正；我无事，而民自富；我无欲，而民自朴。"（《老子》第五十七章）咨询师无为、无事、无欲，不去主宰咨询过程，不去人为干预来访者的自我发展进程，只是启发、引导来访者进入了自我洞见，来访者就会重视自我直觉的体验，就会在当下开放地与他自身流动的情感和态度成为一体，就会沿着成长和健康的方向发展。这样无为中事物自然运化，问题随之消失，这种咨询过程就是自化的表现。正如《老子》第二十七章所言："善行无辙迹，善言无瑕谪。"

四、道家文化中的心理咨询方法

马斯洛说："有效的心理咨询和心理治疗应该是道家式的，它不去侵犯，也不去干涉，更不去进行重塑、校正和灌输。当然，纯粹的道家思想在原则上是不可能的，但成功的咨询家和治疗师都应尽量遵循道家思想，他们真正地尊重他人的内心世界，把自己看做是产科医生、园艺家或接生婆。他们的任务只是帮助他人发现自己并自由成长，让人们按照自己的方式实现自我的价值。"（爱德华·霍夫曼，1998a）道家文化包含极其丰富的心理咨询与治疗的思想，对道家文化中具有科学性和现实价值的理念进行挖掘和提炼，可为心理咨询与治疗的本土化提供现实依据。

（一）道家认知疗法

"认知"是指对事或人的认识与看法，包括对自己的看法、对他人的想法、对环境的认识和对事的见解等。"认知疗法"认为一个人出现心理与行为方便的问题，常常是因为不正确的认知而导致的。道家文化正是通过改变认知来调解人的情绪，加强人的自控能力，使人的身心得到调整，心灵得到超脱。《老子》中论及了人的认知过程有三个阶段："观""明""玄览"。"观"就是直接观察，相当于"感知"。"故以身观身，以家观家，以乡观乡，以国观国，以天下观天下。吾何以知天下之然哉以此。"（《老子》第五十四章）意思是说，人们要认识事物的面目，必须对事物进行直接观察。但是在老子看来，通过"观"去认识事物只能了解事物"之然"，不能了解其"所以然"，因而要在"观"的基础上，使认识发展到"明"的阶段。"见小曰明。"（《老子》第五十二章）"知常曰明，不知常，妄作凶。"（《老子》第十六章）"知和曰常，知常日明。"（《老子》第五十五章）"明"就是"见小""知常"。"见小"就是要察见事物的细微之处；"知常"就是要了解事物的共相及其法则，了解事物的本质。"玄览"就是深观远明，从整体上把握事物的总规律，明白自然与人生的法则，达到"明大道"的境界。这样，人的认识就是符合客观规律的，个性中的缺陷会得到逐步完善。

在庄子看来，对事物认识是相对的，因此应该放弃一切对立和争论，做到"吾丧我"。"丧我"即去除成心、成见，打破以自我为中心。《庄子·齐物论》中说："物无非彼，物无非是。自彼则不见，自知则知之。"世界上的万事万物无非都是"彼"与"此"，"是"与"非"的关系，它们相互依存又相互转化。就像是非来自个人成见一样，每个人都有自己的是非标准，简单地肯定或否定从事物的本性来说是片面的。"知者之所不知，犹睨也"，是说认识主体还没有认识到的事物，就好像斜视的人有许多东西还没有看到一样，从而表明认识事物时总会有一定的局限性（高觉敷等，2005）。在人的认知方面，道家强调通过观念进行调节，以达到"长生久视"的效果。"飘风不终朝，骤雨不终日"（《老子》第二十三章），告诉人们黎明终究会冲破黑暗，身处逆境时不要沮丧，不要丧失信心；"反者道之动，弱者道之用"（《老子》第四十章），处于弱势时不必要灰心沮丧，因为弱能胜强，柔能胜刚；"祸莫大于不知足，咎莫大于欲得。故知足之足，常足矣！""知足不辱，知止不殆"（《老子》第四十四章），知足知止，调整期望值帮助患者调整自己的期望目标，知足的人才能经常体验到满足的欢乐。

张亚林和杨德森从1992年开始对道家的认知思想进行研究，于1995年正式创立了一门本土化心理咨询与治疗方法——道家认知疗法。它以道家的处世养生哲学为基础，参考西方认知治疗理论的成功经验，并结合研究者多年心理治疗的临床体会而创立。该疗法主要是改变来访者不适宜的认知观念，改变价值观，调节人们的负性情绪与矫正不良行为方式，以达到身心健康的目的，是符合中国人、中国社会与文化背景的一种认知行为心理咨询与治疗方法。

道家认知疗法吸取西方认知疗法的精华，二者既有相同之处，也有明显的不同之处。相同之处在于他们的理论假设，都认为人们对某种情境的解释和思考的方式——认知结构，影响其情感和行为反应，引发情感与行为问题。各种心理障碍是由个人对某些特定情境的认知歪曲造成的。因此，识别和矫正不良的认知，即认知重建是治疗各种情绪行为障碍的关键。道家认知疗法不同于西方认知疗法的关键在于它不仅关注来访者认知方式的偏差，更关注这些错误的认知方式产生的根源，认知内容的偏差，即价值观的偏差。因为价值观影响来访者的思维模式，当遭受精神应激时，它决定个体情感与行为反应的性质与程度，与个体的身心健康密切相关。这种价值观被命名为"投入与超脱"，投入可定义为与个人身心健康有关的，一种积极的认知，超脱则为一种消极的认知（周亮，2003）。道家认知疗法认为，"如果能在心理治疗过程中找到影响患者情绪和行为背后的价值观，结合患者所患疾病和所处的人生不同时期，根据道家处事养生原则调整其生活目标，改变既往认识事物的价值观，降低投入程度，尤其是当自己身心受到各种躯体和精神的创伤时，能按照道家顺应自然、安时处顺的保健原则，用退让超脱的方式去看问题，可能会收到釜底抽薪的效果"（朱金富等，2003）。杨德森、张亚林、肖水源等专家精心研究，总结出 32 字的道家认知心理治疗的八项原则，即利而不害，为而不争；少私寡欲，知足知止；知和处下，以柔胜刚；清静无为，顺其自然。张亚林等仿效艾利斯在合理情绪疗法（RET）中的步骤提出了道家认知疗法"ABCDE"技术（张亚林，杨德森，1998）。

A：测查当前精神压力（actual stress），此阶段主要是找出精神刺激因素，这在治疗应激性疾病中是首先需要做的。要消除患者的精神紧张就要弄清患者的真实感受，因此要评估患者的精神压力，了解精神刺激的来源、性质及严重程度，以便在治疗时采取相应的对策。

B：调查价值系统（belief system），主要帮助患者完成价值系统序列表。价值系统决定了人对事物的态度，制约其情绪反应和行为方式。理清患者的价值系统，可以深刻了解患者应激的主观原因，在运用道家思想帮助患者重建认知时有的放矢。

C：分析心理冲突和应对方式（conflict and coping styles），目的在于分析确定患者的心理冲突，了解患者的应对方式。通过对患者心理冲突的分析和应对方式的了解，就可以针对其不当或不足之处予以调整。

D：道家哲学思想的导入与实践（doctrine direction），此步骤是道家认知疗法的核心和关键。在简单介绍老庄哲学的基础上，逐字逐句地讲解道家认知疗法的四条原则，即 32 字保健诀，让患者反复颂读乃至背诵，领语道家思想的真谛。

E：评估与强化疗效（effect evaluation），了解原有的不合理观念是否完全改变，32 字保健诀是否字字落实。每次复诊，不仅要评估疗效，更要强化道家的认知观点，同时制定下一步治疗方案和目标。

道家认知疗法已应用于临床实践和心理干预。例如，张亚林等研究发现药物治疗与道家疗法结合治疗焦虑症，近期药物治疗能快速缓解症状，远期由道家疗法以维持和增加效果，可出现标本兼治的效果，两者相辅相成，是治疗焦虑症较为理想的选择（张亚林等，2000）。张高峰等在对焦虑的大学新生经过道家认知疗法的团体干预后，发现学生应对方式发生了很大变化，纠正了他们既往扭曲的认知观念，构建了新的、正确的认知模式，躯体症状、焦虑程度都有所减轻，并能够运用道家认知去解决面临的困难和挫折，从而树立了正确的人生观和价值观，提高了他们的心理健康水平（张高峰，翟自霞，2011）。周敏娟等研究发现道家处事养生原则作为老年人健康的价值观，不仅有助于缓解老人对衰老、疾病、死亡的担忧与恐惧，顺应自然，接受生老病亡的规律，正确对待疾病，求得精神上平安，还能提高对人的宽容度，改善人际关系，提高他们的主观幸福度和生活满意度（周敏娟等，2002）。

作为一门在心理学本土化浪潮中创立和发展起来的心理咨询与治疗方法，道家认知疗法经过临床实践，证明其在改善人们的心理方面取得了较好的效果，提高了心理研究的科学化水平。但作为一门新生的心理咨询与治疗方法，它不可避免地存在若干缺陷：道家认知疗法在实践层面上还处于探索验证阶段，没有雄厚的循证医学支持，临床实践的广度和深度不够；一个人的价值观是多年形成的，对于长期受儒家思想影响的人来说，很难接受道家的哲学思想的，很难通过量化的测量手段检验患者的价值观是否转变。因此，道家认知疗法在解决人的心理困境方面还任重而道远。

（二）"坐忘""心斋"法

这是一种道家理想人格的修养方式，也可以作为一种心理咨询的方式。对于"心斋"，庄子曰："若一志，无听之以耳而听之以心，无听之以心而听之以气。听止于耳，心止于符。气也者，虚而待物者也。唯道集虚。虚者，心斋也。"（《庄子·人世间》）庄子认为"听"有三种，听于耳、听于心、听于气。有时会听从自己的欲望和心智，听从自己的一己之见。难免会有"成心""机心"的出现，人也就心神不宁、焦虑不安。因此，庄子提出要通过"心斋"的方式才能摆脱这些困境。他用祭祀时的斋戒来比喻"心斋"的精神状态。"心斋"强调人与外物接触时，心不为外物所扰，通过对心的提升，使人的心灵达到虚静空明的境地。"心斋"关键在一个"虚"字，即内心没有任何杂念、妄念，非常洁净、虚静、安宁。

庄子发挥了老子"少私寡欲""绝圣弃智"的思想，对"坐忘"的内容做了如下阐述："忘乎物，忘乎天，其名为忘己。忘己之人，是之谓入于天。"（《庄子·天地》）要达到"坐忘"的状态，必须做到忘物、忘己、物我两忘。物即是天地万物，也包括人。忘物，即忘却一切外物的存在，做到物我合一，复归于自然之性。如果不能忘物，便会"乱天之经，逆物之情，玄天弗成"（《庄子·在宥》)。就是变乱了自然的秩序，背离了事物发展的规律。"忘己"即是"丧我"，抛弃一切情欲和认知，达到无知、无欲的状态，从精神上超越个体的有限存在，才能做到不以物喜，不以己悲，是人精神上的一次理性升华。人只有不执著于外物，不执著于自己，才能达到天人合一的境界。"堕肢体，黜聪明，离形去知，同于大通，此谓坐忘"（《庄子·大宗师》），让人去除生理之欲、伪诈之智，超越耳目心智的限制，从自身设定的规范中解脱出来，从是非得失中超脱出来，培养开放的心灵，方可"同于大通"，达到"同则无好，化则无常"的自由境界。"物我两忘"，就是在忘记天下之后忘记身外之万物，忘记生命，像早晨的太阳那样清明，体见独特的大道，进入不生不死的境界。这是"坐忘"所能达到的最高境界。例如，庄子所说："安排而去化，乃入于廖天一。"（《庄子·大宗师》）也就是安于命运，忘掉生死的变化，进入空虚的自然之中，并与之合为一体。道家的"坐忘"是一个由内而外、层层递进的精神升华过程。

道家的"坐忘""心斋"可以作为一种心理咨询方法。在现实生活中，人们往往热衷于追逐外物，固守于社会规范，以自己的成心来看待事情，就会产生许多偏见和虚妄，感到自己与这个社会格格不入，不能适应这个世界，就有了心理障碍。道家的"心斋"和"坐忘"为人们解脱自我中心、培养心之空明境界、获得自由心境提供了良好的方法。在咨询过程中，咨询师可以从来访者的认知入手，破除来访者的主观成见，除去"小我"达到与外物合一的"宇宙大我"。通过"心斋""坐忘"的方法让来访者从对外物的控制中隐退出来，摆脱认知的局限，以包容之心对待外物，让自我与外物处于一种融合状态，破除自我的"成心"，解除心的蒙蔽，在主体空明之心中把握事物，就达到了真知。在超个人心理疗法中常用的技术是静修，静修的过程是放弃一切进入意识中的杂念，拓宽意识领域、体验内心，达到和谐平静的心态的过程。道家的"心斋""坐忘"没有严格的程序，没有对环境的具体要求，它是来自生活而超越生活的修养，是不重形式的修养，是一个脱离世俗规则，达到内心明净的过程。超个人心理疗法的静修是个人内心的静修，是对生活的遗忘。研究表明，"通过静修，个人可以发生生理、心理上的变化，在生理上，会出现心律运动平和、血压下降等现象，在心理上，静修之人可以以平和之心看待事物，更能观察事物的本质，也能训练知觉的敏感性，并且长期静修者，还可以开悟，达到宇宙与我合一的境界"（Richard and Bergin，1997）。把人的精神从世俗的感性世界中抽离出来，这是道家对所处的世俗社会中的弊端所表现出的一种理性反思。这也是道家文化对世界的一份宝贵遗产。由此，道家的"心斋""坐忘"要靠直觉体悟，达到天人合一的境界，达到"以物观物""以天地之美为美"的境界，这是道家文化的精华，是西方超个人心理疗法所缺少和无法达到的。

"致虚守静"法：马斯洛把这一道家式的认知方式称为"在许多情况下这是一条通往更为可靠、更为真实的认知之路"。"致虚极，守静笃。万物并作，吾以观复。夫物芸芸，各复归其根。归根曰静，是谓复命。"（《道德经》第十六章）"致虚"是针对人们注重自我表现、自以为是、自夸自大的现象提出的。"虚"包括两层含义：一是使心灵进入宁静灵活的状态；二是虚怀若谷，不咄咄逼人。静是针对人的心理活动提出来的，"重为轻根，静为躁君"（《道德经》第二十二章）。静是动的主宰，静能治神躁，否则会"轻则失根，躁则失君"（《道德经》第二十二章），以静制动，克服轻浮、躁动的心理，才能保持身心健康。要求人们"静胜躁，寒胜热，清静为天下正"（《道德经》第四十五章）。要想集中精力干事，只有保持内心的平静，才能认真思考，听取不同的意见，做出正确的决策，这要求人们保持良好的心理素质。"虚"是本体，"静"在于运用，道家强调清静无为，以静制动，"夫物芸芸，各归其根，归根曰静，静曰复命"（《道德经》第十五章），达到"致虚极，守静笃"的境界，尽求排除杂念，始终如一地坚守清静，务使心神静而不躁。只要人们做到"致虚极，守静笃"，任何烦恼都能排除，任何困难都能克服，任何境遇都能对付。由此可见，在为人处事和待人接物上，"虚静"是保持心理健康的诀窍。排除外界的一切思虑杂念，反观内照，就能通情达理，不为外物所累，就能消解困扰自我的心理问题。

道家认为，当人的内心充满贪欲，就会执迷、纠缠某物，受它们摆布，在心理活动上失去自我控制能力，心理问题也就产生了，从而导致"不知常，妄作凶"（《道德经》第十六章）。只有清心寡欲，心无杂念，做事才能取得成功。相反，心里有名利的追求，有得失的忧虑，就很难成功。庄子列出了二十四种扰乱人心的因素："贵富显严名利六者，勃志也；容动色理气意六者，谬心也；恶欲喜怒哀乐六者，累德也；去就取与知能六者，塞道也。此四六者不荡胸中则正，正则静，静则明，明则虚，虚则无为而无不为也。"（《庄子·庚桑楚》）如果没有这二十四种扰乱意志、束缚心灵、有损德性、堵塞大道的因素，人的内心就会平正，内心平正就会安静，安静就能明智，明智就能空明，内心空明、虚静就可以"无为而无不为"。所以，以空明、虚静的心做事，是成功的保证。"梓庆削木为鐻，鐻成，见者惊犹鬼神。鲁侯见而问焉，曰：'子何术以为焉？'对曰：'臣工人，何术之有！虽然，有一焉。臣将为鐻，未尝敢以耗气也，必斋以静心。斋三日，而不敢怀庆赏爵禄；斋五日，不敢怀非誉巧拙；斋七日，辄然忘吾有四枝形体也。当是时也，无公朝，其巧专而外骨消；然后入山林，观天性；形躯至矣，然后成见鐻，然后加手焉；不然则已。则以天合天，器之所以疑神者，其是与！"

（《庄子·达生》）意思是说，有一个名为"庆"的木工做成的鐻鬼斧神工，令人惊奇。梓庆介绍他的经验是，动工之前，必须斋戒静心，循序渐进地去掉庆赏爵禄、是非毁誉之心，甚至忘记自身的形体，如此忘名忘利、忘物忘我，再到山林取材，然后动手制作。因为内心纯净，没有世俗的种种观念，自然能达到物我合一的境界，在此境界中制作，自然能巧夺天工。

"自然，道也，乐清静。希言，人清静。合自然，可久也。"（《老子·想尔注》）清静自然能使精神处于纯一的状态，它可以帮助人们摆脱外物对心灵的桎梏，节制贵、富、显、名等世俗欲望，调节过度的恶、喜、怒、哀、乐等情绪对身心的损害，勇敢面对逆境、挫折、失意和痛苦，减轻精神压力，克服焦虑、抑郁等负面心理和心理障碍，获得豁达、平和、宁静的心态，这恰恰是在现代生活中人们需要内心安宁的写照。

在心理咨询中，"致虚守静"要求来访者摒弃外界的牵累和一切杂念，咨询师尽量让来访者自然放松，弱化意识的控制，进入无思无想的虚静状态，意识自由飘逸的状态，使来访者进入与其自身内在节律一致的状态，这样被压抑的情感、体验就有可能从潜意识层面进入到意识层面，能够被知觉到，让各种平时被压制、被合理化、被忽视的感受得以呈现，从而更清楚地认识心理问题的实质。咨询师则保持内心的安静，不试图去强求什么，"静观默察，缄口不言之能力，善忍耐，守静笃"，"把自己作为静观默察沉思者"（吕锡琛，2003），才能认识事物的真相。

（三）行为矫正法

心理学认为，认知可以影响行为和情绪，反过来，行为和情绪也可以影响认知。在改变患者认知的同时，还需要改变患者的行为，才能够获得最后改变情绪的效果。在道家的处世养生理论的基础上，形成了若干行为训练的方法，主要有松静术和柔动术。

松静术是一种结合放松训练和冥想技术的方法，使患者体会到放松训练队肌肉和情绪的影响，促进身心康复。松静术分为放松训练和入静两部分内容。放松训练一般选在一个相对安静的环境，患者采取一种舒适的坐姿，感到毫无紧张之感。放松的顺序按照从头到脚的顺序进行，让全身所有的肌肉都处于松弛状态，享受松弛舒适的感觉。入静训练是在放松训练的基础上，调整呼吸和意念，把过去的烦恼和不愉快像扫垃圾一样从脑海中清除，对以后即将面临的问题和发展的结局不去想，让脑海保持一种清净，把意念集中于自己的呼吸上，逐渐进入万念皆空的境界。入静后，人就达到平心静气、泰然自若、心境坦然的和谐心理状态。松静术可以帮助人减轻焦虑，降低交感神经的张力，调整机体功能，治疗和防治疾病。

柔动术是与道家 32 字保健诀相结合，配合呼吸引导建立的运动体操，共分为四个环节。呼吸运动中，两臂向上举起时口中默念"利而不害"，两臂向下运动时默念"为而不争"；肢体运动中，两臂向前推出时默念"少私寡欲"，两臂收回时默念"知足知止"；旋转运动中，手臂向前推出旋转时默念"知和处下"，手臂收回时默念"以柔胜刚"；平衡运动中，手脚向上抬起时，口中默念"清静无为"，手脚向下运动时默念"顺其自然"。在运动过程中，要按照道家的"为而不争""顺其自然"来处理问题。通过这样的训练，可以提高人对精神紧张的耐受性，改善血管、神经的调节功能。

五、道家文化对世界心理咨询的贡献

现代西方一些心理学家如荣格、罗杰斯、马斯洛等深受中国道家文化的影响，吸收道家思想的精华，进行了专题论述，提出的独到见解，在心理咨询与治疗领域产生了深远影响。

被誉为"人本心理学之父"的马斯洛，深受道家思想的影响。早在 1942 年前后，马斯洛就深为完型心理学家韦特海默（M. Wertheimer）关于老子和禅宗的演讲所震动，对他"正在形成中的人格理论产生了极大的影响"（爱德华·霍夫曼，1998b）。马斯洛把老子的自然无为等思想引入到他的心理咨询与治疗实践之中，主要是他"坚定地认为，有效的心理咨询和心理治疗应该是道家式的"（爱德华·霍夫曼，1998a）。马斯洛提倡一种积极的人性观，认为人的本性是"先于善和恶"的，因此他强调心理疗法的主要途径在于：发现并保持一个人的真实本性，使其合乎本性地活着而"达到自我实现"。马斯洛列举自我实现者的特点如"与世界相互交融""自由""纯真""更纯粹处于心灵的层次""行为的圆满"等，与道家的圣人有很多吻合之处。在超个人心理咨询与治疗中，马斯洛认为人发展的最高层次是人将整个自然界纳入自身，与宇宙同一，这就进入了道家"天人合一"的境界，这与道家思想在深层次上是相通的。此外，马斯洛还主张"道家的客观"，在从事科学研究时，对研究对象要持有关爱、宽容的态度，也要重视"道家的了解事物的途径"（马斯洛，1987）。人本主义心理咨询的目标追求"去伪存真""成为自己"，去除蒙蔽住一个人本性的外在东西，唤醒一个人的本性，尊重一个人有按照他自己的本性去生活的权利，是和道家思想宗旨相符合的。马斯洛从道家得到灵感，为西方人找到了一条回归精神家园之路。

瑞士心理学家荣格十分推崇道家的对立统一、自然无为等观念，并将这些智慧吸收到其心理学体系之中。荣格曾在自传中写道："老子是有着与众不同的洞察力的一个代表性人物，他看到并体验到了价值与无价值性，而且在其生命行将结束之际，希望复归其本来的存在，复归到永恒的意义中去。见多识广的这位老者的原型是永恒地正确的。"（荣格，2005）道家思想得到荣格的深刻认同和特殊尊崇。在对《太乙金华宗旨》的研究之后，荣格走出了多年的困境，找到了在意识自我和集体潜意识中存在的联结点，形成了他关于集体潜意识的理论（荣格，1993）。荣格认识到每个人都不能过分地认同自己的社会角色，否则会生活在一种紧张的状态当中，这种主张与老子的抱朴守真等思想又不谋而合（冯川，1997）。荣格认为，道家无为而为的观点"的确是一种鲜为人知的技艺"，他深刻体悟到"无为"艺术对心理咨询的意义。"意识总是与心灵的发展掺合在一起，吹毛求疵，好为人师，从未让心灵在平静的环境中质朴地发展。"而如果改变这种做法，以质朴无为的态度处事，"问题就会变得十分简单"（荣格，卫礼贤，1993）。荣格通过心理咨询与治疗的实践，多方面地印证了道家"无为"的原则对于保证精神正常发展的作用。荣格写道："为了获得自身的解放，这些人究竟都做了些什么？……让一切顺其自然，无为而为，随心所欲，在心灵方面，也一定要顺其自然。"在咨询过程中，认为咨询师"必须遵从自然的指导"，"不是治疗的问题，而是发展潜伏在患者自身中的创造的可能性问题"。咨询师简单地顺其自然，让该发生的事情发生。只有当这一咨询过程不受外界控制，不受咨询师干预，自然产生作用时，才能最完满地完成。荣格从中国道家文化中汲取了丰富的营养，充实与完善了自己的心理学理论。

美国著名心理治疗家罗杰斯创立的当事人中心疗法充分体现了《道德经》当中事物的辩证统一思想，是心理学流派和东西哲学共同结合的产物，他把各家的立场整合成一家之长，开辟了新的发展和发展空间（Could，2000）。罗杰斯十分欣赏《老子》第五十七章中的一段话："我无为，而民自化；我好静，而民自正；我无事，而民自富；我无欲，而民自朴。"认为"无为"是人和万物的本性，如果人人都以无为为准则，与世无争，清心寡欲，天下就相安无事了。在他的"以人为中心疗法"中，也渗透着"我无为而民自化"的思想。在当事人中心疗法中，指出让当事人"变成自己"，对心理治疗师来说，不是把自己看成专家和权威，而是一个有专业知识的伙伴或朋友，抱着理解和宽容的态度，给予当事人无条件的积极关注，使其感到温暖并产生信任，咨询师耐心倾听当事人的陈述，达到共情理解，形成了一套独特的助人体系与方法。

　　由日本心理学家森田正马创立的森田疗法，就是森田深通道家的"顺应自然""自然无为"思想，并结合自己的临床经验创造的。森田疗法的基本原理就是顺应自然，为所当为。让患者承认自己的症状，接受自己本来的状态，不要改变它，同时将神经症的内在精神能量引导到日常生活中去，进行有目的的建设性活动，过一种常规、普通生活，其实也就是"道法自然"。森田疗法在心理临床治疗中取得了良好的治疗效果，也在西方国家得到广泛的传播和运用。

　　美国心理治疗家 Ronald S. Kurtz 和 G. J. Johanson 发掘《道德经》蕴含的心理健康思想，通过多年的实践和研究，合作撰写了理论性和指导性较强 *Grace Unfolding*：*Psychotherapy in the Spirit of the Tao*（中文译为《〈道德经〉与心理治疗》）一书。Dr. Wayne W. Dyer 撰写的 *Change Your Thoughts*，*Change Your Life*（中文译为《改变思维，改变生活》）等。道家的思想精华被越来越多的心理学家所汲取，涌现了不少佳作。

　　哈佛大学心理学教师泰勒·本·沙哈尔博士提出："积极心理学的实质其实就是在《道德经》的精华，只不过更系统化、科学化。现在的年轻人都热衷关注潮流，其实回归传统才会让我们更幸福。"（袁洪娟，2011）哈佛大学教授迈克·普特开设"中国哲学课"，认为"道家哲学家庄子主张，人们应培养在日常生活中'率性而为'的能力，而不是只做理性抉择"，对学生承诺"本课程可以改变你的人生"，普特成为哈佛大学第三位最受学生欢迎选修课的执棒者。普特教授借助中国传统文化，包括道家思想，对大学生进行心理健康教育，被认为富时代感，具有可行性、有效性和科学性（童薇菁，2013）。

　　道家文化在现代西方心理咨询治疗学的科学之光映照下，凸显出了现代价值，为陷入心理困扰、心理疾患，以及意义失落、精神空虚的现代人提供更多的对治之方，在抚慰心灵、缓解焦虑、健全人格等方面发挥着积极的作用。但是把道家文化应用在心理咨询中，也显现出它的局限性，如对于那些不接受道家思想、只进不退的人来说，在咨询中是很难发挥作用的；道家的哲学思想能否拿来作为心理咨询与治疗的原则还有待商榷，等等。值得一提的是，现代西方心理咨询师和治疗者对道学思想的理解尽管有些局限，但他们对于柔弱不争、自然无为、致虚守静等道家智慧的把握和诠释还是相当中肯的。马斯洛在《人性能达的境界》一书中写道："有机体更倾向于选择健康、成长。生物学上的成功，它已不是我们一个世纪前所设想的那样了。这一般地说是反专制的、反控制的。这使我复归往昔，并认真考虑全部道家的观点。"这启示我们，从古老的道家文化中汲取营养，是形成有中国特色心理咨询与治疗模式的必然之需。

第三节　佛家文化对心理咨询的贡献

佛家也称释家，是对中国佛教思想及其文化的代称。佛教基本经典《金刚经》开篇就写道："善男子、善女人发阿耨多罗三藐三菩提心。云何应住？云何降伏其心？"意思是说那些善男善女如果想修成至高无上的平等觉悟之心，要怎样才能守住心念，又怎样控制好自己的心灵以免受邪念的干扰呢？整部《金刚经》都在逐层深入地回答这个问题。禅宗经典《坛经》反复讲人的本心、自性、无念、自性自度、迷悟、无住、明心、正见、顿悟，就是一套心理学的语言。《坛经·忏悔品第六》中记录慧能为信徒传"五香"，即一戒香、二定香、三慧香、四解脱香、五解脱知见香，事实上就是一套有效的调适心理的方法。梁启超在清华大学讲课时曾指出："佛家所说的叫做'法'，倘若有人问我法是什么，我便一点不迟疑地答道：'就是心理学'。"（梁启超，1995）佛学与心理学有着不解之缘，而作为一种心理健康的保健方法，也为学者们所认同。

一、佛家的人性观

佛家心性本净、人性本善的思想承继了大乘佛教的有关人性善恶的总体思路。《大乘义章》将善恶分为三大类：一为顺益为善，违损为恶。若依此义，则上通佛菩萨，下极人天，其所修之行，名为善。招三途之因及人天中苦果之别报业，名为恶。认为所作所行能够得到人天以上果报的都属于善行，而众生今世能成人，即是前世行善的结果。二为顺理为善，违理为恶。理者无相空性也，例如行布施，所施者能施者施物之三轮物存于意中，是违于无相空性之理之有相行也，若不存三轮之相，是顺于理之无相行也。因之顺理为善，违理为恶。若依此义则上从佛菩萨下极二乘，其所修之善法名善，人天众生所修之善法，总为有相行，名之为恶。告诫人们要严格要求自己，自律持戒，抓紧机会行善，要对自己的习气、不足不断反思，进行纠正，这样的善才是稳定的善。三为体顺为善，体违为恶。法界之真性，为己自体，体性缘起而成行德，所行自体无如心不缘理，所谓随心之欲而不超轨之境界也，是名为善。若依此义则凡夫二乘无论，即上至三乘，总其缘修之善行，齐为恶也。"佛教谈善恶，不完全是谈人性善恶，还包括对佛与众生本质的善恶判断；佛教谈人性善恶，不完全谈世俗伦理意义上的善恶，其善恶之性，还有法性、真性、理性、体性的意思。""因此，中国佛教谈人性善恶，就不限于世俗伦理的意义范围，除世俗意义上的善恶外，识见心体，了

解佛理，证悟解脱才是至善。"（王月清，1999）

二、佛家文化中的心理卫生思想

千百年来，佛价思想在中国，无论是对士大夫还是对普通民众，都产生了深远的影响。佛家思想中不仅包含着人生智慧，而且也包含着心理卫生的思想，对净化人的生命、解决心理困扰、预防心理疾病具有很好的启示作用。

佛家文化对"心病"的认识。佛家认为百病由心造，四大失调为基本病机。《童蒙止观》说："由心识上缘，故令四大不调；若安心在下，四大自然调适，众病除矣。"四大即地、水、风、火。佛家认为，一切的疾病全部是由心的善恶造成的。《摩诃止观弘决会本》中云："四大是身病，三毒是心病。"三毒是指贪、瞋、痴。贪指贪爱五欲，瞋是瞋无忍，痴是愚痴无明。这三者是时间一切烦恼的根本，故称三毒。《大智度论》对烦恼的解释是："烦恼者，能令心烦，能作恼故，名为烦恼。"可见，烦恼是人心中的大敌，是迫害人健康的毒素。越来越多的烦恼就会成病因，造成生生不息的苦果，而导致四大失调。如果能抛弃一切欲念，丢下一切烦恼，把意念平息下来，血气调和，四大协和，病痛自会消除。那么心病由何而来？心病多由我执、我见、我憎、我爱、三毒、四倒等烦恼习惯所致。《维摩诘经》说："是身为灾，百一病恼，一大增损，则百一病生；四大增损，四百四病，同时俱作。"佛家认为心病是因为横执我见，任性纵欲而已。按照汉地古大德的说法，凡夫时时处处无不处于恐怖之中。"恐怖"包括以下五种。①不活恐怖：为了衣、食、住、行而终日奔波忙碌，时时为生活而忧心忡忡、瞻前顾后的恐怖；②恶名恐怖：唯恐无辜遭人毁谤，空落骂名、遭人非议的恐怖；③死亡恐怖：留恋娑婆世界，贪生怕死的恐怖；④恶道恐怖：畏惧三恶道之剧苦的恐怖；⑤大众威德恐怖：因害怕出现过失而畏缩不前、退避三舍，不敢勇挑重担的恐怖。大凡恐怖者，必定心存得失，这种得失心，就是因我执而引起的，即执著于"我"的观念，一切的实相都变得模糊不清，放纵自己，欲念过多，所以徒增许多烦恼，这些烦恼被佛家认为是医学的根本病因，也是主要病机的表现。佛家主张百病由心，所以治疗也在于治心。《近思录存养》说："明道先生曰：'人有四百四病，皆不由自家，则是心须教由自家'。"人要想去病，就要自我约束，自律自反，走出人生的困境，获得某种精神满足。佛家强调精神治疗的作用。

人际交往的原则和技巧。佛教十分重视交友，《本事经》卷六佛言谓"亲近有智人，速能珍众苦"。《杂阿含》卷四第 86 经佛陀教在家人获得现法安乐的四大要点之第三"善知识具足"，即结交良师益友。《四分律》卷四一佛谓亲友之间应以七法相待：难与能与、难作能作、难忍能忍、密事相语、不相发露、遭苦不舍、贫贱不轻。同时，告诫人们要远离恶友，恶友貌似亲密，或似畏伏，或似敬顺，或常进美言媚语，实则别有所图；或先予后夺，或与少望多，或为利故亲，若有危难，便会翻脸舍弃，乃至落井下石。《大善权经》佛言朋友之间相处之要有三："一者见有过失，辄相谏晓；二者见有好事，深生随喜；三者在于苦厄，不相弃舍。"

如何与人交往，佛家文化认为要有慈悲之心。大乘佛教宣扬"大慈大悲之心"也就普度众生。"慈"指给人欢乐；"悲"指替人承受苦难。《即兴自说·居士经》佛偈言："有苦有难者，当去多关照；人与人之间，相爱互友好。"《大宝积经》卷八五谓菩萨应"于一切有情起利益安乐增上意乐"。意思是说应当热情主动地做一切众生的挚友助伴，做众生"不请之友"，则会受到众人的爱戴。一个慈悲心深厚、关心别人、热心助人为乐的人，走到哪里都会有众多的朋友、良好的人缘，能从中吸取精神营养而活得充实、健康。

与人交往要懂得沟通、宽容与合作。星云和尚认为在人际交往中要做到四互：互通、互助、互赞、互敬。达摩难陀法师在《如何无忧无虑地生活》说：避免争吵，对别人的侮辱，学会以冷静的态度，以反讽回报。耕云在《幸福之道》中说学佛人应"见人一善，忘其百非"，普天下无我不能原谅的人。宋简堂行机禅师说：修身治心，则与人共其道；兴事立业，则与人共其功；道成功者，则与人共其名。这些箴言都告诉人们，人与人之间需要多沟通，才能消除误会，互相了解，对别人应多宽容而少苛责。

还要做到谦恭有礼。《小品般若经·大如品》教导菩萨对一切众生应行的十种心中，有"谦下心"。谦卑，是佛教和其他多种宗教所崇尚的美德，《大乘本生心地观经》卷五教导菩萨应"观诸众生是佛化身，观于自身实为愚夫；观诸有情作尊贵想，观于自身为童仆想"。《法华经》中描述的常不轻菩萨，见一切人皆恭敬礼拜。佛教十分重视礼节，教人以欢喜的态度、温和的笑容和语言待人。《大宝积经》卷八五说菩萨应对一切众生"应量而语故，含笑先言"。《月灯三昧经》卷一说菩萨应面常怡悦、言辞和雅、恒先慰问、恭敬尊长。《瑜伽师地论》卷二五说见人应"远离颦蹙，舒颜平视，常为爱语"，这样的人"性多摄受善法朋侣"，"是名贤善"，这种贤善之人，必为人们所喜爱，必有许多好朋友，而且生活得愉快。在交往中要尊重别人，保持温和有礼的态度，懂得谦让，虚怀若谷，自他兼顾，才是真正的赢家。

培养说话的技巧，避免言语伤人。《法句经》佛言："夫士之生，斧在口中，所以斩身，只因恶言。"不要出口伤人，于人于己都不利。《瑜伽师地论》卷四三说"若有因缘须现谈谑，称理而为"，戏谑、开玩笑可以，但玩笑应该开得合理、有分寸。不要轻信和传播不利于他人的闲话，天如惟则禅师偈说："世人爱听人言语，言语从来赚杀人。"佛家认为，要说真心话和有把握的话，谈吐要中肯，不偏激，不自卑，不恶言相向，不揭短，不讽刺，多谈事少谈人，多赞美少批评，等等，这些对现代人的交往都是非常有益的。

佛家对人际交往还有很多真知灼见，如《坛经》上说："自性若悟，众生是佛；自性若迷，佛是众生。自性平等，众生是佛；自性邪险，佛是众生。"体现了众生平等的思想，在与人交往中要实现人人平等。《大宝积经》卷八五说"不以慈心，不举他过"，批评他人须善巧。《瑜伽师地论》卷四十说菩萨应"随他心而转"，与人交往，应善于体察他人心意，顺其所好。在人际交往中乐于并善于与他人交往，接纳他人，在交往中增进理解，升华感情，怡养身心，激发灵智，形成融洽和睦的人际关系，佛家文化的人际观念与现代心理健康理论是相契合的。

情绪的管理与调节。保持良好的情绪，不仅是从事各种事业和社会活动所需要的，而且是保持个人身心健康的基本保证，被看做心理养生的要道。佛家文化教给人们许多清除负面情绪、保持积极情绪和良好心理状态的技术，例如，《大般涅槃经》卷十八所言："若常愁苦，愁即增长，如人喜眠，眠则滋多。"生活中应清除心理垃圾，经常观察自己的情绪状态，多体验积极情绪，有计划地消除消极情绪。在情绪管理上，重点论述以下几个方面：

（1）息怒。佛书谓"瞋是心中火，能烧功德林"。瞋怒，被佛教尤其是大乘看做危害最大的烦恼，有多种对治之道。佛书讲了多种降伏瞋恨愤怒的技巧，主要有：《增支部·降伏瞋恨经》佛言："恨永不会因恨而停止，只有爱能够疗伤"，发起令其快乐的慈心，将此慈心转移于引起自己恼怒的人，或想他的优点而对他生起慈心；土丹尼准法师在《告别瞋怒，步向安宁》中说"妄念起时，知而勿随，亦不压制"，舍弃恼怒才能令心放松、平静；一行禅师在《转化与治疗》中教导人们：不去注意愤怒的对象而先反观自己的内在，深观愤怒植根于自己的欲望、自大、毛躁及猜疑，环境与他人是次要因素。心理学家常说：发泄与强压怒火是两种极端的处理方式，都无法真正去除恼怒。真正能根除恼怒的方法只有大乘菩萨行以无所得的般若智慧使自心安忍不动的"忍度"。

（2）消除嫉妒。《法句经·利养品》佛言："嫉先创己，然后创人，击人得击，是不得除。"意思是说，嫉妒的结果首先是损伤自己，其次是损伤别人，然后受到别人报复的损伤。治疗嫉妒的良药是随喜。土丹尼准法师在《开阔心，清净心》中说，嫉妒时，尝试从对方的角度去看问题，明白他因此而高兴，也希望别人为他高兴，应与他一起分享成功的喜悦。为别人的成功而欢喜，会使大家都欢喜。心理学认为，消除嫉妒的积极方法：一是将嫉妒作为一种促进自己的动力，通过努力取得成就而超过对手；二是主动去帮助所嫉妒者，从对方的感谢和自己的付出中消除嫉妒。

（3）消除恐惧。恐惧是人情感中难解的症结之一，它会令人紧张不安、震憟、心慌、忧虑。如何消除恐惧？《小品般若经·阿惟越致相品》说"菩萨常应不惊不怖"，对有害的恐惧应不掩饰、不逃避，要面对它，了解它是自己虚构出来的东西，其真性是一种精神力量，可以激励自己，把恐惧转化为勇气。《般若心经》云："以无所得故，无有恐怖。"想到菩萨的加持，从心中放射出强大的力量，驱散恐惧。提醒自己：这只是我心中的一种情绪而已，我可以放下它。保持身体和呼吸放松，有意使自己舒适、轻松。

（4）消除忧郁。"忧郁"之义，同现代汉语，指焦虑、忧烦等负面心态。洪启嵩的《以禅疗心》说，修净水观，想象清净的水，观想自己化为净水，在心海中描绘人生远景，可以治疗悲伤忧郁。想象自己像水一样放松，骨骼像海绵一样放松，全身由雪化成水，发觉那潜藏在内心底层的本心，将会获得解脱和快乐，发现生活、世界无处不是美好。

在情绪的管理上，佛家还提出许多具体的方法：

（1）自我宣泄法。《摩诃止观》卷二云："如人忧喜郁怫，举声歌哭悲笑，则畅。"卷五解释道："如人极忧，大哭则畅。若有极喜，纵歌则畅。……重忧大喜，在意未泄，故以身口歌哭助也。"心中的痛苦、郁气、怒气、怨气等，必须想办法发泄，不能积存在心。可用礼佛、哭喊、长吁短叹、唱歌等方法宣泄。心理学研究发现，哭能排泄不良情绪，有利于健康，大哭或大笑一场，可以治疗悲伤。

（2）读书诵经法。《苕溪渔隐》云："盖其意典雅，读之者悦然，不觉沉疴之去体也。"书是人的最佳的精神滋补品，静心读书，在读书中与圣贤哲人、名家对话，不但增加知识，而且可调节心情，减轻压力，提高精神境界。尤其是阅读佛书，念诵佛经，属多闻与般若的修习，其调节情绪、升华心灵的妙用，非一般书籍可比。

（3）对待弱点法：佛教以"覆"（掩盖过错和弱点）为不善法，列为应弃除的烦恼。越是担心暴露自己的弱点，越容易处处防卫，只能使人消极退却，自尊受损，失去自信。所以要承认自己并非完美，正视弱点缺陷，从挫折中吸取教训。

（4）微笑法。《瑜伽师地论》卷四三说，菩萨应对众生恒常"舒颜平视，含笑为先"。星云法师称"快乐地微笑是保持生命健康的唯一药石"。科学家说微笑时身体释放免疫物质，笑能刺激体内释放内啡酞，产生幸福感。经常使自己的表情怡悦、轻松、自然，是一种有效的自我调节心理技术。

从佛家看来，情绪管理法多属世间善法，只能暂时制伏消极情绪，有些方法还有压抑的副作用，难以从根本上消除。《西藏医心术》强调，破除一切心病的根源——我执，是最佳的治疗方法，"体悟心的真性是最究竟的治疗"。只有用佛家无常无我的正见如实观察烦恼性空，乃至明见自己心性，才能从根本上消除负面情绪，转消极情绪为菩提。

人生难免会遇到难以越过的关隘。各种突变和挫折对人的精神打击最大，甚至会出现心理危机。如何提高应付突变的能力，从危机中寻找机遇，从挫折中吸取经验教训，佛家文化中做出回答。佛教把挫折和厄难称为"魔障"，降魔，是成道的必由之径。《华严经》卷五四说菩萨应以魔宫殿为园林，降伏魔众。佛经说，面临任何挫折，都要保持自心的宁静，犹如坚石、大山，不为风雨所动摇。大乘菩萨行六度中的忍度和精进度，更要求菩萨以无所得的般若智慧为导，忍耐、承受挫折、失败和痛苦，面对挫折厄难毫不动心。藕益的《十大碍行跋》谓佛祖圣贤未有不以逆境为大炉鞲者，佛四圣谛，苦谛居初，又称八苦为八师。"美玉不琢不成器，顽金不锻不致精，钟不击不鸣，刀不磨不利。岂有天生弥勒、自然释迦！欲为圣贤佛祖，必受恶骂如饮甘露，遇横逆如获至宝。"一些困难会成为加深智慧、耐心、悲悯、成功的根源，在最脆弱之处，最易觉察到生命的神秘。当我们明白所受的痛苦只是所有生灵分享的更大痛苦的一部分时，心灵的力量就产生了。佛教心理学家认为对待挫折和危机的方法有：坦然接受，变痛苦为品尝的体验，学会适应不可避免的事实；积极迎战，找准消除困难的突破口，抓住机会妥善处理好问题；用"无住"为诀，尽快忘记挫折与失败，往前看而不往后看，提高取得成功的自信；将困难包容于禅修中，让自己平静而乐于接纳，以智慧代替争战，化困境为财富。

佛家对于心理健康的认识从个体与环境、与他人、与自身的关系着手，将心理健康看成是"心安"，个体只有获得"心安"，才能"转物"，一种"心注一境"的体验，更注重引导自身与帮助他人，蕴含强烈的人文情怀。从佛家的思想中体现出蕴含的心理学价值，可以为解决现代人的心理健康问题发挥作用。

三、佛家文化中的心理咨询思想

佛学强调以人为本，需要处理好人我、物我关系及身心关系，同时也认为一切皆苦，并把引起苦的原因称为集，消除苦的方法称为道，最后的解脱称为灭，把苦、集、灭、道合称四圣谛。在心理咨询学中，可以把苦理解为心理障碍的原因，道是心理治疗的方法，灭即为心理障碍消除后的健康状态，可见，佛学与心理咨询是有关联的。

（一）心理咨询的目标——调心

《中华佛教百科全书》有这样一句："由缘起法，吾人可轻易地离苦得乐；止息生死轮回之苦，享受解脱涅槃之乐。释尊所发现的真理就是缘起法，且由此而成佛。"缘起是指世界上的一切事物包括人生和现象的生起都是有原因、有条件的，一旦这些条件起了变化或不存在，该事物也就发生变化或不存在了。万法皆因缘而起，永不停息，无常变化。人为什么会烦恼，是因为他看不到万物空的本性，"放不下""执著"，所以才烦恼不断。佛家认为对于任何事情都不要执著。执著是愚痴、无明的表现。人们所执著的东西很可能不是其所认为的那样，事情是按照规律发展的，所有的执著都是不必要的，是自寻烦恼而已。"万法无常，皆因缘变化"，正确的做法就是"放下""不执著"，这才是使人摆脱愁绪的解脱之道。这就是佛家思想核心的"调心理论"。

在《金刚经》中，可以领悟到佛家思想中心理咨询目标则最为本质——调心。《金刚经》第二品中须菩提就提出"云何应住，云何降伏其心"的问题；第十品中佛祖说"应如是生清静心，不应住色生心，不应住声香味触法生心"；第十八品中佛祖语重心长地教导说："须菩提，过去心不可得，现在心不可得，未来心不可得"。从《金刚经》可以看出，使来访者得到清静心，也就是菩提心。"心杂染故，有情杂染；心清净故，有情清净。"佛家认为六根缘六境，不要起贪求心、嗔恨心、痴惑心，保持清净之心，就要以真诚心对治妄心；以清静心对浮躁心；以平等心对傲慢心；以正觉心对治邪心。久而久之，即能达到净化思想、净化世界的目的。

（二）佛家文化对心理咨询要素的启示

1. 来访者要弃迷而悟

不同的心理咨询流派对心理障碍的形成原因分析和解释是不同的。精神分析流派认为心理疾病源自来访者内心的冲突；行为主义则认为人的心理疾病是由不适当的学习所致；认知主义认为非合理信念是导致来访者心理疾病的主要原因；等等。然而各个流派都有一个共同点，即这些来访者是否"正常"，表现出这些行为是不是与社会文化相适应。《金刚经》则认为来访者遇到困扰是由于心有所住，住于相，住于尘。应生无所住心，即离一切诸相的心态，有一个成佛的观念，人就解脱了。《坛经》第二品中提到"前念迷即凡夫，后念悟即佛"。凡夫俗子与佛的区别在于迷与悟的不同，凡夫俗子迷恋六尘四相，所以烦恼不断，也就产生了心理疾病。但每个人有迷的可能性，也就有悟的可能性。禅宗认为"悟即菩提"，一个人只有通过自我顿悟，才能达到认识自我。法远禅师说："心为一身之主，万行之本，心不妙悟，妄情既生，见理不明，是非谬乱。所以治心须求妙悟，悟则神和气静，容静色庄，妄想情虚皆融为真心矣。"（王绍潘，1993）所以，来访者带着自己的烦恼来到咨询室时，是意识到他有了成长的可能性。咨询师在来访者迷时助他，陪伴他走一段路程，最终使得来访者解脱出来，寻得清净心。

2. 咨询师要自我觉知，有慈悲心

在佛家思想中，"我执"是指人们对虚幻不实、五蕴和合的身心，固执地认为存在一个能自在主宰的实我，以自我为中心，执著在意自我而忽略别人，把"我"当真了。在心理咨询中，咨询师易犯的问题是过于执著于"我相"，执著于自身的人格，执著于自身的情感和经历。如此，咨询师不能将自己作为一个容器来承接来访者的情绪，混淆了自身的生活经历与来访者之间的区别，容易使得自身与来访者之间发生了纠缠，来访者在人格或情绪上便很难与咨询师分开，咨询效果也就不明显了。《心经》说："色不异空，空不异色；色即是空，空即是色。受想行识，亦复如是。"色指眼根所取之境，意指空无、空虚、空寂、空净、非有。《金刚经》给出走出咨询困境的办法是"空"，"不住四相"，不光不住我相，还要不住人相、众生相、寿者相。作为咨询师，一直保持放空、觉悟的状态可能比较难，当不能完全清空自己时，要能够意识到自己当时的状态，除了需要觉知来访者的情绪与感受之外，还要觉知自己当前的情绪，这样的觉知状态可以避免自己与来访者情绪上的纠缠，避免产生逆向移情。这种自我觉知的能力，就如自我内在的"第三只眼睛"（Schoenewolf，2007），帮助自己自我观察，自我督导，这样，咨询师才可以在已有的基础上不断进步。

在佛家看来，众生是平等的、没有任何区别的，应该无条件地帮助所有众生解脱烦恼。《大智度论》言："大慈与一切众生乐，大悲拔一切众生苦。"心理咨询师具有一颗慈悲心，是从事这项工作的前提和基本要求。因为具有慈悲心、强烈的使命感和责任感，对来访者努力提供帮助，才能使工作更加具有主动性，开发无穷的潜能，达到事半功倍的效果。心理咨询工作不仅仅是通过个人努力和技术娴熟就能胜任的，关键是个人的素质，心理咨询工作的高尚性就在于它是一项无私帮助他人的工作。"慈悲为怀"的精神对心理咨询中的共情技术有所启发。"共情,作为一种咨询技术,通常是指心理咨询者要设身处地的理解来访者知觉外部世界的方式,感受其体验到的世界,分享其对外部刺激的心理反应,并将自己的准确理解有效地反馈给来访者,并以此促进来访者自我分析、自我觉悟、自我认知能力的成长。"(于鲁文,2003)共情是心理咨询的一项非常重要的技术,咨询师是否具有真诚帮助来访者的慈悲心,决定能否真正做到设身处地地为来访者着想,影响到共情效果。佛教与众生同苦同乐的慈悲精神能够提高心理咨询中的共情技术。

3. 对咨询理论与技术要去"法执"

和"我执"相对应的是"法执",意思是说:固执一切诸法,不知道世间事万物都是随着客观条件的变化而变化的。因此,佛陀说:"诸法因缘生,诸法因缘灭。"由于执著于"我",便成烦恼障。由于执著于"法",便成所知障。在心理咨询中,"法"就是心理咨询的理论和技术,是为了治疗来访者所需的工具。咨询师在咨询过程中,容易犯的一个问题是"法执",即过于看重自己所学的心理咨询理论与技术。这里面有两种表现形式:一是过于看重心理咨询的理论与技术,认为技术是万能的,忽视了人性的问题;二是只看重自己所学的咨询理论与技术,对他人所倡导的嗤之以鼻,易导致派别之分。《金刚经》第六品记载:"汝等比丘,知我说法如筏喻者。法尚应舍,何况非法?"把"法"比喻为是渡河的筏子,一旦明白了世界的本质,就应该登"岸"弃"筏"。提醒我们不要去执著于手中的工具,而要"得鱼而忘筌,得兔而忘蹄,得意而忘言"(黄建陵,2008)。因此,对那些执著于"法"的咨询师来说,咨询的理论与技术固然重要,但这是前人积累的结果,不要看重自己所认可的咨询理论与技术,应该根据来访者的个性特点、表现症状等采用不同的方法,方能取得良好的咨询效果。

四、佛家文化中的心理咨询方法

从心理学角度用科学的方式解读佛教思想是近几年来学者们研究的内容。他们希望把佛教从宗教大背景中释放出来作为心理保健的新途径,关注佛教对人心灵的医治和提升,成为心理咨询与治疗领域的发展趋势。

(一)中国佛家文化的心理咨询资源

中国佛学有四大宗派,即天台宗、唯识宗、华严宗与禅宗。其中,禅宗是在唐代建立起来的，与中国文化精神结合，形成中国最大的佛教派别。从传统文化看，中国人极为重视自我改进与修身养性，经由内省内修达到理想人格，这与强调从心地起修、自我超越的禅与禅修思想是相契合的。

禅宗以"禅"为宗，禅即"真心"，是从贪婪、执著中解脱之后的恬适和睿智。在佛教史上的禅，可分为小乘禅和大乘禅两大类。小乘禅提倡通过修禅实践去体悟佛教的真理，以断除无明和欲望，获得个体精神上的解脱。大乘禅是在小乘禅的基础上发展起来的。从修禅的形式上看，小乘佛教以自度为主，独处清静的山林，息一切思，去一切想；大乘佛教则强调普度众生，突出心性的清净，心定而一切净。禅的精神实质就是顿悟与超越。

禅宗的主要修行方式是禅定。《坛经·坐禅品》曰："外离相即禅，内不乱即定。外禅内定，是为禅定。""禅"是外不着相，在身心宁静的状态下进行深入思考；"定"是内不动心，是心灵的一种高度聚焦、专注一境而达到不散乱的状态。禅定是指通过一些技巧和修行达到专注一境、心不散乱的内心状态，即"心一境性"，所谓心一境性，就是能把混乱的思绪平静下来，外"禅"内"定"，把心约束在一处一境。禅宗"不立文字，教外别传，直指人心，见性成佛"，强调"道由心悟"，认为人的自性是佛，不必外求，从自己的心灵去体认，便能解脱成佛。历代禅师都把实现自我觉悟、开启自己清净内心作为人生的最高追求。《坛经》说"世人性本自净，万法在自性"，这是说要明心见性，人要明了自己的心的本来面目和本真状态。只有了解自己，才能有悟的能力。这种悟不是一般所谓的知性理解，而是一种醒觉，一种清醒的、理清客观的事和主观的我之间的关系。通过禅定能悟到对"人生本相的体察、生命法则的透视、事时变幻想的感悟和宇宙真谛的洞见"（严冬，1997）。只有通过悟，才能以真如之心感悟宇宙的本真面目，感悟生命的本真状态，感悟生命间的共鸣。悟的境界是追求对人生、宇宙的价值、意义的深刻把握，也即对人生、宇宙的本体的整体融通，对生命真谛的体认。在心理咨询中帮助来访者运用自我顿悟，形成新的自我认识，就能不断对新的认识进行检验和修正，维持心理上的平衡。

"修止观"是各家禅法所共有的特质，是引导修行者进入佛国的两种修行方法。"止"是抚平内心的躁动，把心静止下来，使心如明镜止水。"止"在佛法里以"善心一境"为特征，就是将心停住在某个特定一点上。佛家认为，人的意念犹如阳光中的灰尘，不能不平息。在修止的过程中，需要个体内心真正的认同，即修定是自发的行为。如果刻意为之，规定时间地点，执意去做，反而无功而返。如何"修止"，南怀瑾认为，就是通过守窍、炼气、念佛、观想等方法，把心念专一止于一点上，分为四个步骤：第一步为"专一"，即止于一点。第二步为"离戏","戏"就是戏论的意思,"空、有、非空非有、即空即有"这些境界都是戏论,都是在说笑话,落实到修行步骤上,就是达到这些层次后不要执著,"离空""离有""离非空非有""离即空即有"。第三步为"一味",即在动静之中始终如一、持之不变,不受身心内外环境的干扰,达到如《楞严经》所云境界"外息诸缘,内心无喘"。第四步为"无修无证",此为大乘所认为的止,即无须做功夫修止,也不生起已得道的心,此阶段即做到"无事不定、无时不定、无处不定"(南怀瑾,2002)。在禅修时,如果仅仅停留在止的阶段,只是暂时压念,触景生情,仍会引发人生的烦恼。在得"止"以后,凭借止力而修"观",运用思维的专心致志,对人生的根本问题追思,从而获得心灵的净化和超脱,摆脱人生的苦恼。心理学认为,平静而愉快的心情是健康的心理状态的主要标志之一。

禅宗中的静坐是一种"内化自我式"的心理分析术。静坐通过协调全身的组织机能,使其发挥最高功能。静坐方式为"结枷跌坐",即小腿屈叠放在大腿上,脊梁骨挺直,下巴微收,气沉丹田,静静地自然呼吸,目光微团或集中于某一目标上,脑中要摒除杂念,集中精神。以调身、调息和调心的方法,减轻交感神经系统的负荷,淡化主观意识的影响,使主观意识消融于客观意识之中,忘却自我的存在,逐渐进入一种特殊的入静状态。静坐一法,佛家称为坐禅。坐禅的前提是在一宁静之处,避开外界干扰,规范自身行为;坐禅的核心是摈弃一切杂念,保持心灵的安稳,精神高度集中,专心致志;坐禅的终极目标是了悟人生,追求真理,达到智慧的境界。著名佛学者圣严法师认为,从坐禅的方式中,我们可以得到三大益处:坚韧的体魄、敏捷的头脑、净化的人格。通过坐禅来引发生命的活力,发掘智慧的潜能,以达到人格的完善和净化。而静坐在心理健康方面的实质功能已得到证实。心理学家谢利(M. Shelly)证明,静坐能使人变得较快乐、轻松、不悲伤、工作能力增强等,能使人沉溺在疲惫、紧张、焦虑、沮丧之中的时间愈来愈短暂;静坐能使人学会自制,社交力、自信心、情绪控制都明显增加。现代西方心理咨询中治疗的静默疗法正是吸取了佛家的这种理念,使来访者达到精神松弛、提高领悟力和随意控制自己的心理活动的境界。

接化方式与修持方法是机锋、棒喝、公案。机锋又称作禅机。机是指受教法激发而灵活的心性,锋指语言的锐利,在此指活用禅机的敏锐态度。"机锋"是禅师根据学人的根器、当下心理状况及在场环境而突然生发的、直指清净本质的话语,其目的是让人当下打开清净自性(吕澂,1979)。机锋通过破除人们对语言的执著和迷信,将世俗逻辑摧毁,到语言不能到达的地方,打开新境界。机锋的话语含蓄、形象生动。在心理咨询中,咨询师的一句妙语,隽永深长,出人表意，可以使来访者产生认知上的觉悟。它能引导来访者进行新的体验。

棒喝是在机锋的基础上发展而来的。禅师对参禅的初学者，不从正面答复其所问，或以棒打，或大喝一声，以一种强烈的冲击式来开导初学者，激发紧张意识，唤起自我内心的觉醒。棒喝作为一种强刺激，可以使人迅速地从已经习惯了的思维定势中摆脱出来，破除其知见迷妄，实现心灵的转化、内在的超越。棒喝实质上是一种非语言的辅导方式。意义在于它超越了语言文字的含义，直截了当，不容思考，当下即是，豁然开悟。

公案原意指官府判决是非的案例。禅宗借用它专指高僧的言说、看法、机锋、动作等的记录。公案不能以理性和原来的认知来解释，否则会落入虚妄之门。禅宗的公案是超越逻辑的，它颠覆了人们依靠逻辑思维，产生预期推断知识的认知，也就是说，公案是一个问题、一个挑战，在此背后隐藏着深刻的含义或智慧。使修禅者放下头脑中的知识、逻辑、观念，去体验清净空寂的本性。公案的目的就是引导初学者进行人生的思考，自我如何在内心生成了困境，这在禅中称为"大疑团"。只有当他出现大疑团时，才有可能将困惑根除，解决的契机就是悟，禅师通过眼神、动作、言语等，激发初学者内在的认知和理性的突破，疑团消除，人豁然开朗，达到身心和谐的状态。

（二）佛家文化对世界心理咨询的贡献

禅是独特的文化现象，是研究心理学不可或缺的学问。禅也是一门修身养性的人生艺术，追求完整的个性化人格，是一门心理咨询与治疗的学问。禅宗是中国文化和思想的产物，20 世纪 60 年代起，伴随着人本主义心理学的崛起，东西方心理治疗界对禅宗产生了浓厚的兴趣，以禅宗的理论与方法为基础创立了多种心理咨询与治疗的方法。

1. 正念疗法

"正念"这个概念最初源于佛教禅宗，从坐禅、冥想、参悟等发展而来，是佛教修行"八正道"之一。《楞伽师资记》中记载：正念即"亦不念佛，亦不捉心，亦不看心，亦不计心，亦不思维，亦不观行，亦不散乱，直任运"。正念就是指四个安顿心念的处所，即身、受、心、法。乔·卡巴金（Jon Kabat-Zinn）将"正念"定义为："一种觉知力：是通过有目的地将注意力集中于当下，不加评判地觉知一个又一个瞬间所呈现的体验，而涌现出的一种觉知力。"（Kabat-Zinn, 2003）因为正念"能帮助我们从这种惯性又无知无觉的睡眠状态醒过来，从而能触及生活里自觉与不自觉的所有可能性"（乔·卡巴金，2009）。因此，在现代心理咨询中，正念被发展成为一系列心理咨询方法，包括正念减压疗法、正念认知疗法、辩证行为疗法等。

正念减压疗法（mindfulness-based stress reduction，MBSR）由美国麻省大学医学荣誉教授乔·卡巴金于 1979 年创立。采取的是连续 8～10 周，每周 1 次的团体训练课程形式，每次 2～3 小时，不超过 30 人，具体方法为：每个参与者为自己选择一个可以注意的对象，可以是一个声音，或者单词，或者一个短语，或者自己的呼吸、身体感觉、运动感觉；在选择完注意的对象之后，调整好姿势，舒服地坐着，闭上眼睛，进行一个简单的腹部呼吸放松练习；然后将注意力集中于所选择的注意对象上。当被试在训练的过程中，头脑中出现了其他的一些想法、感受或者感情从而使被试的注意力出现转移，也不要紧，只需要随时回到原来的注意力上就可以。训练 10～15 分钟之后，静静地休息 1～2 分钟，然后再从事其他正常的工作活动（熊韦锐，于璐，2010）。乔·卡巴金要求参与者以正确的态度来进行正念修行：不对自己的情绪、想法、病痛等身心现象做价值判断，只是纯粹觉察它们；对自己当下的各种身心状况保持耐心，有耐心地与它们和平共处；常保"初学者之心"；信任自己、相信自己的智慧与能力；不努力强求想要的目的，只是无为地觉察当下发生的一切身心现象；接受现状，愿意如实地观照当下自己的身、心现象；放下种种好、恶，只是分分秒秒地觉察当下发生的身、心事件。基于这七点练习原则，才能更好地体会正念疗法的原理（Ana et al.，2008）。该疗法成功在于对参与者情绪、思维和行为方面有明显的调适效果，而且使其负性情绪问题得以改变。正念减压疗法在心理咨询与治疗领域成为一个新趋势、一种研究热潮。

正念认知疗法（mindfulness-based cognitive therapy，MBCT）由泰斯德（J. Teasdale）等结合认知疗法与正念减压疗法而创立。这种疗法的适应证是抑郁症，尤其针对是长期复发性抑郁症的治疗。泰斯德发现消极的思维模式与易复发的抑郁有很高的相关性，应采用某种方式让人们从引起复发的消极悲观思维中脱离出来。这就是正念认知疗法。正念的核心就是以一种不评价、接受和觉知当下的态度，来应对令人厌恶的认知、感受和情感的能力。为此，他们采用的也是 8 周的集体治疗方式，参与者通过打坐、静修或者冥想等具体技术，集中注意力，觉察自己的身体与情绪状态，用一种开放的、接纳的、不评判的态度来面对而不是逃避消极的想法和情绪，使参与者产生一种有意识的、主动的觉醒模式，以此纠正歪曲的自动思维模式。因此，在有意识的觉察下，参与者可以及时发现引起抑郁复发的消极思维模式，从而预防抑郁复发（Kabat-Zinn，2003）。

辩证行为疗法（dialectical behavior therapy，DBT）由莱茵汉（Linehan）创

立的用来治疗边缘性人格障碍的治疗方法。莱茵汉发现，传统认知与行为方法在治疗边缘性人格障碍上是有缺陷的，这些方法强调"改变"，而这在边缘性人格障碍者身上几乎是无效且不可能的，因为边缘性人格障碍者的主要特征是不会自我接受，不能容忍生活压力。因此，他把禅宗思想的正念作为辩证行为疗法的一个重要部分，主张通过学习"中道"思想而消除极端行为，并达到一种平衡状态。其程序是：一年时间，每周 2～2.5 小时的课程，课程由 8 个患者和 2 个帮助者组成。除了基本的课堂训练外，还有适量的家庭作业。通过正念训练、有效人际交往技能、情绪调节、忍受痛苦、自我管理等的教育和练习，帮助患者减少愤怒情绪，增强自我调节能力，培养患者的觉察性与接受性，使他们学会如何识别自己心灵的不同状态（Lau and McMain，2005）。

研究表明，正念疗法确实能够减少消极情绪，降低个体对孤独情绪的感受，并增强患者的积极情绪，提高个体的主观幸福感。正如乔·卡巴金所言，引入正念并不是要训练某种禅修功夫，而是希望为病患找到一个承受痛苦与解脱痛苦的有效工具（Kabat-Zinn，2003）。正念中强调的"接纳"，也成为以"改变"为主流的西方心理咨询与治疗的重要补充和修正。但是正念将如何发展、正念疗法是否存在适应证等问题都需要进一步的深入研究。

2. 内观疗法

内观疗法由日本吉本伊信于 1953 年提出。内观就是"观察自己的内心"，最早来源于佛教净土真宗一派，与中国的禅宗文化有着密切的脉络关系。原意指通过反省自身，洞察到自己的罪孽因之忏悔，拜托佛祖来拯救自己。吉本伊信在这个基础上将禅修加以改变，去掉宗教与苦行的色彩，以期能达到心理咨询与治疗的目的。

内观，即向内而观，通过观察自己内心深处的感受和体验，进行彻底的反省，以改善自己对人和事物的理解，产生新的认知而求得解脱。这种自我观察是通过对自己进行提问的形式实现的，通常提问的问题为三个：别人为我所做的（占回顾时间的 20%）、我为别人所做的（占回顾时间的 20%）、我给别人添的麻烦（占回顾时间的 60%）。提问对象因人而异，通常设定为身边的人、母亲或是其他亲人。内观者会发现，自己曾经得到过别人许多的爱和温暖，同时回顾自己给别人造成的诸多麻烦，两类情感交织在一起，使情感体验更加强烈，从而打破原有观念，改变消极心境.

内观疗法的技术策略有些奇特，一般需要 6～7 天，从早到晚在一个安静的房间内的角落里进行反省内观。一般要求内观者将自己的一生分成若干年龄段进行回忆。心理咨询师每隔 1~2 小时，与内观者面谈 3~5 分钟，进行心理疏导。咨询师让内观者充分相信自己的力量，自我理解，自我开导，不做任何批评和劝说，用暗示的方法引导内观者去认识自己。内观的理想结果是："通过这个治疗过程，会促使他本人和他人之间发生共鸣，在感情上取得协调，增强自己的社会责任感，从而可以改变他心理活动中的不良状态和形象，人格也可以得到纠正。将他以自我为中心的、利己的、对他人仇恨的心理转变成诚恳的、谦虚的心理状态，使他从焦虑、不满、对抗的情绪状态转变到愉快、诚恳、对他人有发自内心感谢的心理状态中去。"（王祖承，1988）

内观的过程是内观者一次攀登自我的高山的过程。因此，在心理咨询中，咨询师的作用只是通过不断地提出三个问题来指引内观者走在正确的道路上，无偏见地陪同他，当内观者走错方向的时候，心理咨询师必须将他引导回来，心理咨询师提供的是保护、鼓励和无条件的支持，通过什么都没做，达到什么都做的过程，让内观者得到成长。

3. 森田疗法

1920 年，森田正马把中国的禅宗思想和日本的人文意境及欧美的医学结合起来，加上精神分析理论，创立了森田疗法。森田疗法认为改变神经质症状，一方面要对症状采取顺应自然的态度；另一方面要随着本身固有的生的欲望为所当为。

《大珠禅师语录》卷二记载："汝自家宝藏，一切具足，应有自在，不假外求。"著名的《永嘉证道歌》头一句是："君不见，绝学无为闲道人，不除妄想不求真，无名实性即佛性，幻化空身即法身。法身觉了无一物，本源自性天真佛。"性自天然，不假雕琢，不加刀斧，便可以做一个本源自性天真佛。森田把禅宗的观念引进"顺应自然"的理念中，顺其自然就是接受和服从事物运行的客观法则，包括精神活动法则，不勉强做不可能的事。森田认为："要达到治疗目的，单靠理智上的理解是不行的，只有在感情上实际体验到才能有所改变。而人的感情变化有它的规律，注意越集中，情感越加强。听其自然不予理睬，反而逐渐消退在同一感觉下习惯了，情感即变得迟钝对患者的苦闷、烦恼情绪不加劝慰，任其发展到顶点，也就不再感到闷烦恼了。"（李艳平，2003）对于人的各种思想和情绪都要平等地接受，不要把烦恼视为异己的力量加以排斥，而要接受和直面烦恼，这跟天台宗直面烦恼的思想是相通的。

"顺其自然"是要患者不去控制不可控制之事，而那些可以控制之事，则要"为所当为"。"为所当为"是指在顺其自然的基础上，不能消极等待，应控制好自己的行动，做好该做的事情。对不能改变的事情，接受并顺其自然，但是对能改变的事情，也要尽自己的努力去积极争取。这正是禅宗所谓的"本来面目"，也就是"本觉真心"或"明心见性"。本来面目还原到心理学人性的角度上，也许可以解释为用放任自流的心情，接受一切的拂逆与挑战。在森田疗法中，采取住院治疗的方式，在于帮助患者增强适应能力，建立活动的信心，养成建设性的生活态度。这又可视为"应无所住而生其心"思想的另一种表述。

《景德传灯录》卷二十八记有马祖道一禅师的名句："道不用修，只莫污染，何为污染？但有生死心，造作趣向，皆是污染。若欲直会其道，平常心是道。"这里所谓"无念""平常心"指的是"无造作，无是非，无取舍，无断常，无凡圣的心"。在平常生活中，禅教人安心的方法就是让人知道事实，面对事实，处理事实，然后就放下。在森田疗法的四个阶段治疗过程中，可以发现其对平常心的应用。第一期为隔离疗法期，时间为7天；第二期也是隔离疗法期；第三期是田间工作；第四期进行适应外界变化训练。森田疗法就是通过绝对卧床、职业治疗和日常生活训练患者克服焦虑和疑病。通过由轻至重、由简单到复杂的实践活动养成健康的生活态度与生活方式，这与禅学在担柴、运水等日常活动中修行悟道相一致（熊捍宏，2004）。

此外，一些心理学家都吸收和借鉴了中国的禅宗思想，丰富和发展了心理咨询理论与技术。例如，荣格吸收了禅宗思想，将人的精神领域分为意识、个人无意识、集体无意识三个层次。个人无意识就像一座记忆仓库，储存着个人被压抑的心理情结，集体无意识则储藏着人类世代相传的潜在原始意象。这些理论与佛教所说的"阿赖耶识"十分相近。马斯洛引用禅宗的"正受"与"开悟"的概念，诠释自我实现者的理想境界。他还经常用佛教的"涅槃"境界来描述这种生命的体验，并主张佛教"无我"与佛性"真我"的哲理能引导人的自我实现趋向利益社会大众。人本主义心理学家弗洛姆曾出版《禅与精神分析》，极其推崇佛教"慈悲为怀""令诸众生毕竟大乐"的宗教情操。超越自我心理学的代表人物傅兰克创立的"意义治疗法"，是从佛教"万法唯心"的教义引申发展出来的。

佛家文化作为一种传统的资源，对发展和完善心理咨询与治疗技术有很大的帮助。佛教作为一种完善的心理学体系，具有丰富的自我调节的思想和手段，正成为世界心理咨询研究的热潮。但它对心理咨询与治疗有其适用的范围，尤其是对严重的心理障碍，特别是由生理原因进化、个人基因、大脑结构导致的心理疾病和需要用医学药物疗法治疗心理障碍是不适用的。因此，在借鉴与运用时还需要谨慎对待，需要进一步了解其作用原理和疗效，如徐均所言："不能简单地把佛教完全等同于心理学，简单地把佛教的理念完全等同于心理治疗和心理咨询的理念。在没有对疗法做实证研究的前提下，轻率地将一些佛教禅修方法运用在严重精神问题个案的治疗中，有可能会引起病人严重的心理后果。"（徐均，2007）因此，心理学研究者需要探讨佛家心理咨询疗法的方法和适应证，投身到对佛教心理学资源的研究和运用中，探索出更多有价值的理论和技术方法，使其在身心健康领域充分发挥作用，"这将是一个时代的工作"。

参考文献

阿德勒. 1988. 自卑与超越. 黄光国译. 北京：作家出版社.

艾布拉姆斯. 1989. 镜与灯. 郦稚牛, 张照进, 童庆生译. 北京：北京大学出版社.

艾伦·艾维, 迈克尔·丹德烈亚. 2008. 心理咨询与治疗理论：多元文化视角. 汤臻等译. 北京：世界图书出版公司北京公司.

爱德华·霍夫曼. 1998a. 洞察未来：马斯洛未发表过的文章. 许金声译. 北京：改革出版社.

爱德华·霍夫曼. 1998b. 马斯洛传：做人的权利. 许金声译. 北京：改革出版社.

毕文波. 2001. 当代中国新文化基因若干问题思考提纲. 南京政治学院学报, 17（2）：27-31.

卞素芹, 刘丽梅, 刘洪庄. 2010. 中外"自我表露"研究现状概述. 石家庄学院学报, （6）：126.

波兰尼. 2000. 个人知识：迈向后批判哲学. 许泽民译. 贵阳：贵州人民出版社.

蔡宗德. 2006. 中国历史文化. 北京：旅游教育出版社.

常永才. 2000. 心理咨询与辅导的一种新趋势：对文化因素的日益重视. 民族教育研究, （4）：59-63.

车文博. 1991. 心理咨询百科全书. 吉林：吉林人民出版社.

车文博. 1998. 西方心理学史. 杭州：浙江教育出版社.

陈鼓应. 2010. 庄子论人性的真与美. 哲学研究, （12）：31-43.

陈光磊. 2005. 论中国传统心理文化对心理咨询与治疗的影响. 教育探索, （1）：96-97.

陈向明. 1999. 扎根理论的思路和方法. 教育研究与实验, （4）：58-63.

陈向明. 2000. 质的研究方法与社会学研究. 北京：教育出版社.

陈学军. 2004. 复原与革新：在"流动"中把握教育理论研究的脉动. 教育理论与实践, （7）：6.

程华, 章小雷, 吴梅荣. 2011. 基于扎根理论方法编制儿童初始沙盘主题特征编码表. 广东医学院学报, 5（29）：494-497.

崔景贵. 1998. 略论我国高校心理咨询的"本土化". 江苏高教, （1）：63-65.

戴健林. 1996. 社会心理学本土化运动兴起的文化考察. 广州师院学报（社会科学版）, （3）：48-53.

戴廉. 2004. 中国文化：守住我们的根. 瞭望新闻周刊, （37）：55-57.

戴维·波普诺. 1987. 社会学（下）. 沈阳：辽宁人民出版社.

戴维·伯姆. 2004. 论对话. 王松涛译. 北京：教育科学出版社.

戴维·乔纳森. 2002. 学习环境的理论基础. 郑太年译. 上海：华东师范大学出版社.

丹尼尔·贝尔. 1992. 资本主义的文化矛盾. 严蓓雯译. 上海：上海三联书店.

德·莫·乌格里诺维奇. 1989. 宗教心理学. 沈翼鹏译. 北京：社会科学文献出版社.

邓明星, 等. 1992. 咨询心理学. 北京：中国科技出版社.

丁立西. 2004. 学校心理咨询价值观干预问题的必要性及基本策略. 中国心理卫生杂志, 18（4）：284-286.

杜维明. 2001. 东亚价值与多元现代性. 北京：中国社会科学出版社.

杜维明. 2002. 人文精神与全球伦理//大学学术讲演录编委会. 中国大学学术讲演录. 桂林：广西师范大学出版社.

杜晓君, 刘赫. 2012. 基于扎根理论的中国企业海外并购关键风险的识别研究. 管理评论, 24（4）：18-24.

恩斯特·卡西尔. 1985. 人论. 甘阳译. 上海：上海译文出版社.

方展画. 1990. 罗杰斯"学生为中心"教学理论述评. 北京：教育科学出版社.

费涛. 2011. 从心理咨询中共同要素的角度看心理咨询的本土化. 科技信息, （1）：491.

冯·皮尔森. 1992. 文化战略. 刘利圭等译. 北京：中国社会科学出版社.

冯川. 1997. 荣格评传. 北京：改革出版社.

冯友兰. 1984. 中国哲学史新编. 第二册. 北京：人民出版社.

弗洛伊德. 1973. 图腾与禁忌. 文良文化译. 北京：志文出版社.

弗洛伊德. 1987. 文明及其不满. 严志军, 张沫译. 合肥：安徽文艺出版社.

付翠, 汪新建. 2007. 心理治疗范式演进中的文化轨迹. 自然辩证法通讯, 29（3）：11-15.

傅荣. 1996. 论心理咨询的理论模式. 湖南师范大学社会科学学报, （2）：70.

高长山. 2002. 荀子译注. 哈尔滨：黑龙江人民出版.

高觉敷, 燕国材, 杨鑫辉. 2005. 中国心理学史. 北京：人民卫生出版社.

葛鲁嘉. 1994. 中国本土的传统形态心理学与本土化的科学形态心理学. 社会科学战线, （2）：68-73.

葛鲁嘉. 1995. 大心理学观——心理学发展的新契机与新视野. 自然辩证法研究, 11（9）：18-24.

葛鲁嘉. 1995. 心理文化论要. 沈阳：辽宁师范大学出版社.

葛鲁嘉. 2004. 常识形态心理学论评. 安徽师范大学学报（人文社会科学版）, 32（6）：715-718.

葛鲁嘉. 2004. 心理学的五种历史形态及其考评. 吉林师范大学学报（人文社会科学版）, （2）：20-23.

葛鲁嘉. 2006. 对心理生活的经典探索的考察. 山东师范大学学报（人文社会科学版）, 51（1）：64-68.

哈贝尔斯. 1997. 现代性的地平线——哈贝马斯访谈录. 李安东, 段怀清, 严锋译. 上海：上海人民出版社.

黑格尔. 1996. 哲学史演讲录. 第1卷. 贺麟，王太庆译. 北京：商务印书馆.

侯宾. 2007. 以静求道：陈献章主静特色的儒家修身论. 桂林师范高等专科学校学报，（12）：37-39.

胡萍. 2009. 老子思想对心理治疗的启示. 南京中医药大学学报，3（10）：50-52.

黄建陵. 2008. 论《金刚经》中的"无住"思想. 求索，（3）：115-116.

黄俊杰. 2008. 儒学的气论与工夫论. 上海：华东师范大学出版社.

纪海英. 2008. 文化转向的心理学及其对心理普遍性研究的启示. 南开大学博士学位论文.

季广茂. 1998. 隐喻视野中的诗性传统. 北京：高等教育出版社.

加德纳·墨菲，约瑟夫·柯瓦奇. 1980. 近代心理学导引. 林方，王景和译. 北京：商务印书馆.

江光荣. 2005. 心理咨询的理论与实务. 北京：高等教育出版社.

景怀斌. 2002. 传统中国文化处理心理问题的三种思路. 心理学报，34（3）：327-332.

卡尔·罗杰斯，等. 2004. 当事人中心治疗：实践、运用和理论. 李孟潮，李迎潮译. 北京：中国人民大学出版社.

卡玛. 2010. 心理咨询师手记. 北京：金城出版社.

凯·贾米森. 1993. 疯狂天才. 刘健周，诸逢佳，付慧译. 上海：上海三联书店.

凯博文. 2008. 苦痛和疾病的社会根源. 郭金华译. 上海：上海三联书店.

凯西·查马兹，诺曼·邓津，伊冯娜·林肯. 2007. 扎根理论：客观主义与建构主义方法. 风笑天译. 重庆：重庆大学出版社.

凯西·卡麦兹. 2009. 建构扎根理论：质性研究实践指南. 边国英译. 重庆：重庆大学出版社.

克莱德·克鲁克洪，等. 1986. 文化与个人. 高佳，何洪，何维凌译. 杭州：浙江教育出版社.

赖永海. 1999. 中国佛教文化论. 北京：中国青年出版社.

李炳全. 2007. 中西方心理治疗思想之比较. 医学与哲学（人文社会医学版），28（8）：58-63.

李鹏程. 2003. 文化研究新辞典. 长春：吉林人民出版社.

李强，吴晟. 2002. 心理咨询的后现代转向. 南开社会学评论，（2）：43.

李艳平. 2003. 森田疗法的理论及其在中国的发展. 青年文化，（2）：27.

李燕. 2005. 我国心理咨询未来发展趋势. 未来与发展，（3）：12-14.

梁丽. 2005. 中国传统文化的现代价值. 辽宁中医学院学报，7（5）：534-535.

梁启超. 1995. 饮冰室合集. 北京：中华工商总书社.

林语堂. 1988. 中国人. 杭州：浙江人民出版社.

林语堂. 1990. 吾国与吾民. 北京：中国戏剧出版社.

林毓生. 1988. 中国传统的创造性转化. 北京：生活·读书·新知三联书店.

刘海燕，郭晶晶. 2012. 基于扎根理论的大学生心理安全感结构特点探究. 中国特殊教育，

（4）：75-80.

刘毓. 2002. 论中国人社会化与心理咨询本土化. 南都学坛（人文社会科学学刊），22（1）：117-119.

吕澂. 1979. 中国佛学源流略讲. 北京：中华书局.

吕慧玲，黄晓娟. 2008. 心理咨询本土化的综述研究. 科教文汇，（8）：236.

吕锡琛. 2003. 试论道家哲学对人本心理学的影响. 哲学研究，（4）：71-76.

罗洛·梅. 2008. 存在之发现. 方红等译. 北京：中国人民大学出版社.

马尔塞拉，撒普，西勃罗夫斯基. 1991. 跨文化心理学. 肖振远等译. 长春：吉林文史出版社.

马俊峰，孙伟平，杨学功. 2001. 关于价值观问题的调研报告. 中国社会科学院哲学研究所价值理论研究室资料.

马克思，恩格斯. 2006. 马克思恩格斯全集. 第三卷. 中共中央马克思恩格斯列宁斯大林著作编译局译. 北京：人民出版社.

马斯洛. 1987. 人性能达的境界. 林芳译. 昆明：云南人民出版社.

马文·哈里斯. 1992. 文化 人 自然——普通人类学导引. 顾建光，高云霞译. 杭州：浙江人民出版社.

马仙蕊. 2013. 国学修心，五步到心. http://www. eguoxue. com [2013-8-25].

蒙培元. 2002. 情感与理性. 北京：中国社会科学出版社.

孟娟. 2007. 对立与融合：人本主义心理治疗与科学模式心理治疗比较与研究. 吉首大学学报（社会科学版），28（4）：158-162.

孟娟. 2008. 心理学扎根理论研究方法. 吉首大学学报，29（3）：171-176.

孟维杰. 2011. 心理学理论创新——中国心理学文化根基论析及当代命运. 河北师范大学学报（哲学社会科学版），34（5）24-25.

莫利斯. 1987. 裸猿. 天津：百花文艺出版社.

南怀瑾. 2002. 定慧初修. 上海：复旦大学出版社.

欧阳华. 1996. 析西方心理咨询中对价值问题的处理. 镇江师专学报（社会科学版），（2）：76.

潘菽. 1987. 潘菽心理学文选. 南京：江苏教育出版社.

彭鹏. 2011. 心的探索：从东方到西方. 自然辩证法通讯，33（3）：100-105.

彭旭，屈英，李心天. 2006. 悟践疗法与中国心理治疗本土化. 医学与哲学（人文社会医学版），27（4）：45-46.

钱铭怡. 1994. 心理咨询与心理治疗. 北京：北京大学出版社.

乔·卡巴金. 2009. 正念——身心安顿的禅修之道. 雷叔云译. 海口：海南出版社.

荣格，卫礼贤. 1993. 金华养生秘旨与分析心理学. 通山译. 北京：东方出版社.

荣格. 1993. 金华养生秘旨与分析心理学. 通山译. 北京：东方出版社.

荣格. 2005. 荣格自传. 刘国彬, 杨德友译. 北京：国际文化出版公司.

石中英. 1997. 简论教学理论中的隐喻. 北京师范大学学报（社会科学版），（2）：41-47.

孙凤, 李兆生. 2001. 中西心理治疗之比较. 心理科学, 24（3）：360-361.

泰勒. 1958. 咨询过程中的理论原则. 咨询心理学杂志.

童薇菁. 2013-10-24. 哈佛学子追捧中国哲学课——"中国传统道德与政治理论"成为最受欢迎
    选修课之一，中国传统文化吸引西方眼球. 文汇报, 第 4 版.

托马斯·黧黑. 2013. 心理学史. 蒋柯, 胡林成, 张勇等译. 上海：上海人民出版社.

汪凤炎, 郑红. 2004. 中国文化心理学. 广州：暨南大学出版社.

汪新建, 吕小康. 2004. 作为文化工具的心理治疗. 自然辩证法通讯, 26（6）：19.

汪新建, 王丽. 2007. 以心理治疗反思社会文化. 南京师范大学学报（社会科学版），（3）：
    98-102.

汪新建, 周静. 2002. 经典精神分析与人文主义心理治疗范式. 南开大学法政学院学术论丛
    （下），（2）：71-76.

汪新建. 1999. 从精神分析到行为主义. 宁夏社会科学，（3）：14-18.

王国炎, 汤忠钢. 2003. "文化"概念界说新论. 南昌大学学报（人文社会科学版），34（2）：
    72-74.

王红利. 2015. 教育研究新范式：扎根理论再审视. 山西师范大学学报（社会科学版），42（2）：
    127.

王红孝, 李民权. 2004. 对隐喻的空间映射论与概念整合认知过程的再认识. 北方论丛，（4）：
    64-67.

王坚. 2001. 试论心理咨询的整合性. 江西教育学院学报（社会科学），21（2）：66-69.

王璐, 高鹏. 2010. 扎根理论及其在管理学研究中的应用问题探讨. 外国经济与管理，（12）：17.

王绍潘. 1993. 禅林宝训. 北京：北京出版社.

王锡苓. 2004. 质性研究如何构建理论？——扎根理论及其对传播研究的启示. 兰州大学学报
    （社会科学版），32（3）：76-80.

王啸. 2002 全球化与中国教育. 成都：四川人民出版社.

王月清. 1999. 论中国佛教的人性善恶观. 南京大学学报（哲学·人文·社会科学），（2）：79-80.

王祖承. 1988. 内观疗法//国外医学. 精神病学分册，（3）：138-141.

维特根斯坦. 1987. 文化与价值. 黄正东, 唐少杰译. 北京：清华大学出版社.

吴素梅. 2002. 心理咨询的全球化和本土化趋势. 广西师范大学学报（哲学社会科学版），
    38（3）：65-69.

吴效群. 2006. 巫觋化：中原民间文化的底色. 学习论坛, 22（1）：58-62.

谢华. 2000. 黄帝内经白话释译本. 北京：中国古籍出版社.

熊捍宏.2004. 森田疗法与佛学思想关系的探讨. 广西中医学院学报, 7 (2): 45-46.

熊韦锐, 于璐.2010. 西方心理学对禅定的功效研究. 心理科学进展, 18 (5): 849-856.

徐帆, 施建农.1996. 智力的人类学观和社会学观介绍. 心理学动态, 4 (3): 56-58.

徐均.2007. 佛教和心理学关系的定位——一种自体心理学观点的阐释. 人世间, (10): 19-21.

徐兴华, 秦军.2008. 浅谈传统文化对心理咨询与治疗本土化的影响. 黑龙江科技信息, (1): 119.

徐宜良.2007. 隐喻、认知与文化. 安徽工业大学学报 (社会科学版), 24 (1): 96-98.

许浚.2001. 东医宝鉴校释. 高光震等校释. 北京: 人民卫生出版社.

许又新.1999. 心理治疗基础. 贵阳: 贵州教育出版社.

许政援.1994. 对儿童语言获得的几点看法——从追踪研究结果分析影响儿童语言获得的因素. 心理发展与教育, (3): 1-6.

许志红.2009. 心理咨询的文化品质. 江汉论坛, (9): 133-137.

蔡秀兰.2008. 大学生思想政治教育心理研究. 西南大学硕士学位论文.

亚里士多德.2002. 诗学. 罗念生译. 北京: 人民文学出版社.

严冬.1997. 佛家的禅定与心理健康. 民族大家庭, (1): 41-42.

燕国材.1990. 中国心理学史资料选编.第二卷.北京: 人民教育出版社.

燕良轼, 曾练平.2012. 中国传统心理咨询与治疗理论与实践. 中国临床心理学杂志, (1): 135.

杨伯峻.1995. 论语译注. 北京: 中华书局.

杨国枢, 张春兴.1982. 人格心理学. 台北: 台湾桂冠图书股份有限公司.

杨国枢.1993. 我们为什么要建立中国人的本土心理学. 本土心理学研究, (1): 26.

杨进.2004. 基于本土的教育理论原创研究. 东北师范大学学报 (哲学社会科学版), (5): 31.

叶斌.2006. 影响力模式: 对中国人心理咨询和治疗模式的探索. 华东师范大学博士学位论文

叶浩生.2008. 科学心理学、常识心理学与质化研究. 南京师范大学学报, (4): 85.

叶映华.2008. 本土化视野中高校心理咨询的弊端及思考. 中国心理卫生杂志, (1): 64-67.

尹可丽, 黄希庭, 付艳芬.2009. 从心理学杂志相关文献看我国心理咨询与治疗方法的现状. 心理科学, 32 (4): 783-787.

尤娜, 杨广学.2004. 诠释学与心理治疗. 青年工作论坛, (2): 114.

于鲁文.2003. 共情在心理咨询中的作用. 健康心理学杂志, 11 (4): 272-274.

袁洪娟.2011. 哈佛博士呼吁阅读《道德经》. 中国道教, (2): 37.

约翰·麦克里奥德.2006. 心理咨询导论. 潘洁译. 上海: 上海社会科学院出版社.

曾文星.1997. 华人的心理与治疗. 北京: 北京医科大学中国协和医科大学联合出版社.

曾文星.2002. 文化与心理治疗. 北京: 北京大学出版社, 北京大学医学出版社.

张高峰, 翟自霞.2011. 中国道家认知疗法对大学新生心理健康的影响. 河南科技学院学报,

（9）：108-109.

张沛. 2004. 隐喻的生命. 北京：北京大学出版社.

张人骏，等. 1987. 咨询心理学. 北京：知识出版社.

张祥云. 2002. 人文教育：复兴隐喻的价值与功能，高等教育研究，23（1）：33.

张祥云. 2002. 人文教育：复兴隐喻的价值与功能. 高等教育研究，23（1）：31-36.

张小乔. 1993. 心理咨询治疗与测验. 北京：中国人民大学出版社.

张亚林，杨德森，肖泽萍，等. 2000. 中国道家认知疗法治疗焦虑障碍. 中国心理卫生志，14（1）：62-63.

张亚林，杨德森. 1998. 中国道家认知疗法——ABCDE 技术简介. 中国心理卫生杂志，12（3）：188-190.

郑荣双. 2002. 人的类本质的失落与回归. 自然辩证法研究，18（2）：4-6.

郑美娟. 2009. 论中国文化对心理咨询的启示. 广西青年干部学院学报，19（4）：75-77.

郑新蓉. 2000. 用不同的视角看教育的国际化和本土化. 教育理论与实践，20（12）：8.

钟年. 1999. 试论宗教的文化沟通本质. 黑龙江民族丛刊，（2）：88-90.

钟友彬. 1991. 中国国内心理治疗与咨询工作概况. 中国心理卫生杂志，5（1）：38-40.

周海银. 2007. 扎根理论：学校课程管理研究的生长点. 全球教育展望，36（3）：51-53.

周亮. 2003. 道家认知疗法治疗焦虑性神经症的理论与临床研究. 中南大学博士学位论文.

周敏娟，姚立旗，徐继海. 2002. 道家思想对老人心理及主观幸福度影响. 中国心理卫生杂志，16（3）：175.

周宁. 2001. 本土心理学与心理学的本土化问题. 西北师范大学学报（社会科学版），（4）：46-49.

周宁. 2004. "我与你"的心理学——心理学的三种话语形态. 南京师范大学学报（社会科学版），（4）：85.

周萍，董彦皓. 2003. 析中国传统心理治疗之特色. 湖南师范大学教育科学学报，（3）：79.

周晓虹. 1997. 现代社会心理学：多维视野中的社会行为研究. 上海：上海人民出版社.

朱金富，杨德森，肖水源. 2003. 冠心病患者行为特征与投入超脱程度的相关研究. 中国临床心理学杂志，11（4）：303.

朱熹. 1983. 四书章句集注. 北京：中华书局.

朱益芳. 1996. 对中医身心护理的认识及体会. 贵阳中医学院学报，18（2）：46-47.

朱智贤. 1989. 心理学大词典. 北京：北京师范大学出版社.

《中国大百科全书》编辑委员会. 1985. 中国大百科全书·心理学. 北京：中国大百科全书出版社.

Corey G. 2004. 心理咨询与治疗的理论与实践. 石林等译. 北京：中国轻工业出版社.

Could W B. 2000. 弗兰克尔：意义与人生. 常晓玲等译. 北京：中国轻工业出版社.

Patterson J, 等. 2004. 家庭治疗技术. 方晓义等译. 北京：中国轻工业出版社.

Schoenewolf G. 2007.111 个失败的案例——常见的心理治疗错误. 徐光兴译. 北京：北京大学出版社.

Sharf R S. 2000. 心理治疗与咨询的理论及案例. 胡佩诚等译. 北京：中国轻工业出版社.

Strauss A，Corbin J. 2002. 质性研究概论. 徐宗国译. 台北：巨流图书有限公司.

Albee G W. 2004. Mental Health Workforce Trends：154.

Allan K. 1995. The anthropocent ricity of the English words back. Cognitive Linguistics，（6）：13.

Ana E，Campo M D，Williams V，et al. 2008. Effects of life skills training on medical students' performance in dealing with complex clinical cases. Academic Psychiatry，32（3）：188-193.

Berger P L，Luckman T. 1996. The Social Construction of Reality. New York：Bantam.

Berry J W，Poortinga Y H，Segall M H，et al. 2002. Cross-cultural Psychology：Research and Applications. Cambridge：Cambridge University Press.

Betancourt J R. 2004. Cultural competence: marginal or mainstream movement？ New England Journal Medicine，351：10，953-955.

Bhawukd P S，Brislin R. 1992. The measurement of intercultural sensitivity using the concepts of individualism and collectivism. International Journal of Inter Cultural Relations，16（4）：413-436.

Bush C T. 2000. Cultural competence：Implications of the surgeon general's report on mental health. Journal of Child and Adolescent Psychiatric Nursing，13（4）：177-188.

Cain D J. 2003. Defining characteristics，history，and evolution of humanistic psychotherapies// Cain D J，See-man J. Humanistic Psychotherapies：Handbook of Research and Practice. Washington APA：241.

Caldwell K，Harrison M，Adams M，et al. 2010. Developing mindfulness in college students through movement-based courses: Effects on self-regulatory self-efficacy，mood，stress，and sleep quality. Journal of American College Health，58（5）：433-442.

Carone D A, Barone D F. 2001. A social cognitive perspective on religious beliefs：Their functions and impact on coping and psychotherapy. Clinical Psychology Review，21（7）：162.

Carter R T. 1990. The relationship between racism and racial identity among white Americans：An exploratory investigation. Journal of Counseling and Development，69：46-50.

Charmaz K. 1995. Grounded theory. Rethinking Methods in Psychology.

Chua S E，Mckenina P J. 1995. Schizophrenia-a brain disease？ A critical review of structural and functional cerebral abnormality in the disorder. British Journal of psychiatry，166：563-582.

Cohen D，Gunz A. 2002. As seen by the other：perspectives on the self in the memories and emotional perceptions of Easterners and westerners. Psychological Science，13：55-59.

Earley P C，Ang S. 2003. Cultural Intelligence：Individualinteractions. Stanford：Stanford University Press.

Ferraro G. 1995. Cultural Anthropology：An Applied Perspective. 2nd ed. Saint Paul: West Publishing Company.

Frank J D. 1974. Therapeutic components of psychotherapy：A 25-year progress report of research. The Journal of Nervous and Mental Disease，（159）：325-342.

Genter D，Grudian J. 1985. The evolution of mental metaphor in psychology：90-year retrospective. American Psychologist，40（2）：181-192.

Gibbs R W. 1999. Metaphor in Cognitive Linguistics. Amsterdam, Philadelphia：John Benjamins Publishing Company.

Glaser B G. 1978. Theoretical Sensitivity. Mill Vallev：Sociology Press.

Glaser B. 1992. Basics of Grounded Theory Analysis. Mill Valley：Sociology Press.

Goldfried M R. 1980. Some views on effective principles of psychotherapy. Cognitive Therapy and Research，（3）：271-306.

Goodwin F K，Jamison K R . 2007. Manic-Depressive Illness. New York: Oxford University Press.

Gottheil E，Grothmarnat G. 2011. A grounded theory study of spirituality：Using personal narratives suggested by spiritual images. Journal of Religion & Health，50（2）：452-463.

Greenberg J，Solomon S，Pyszczynski T. 1997. Terror management theory of self-esteem and cultural worldviews：Empirical assessments and conceptual refinements// Zanna M. Advances in Experimental Social Psychology. New York：Academic. 29：61-139.

Hardin C D，Higgins E T. 1996. Shared reality：How social verification makes the subjective objective//Sorrention R M，Higgins E T. Handbook of Motivation and Cognition：Foundations of Social Behavior. Chichester：Wiley：28-77.

Harmon-Jones E，Simon L，Greenberg J，et al. 1997. Terror management theory and self-esteem：Evidence that increased self-esteem reduces mortality salience effects. Journal of Personality and Social Psychology，（72）：24-36.

Hill C E，Corbett M M. 1993. A perspective on the history of process and outcome research in counseling psychology. Journal of Counseling Psychology，40（1）：3-24.

Hofstede G. 2001. Culture's Consequences：Comparing Values，Behaviors，Institutions，and Organizations across Nations. 2nd ed. Thousand Oaks：Sage Publications.

Howard A. 2000. Philosophy for Counselling and Psychotherapy. New York：Palgrave.

Johnson P J, Lenartowicz T，Apud S A. 2006. Cross-cultural competence in international business：

toward a definition and a model. Journal of International Business Studies，37（4）：525-543.

Jongsma I. 1995. Philosophical counseling in Holland：history and open issues//Lahav R, Tllmanns M V. Essays on Philosophical Counseling. New York：University Press of America：25-34.

Kabat Zinn J. 2003. Mindfulness-based interventions in context：past，present，and future. Clinical Psychology：Science and Practice，10（2）：144-156.

Kashima Y. 2000. Culture as meaning system veras culture as signification process. Journal of Cross Cultural Psychology，31（01）：131.

Kasprow M C，Scotton B W. 1999. A review of transpersonal theory and its application to the practice of psychotherapy. Journal of Psychotherapy Practice & Research，8（1）：12-23.

Kleinman A，Eisenberg L，Good B. 1978. Culture，illness，and care：Clinical lessons from anthropologic and cross-culture research. Annals of internal Medicine，88：251-258.

Lahav R. 1996. What is philosophical in philosophical counseling？Journal of Applied Philosophy，（3）：13.

Lakoff G，Johnson M. 1980. Metaphors We Live By. Chicago：The University of Chicago Press.

Latane B. 1996. Dynamic social impact：The creation of culture by communication. Journal of Communication，6：13-25.

Lau M A，McMain S F. 2005. Integrating mindfulness meditation with cognitive and behavioural therapies：The challenge of combining acceptance-and change-based strategies. Canadian Journal of Psychiatry，50（13）：863-870.

Lin Y N. 2002. The application of cognitive-behavioral therapy to counseling Chinese. American Journal of Psychotherapy，56（1）：46.

Lipowski Z J. 1988. Somatization：the concept and its clinical implication. American Journal of Psychiatry，145（12）：1358-1368.

Lobbestael J，Arntz A，Sieswerda S. 2005. Schema modes and childhood abuse in borderline and antisocial personality disorders. Journal of Behavior Therapy and Experimental Psychiatry，36：240-253.

Loubser J J. 1988. The need for the indigenization of the social sciences. International Sociology，3（2）：179.

Lutz C Z. 1996. Engendered emotion：Gender，power，and the politics of emotional control in American discourse//Harre R，Parrott W G. The Emotion. London：Sage：151-170.

Marecek J. 2001. Disorderly constructs：Feminist frameworks for clinical psychology// Unger R K. Handbook of the Psychology of Women and Gender. John Wiley & Sons，Ins：303-310.

Margolis J D，Molinsky A. 2008. Navigating the bind of necessary evils：Psychological engagement and the production of interpersonally sensitive behavior. Academy of Management Journal, 51 (5): 847-872.

Matsumoto D, Juang L. 2008. Culture and Psychology. 4th ed. California: Thomson Wadsworth.

Minuchin S, Lee W Y, Simon G M. 1986. Mastering Family Therapy: Journeys of Growth and Transformation. New York: Wiley.

Nairne J S. 1997. Psychology: Adaptive Mind. Pacific Grove: Brooks Cole Publishing Company.

Nichter M. 1981. Idioms of distress: alternatives in the expression of psychosocial distress: A case from South India. Culture, Medicine and Psychiatry, 5 (4): 379-408.

O' Hagan M, Ashworth D. 2002. Translation-mediated Communication in a Digital World: Facing the Challenges of Globalization and Localization. Great Britain: Crornwell Press Ltd.

Ohlsen M M. 1983. Introduction to counseling. Itasca: F E. Peacock.

Omer H, Strenger C. 1992. The pluralist revolution: from the one true meaning to an infinity of constructed ones. Psychotherapy, 29: 253-261.

Ortony A. 1993. Metaphor and Thought. Cambridge: Cambridge University Press.

Pandharipande R. 1987. On nativization of English. World Englishes, 6 (2): 149.

Patterson C H. 1967. The Counselor in the School: Selected Readings. New York: McGraw-Hill.

Pedersen P. 1991. Multiculturalism as a generic approach to counseling. Journal of Counseling and Development, 70: 6-12.

Pedersen P. 2001. Multiculturalism and the paradigm shift in counseling. Canadian Journal of Counseling, 35 (1): 18.

Peterman J F. 1992. Philosophy as Therapy: An Interpretation and Defense of Wittgenstein's Later Philosophical Project. New York: State University of New York Press.

Poortinga Y H. 1999. Do differences in behavior imply a need for different psychologies? Applied Psychology: An International Review, 48 (4): 419-432.

Quill T E, Brody H. 1996. Physician recommendations and patient autonomy: Finding a balance between physician power and patient choice. Annals of Internal Medicine, 125: 763-769.

Qull T E. 1985. Somatization disorder: One of medicine's blind spots. Jama the Journal of American Medical Association, 254 (21): 3075-3079.

Richard S I A. 1936. The Philosophy of Rhetoric. Oxford: Oxford University Press.

Richard S P, Bergin A. 1997. A Spiritual Strategy for Counseling and Psychotherapy. Washington: American Psychological Association.

Riordan T O. 2001. Globalism, Localism and Identity: Fresh Perspectives on the Transition to Sustainability. London: Earthscan Publications Ltd.

Rothbart D. 1997. Explaining the Growth of Scientific Knowledge: Metaphors, Models and Meanings. Lewiston: The Edwin Mellen Press.

Shaw B F, Elkin I, Yamaguchi J, et al. 1999. Therapist competence ratings in relation to clinical outcome in cognitive therapy of depression. Journal of Consulting and Clinical Psychology, 67 (6): 837-846.

Shiraev E B, Levy D A. 2006. Cross-cultural psychology: Critical thinking and contemporary applications. 3th ed. Pearson Education, Inc, 31: 152.

Sinha D. 1997. Indigenizing psychology//Berry J W, Poortinga Y, Pandey J . Handbook of Cross-cultural Psychology. Vol 1: Theory and Method. Boston: Allyn & Bacon: 129-169.

Solomon S, Greenberg J, Schimel J, et al. 2004. Human awareness of mortality and the evolution of culture//Schaller M, Crandall C S. The Psychological Foundations of Culture. Hillsdale: Erlbaum: 15-41.

Sue D W, Sue D. 2003. Counseling the culturally different: Theory and practice. 4th ed. New York: John Wiley &Sons.

Triandis H C, Suh E M. 2002. Cultural influence on personality. Annual Review Psychology, 53: 133-160.

Tweed R G, Lehmam D R. 2002. Learning considered within a cultural context: Confucian and Socratic approaches. American Psychologist, 57: 89-99.

Van de Vijver F J R, Hutschemaekers G J M. 1990. The investigation of culture: Current issues in cultural psychology. Netherland: Tilburg University Press.

Van den Bree M B M, Svikis D S, Pickens R W. 1998. Genetic influence in antisocial personality and drug use disorders. Drug and Alcohol Dependence, 499: 177-187.

Wilson M. 1993. DSM-III and the transformation of American psychiatry: A history. American Journal of Psychiatry, 50: 399-410.

Woodyard C. 2011. Exploring the therapeutic effects of yoga and its ability to increase quality of life. International Journal of Yoga, 4 (2): 49-54.

Zautra A J, Davis M C, Reich J W, et al. 2008. Comparison of cognitive behavioral and mindfulness meditation interventions on adaptation to rheumatoid arthritis for patients with and without history of recurrent depression. Journal of Consulting & Clinical Psychology, 76 (3): 408-421.

　　对心理咨询的兴趣始于十三年前。那时我从遥远的北方来到南方的高校工作，在教授心理学课程时，每周要给学生做两次心理咨询。在实践中，我渐渐发现，深谙的心理咨询理论在操作中却因文化的差异而有隔靴搔痒之感，随后对这一问题的关注始终萦绕在我心间。十年前，我就为此开了个头，但深感才疏学浅，相关的知识储备无以扛起这一宏大的主题，不能充分点化精神资源为理论思辨，寥寥几千字就搁下了笔。经长年累月的漫长积累，我越发认为这一问题极有研究价值，不失为一种建构心理咨询范式转换的思路，于是决定尽全力一试，为自己感兴趣的问题而努力探究，即使有再多艰辛，也要坚持。

　　以研究为业，是充实而寂寞的，思想的启迪和思维的升华赋予时间以色彩之感。每当我坐在图书馆的窗前，打开厚厚的心理学书籍，闻着新书里散发出的油墨味的清香，都有一种陶醉于此的感觉，心也为之而沉静。在阅读过程中，一些不见经传的名字和术语弥补了我许多知识上的空隙，获得了对心理咨询更真实的时代理解。十年间，我每到一地出差，只要有闲暇时间，都要到当地的书店去转转，去找寻觅已久的或是最新出版的书籍，以参照学者的观点进行思考。尤其是近两年工作调动，加之外出访学，为了各种各样的事情奔波不已，等车、坐车时，或是一本书相伴，或是掩卷闭目，心中构想着文稿的框架、逻辑的推进，不敢有一丝懈怠，我庆幸自己的精神生活因此而变得丰富。真正再次拿起笔来续写已是两年前。青灯摊书的生活成了常态。这中间又是几次落笔，几次又拿起，每当身心俱倦、才思枯竭时，我都告诫自己要有坚定的毅力和足够的耐心，钱塘江边的小路成为我排遣压力的最好去处。因为每天要看大量的资料，没想到人近中年眼睛反而近视了。曹雪芹写《红楼梦》曾慨叹："字字看来皆是血，十年辛苦不寻常。"我真切地体会到了著书立说的个中辛酸和不易，那是思维、毅力和热情的凝聚，是全情投入的生命历程，也是人生的一种享受。

　　花开花落，斗转星移。两年的时光飘忽而过。初春的微风夹杂着泥土的味道亲吻着每个新的生灵。我也完成了这部虽不饱满但却敝帚自珍的成果，为自己十余年的遗憾做了补缺。心理学的学术道路于我而言才刚刚开始铺展，每一次研究的结束都只是另一种意义上的开始，学问是永远没有终结的。一台电脑、一盏孤灯、一杯清茶，一天又一天，继续感受研究的乐趣、生活的美好！

感谢浙江传媒学院。在这里，从领导到老师，充满了和谐、合作与竞争的良好氛围，为我的学术成长提供了良好的发展空间，我在这里愉快地工作和生活着。正因为有他们的理解和照顾，我才能一边工作一边访学；正因为有他们的支持和鼓励，我才不敢有丝毫的懈怠，背负着希望，踏实地走下去。

感谢科学出版社。书稿的付梓，凝聚着科学出版社各位领导和编辑的智慧与心血。感谢教育与心理分社社长付艳于百忙当中回复我的问题，提出许多宝贵意见，为本书增色不少。特别感谢朱丽娜编辑，为了保证本书按时、高质量地出版，精心编排，付出了大量心血。尤其是她带着哺乳期的孩子出差，还念念不忘我的事情，尤为感动，向她的敬业、负责、认真致敬！

感谢我的挚友、同行和所有关心我的人。是他们给了我奋发向上、不断进取的信心、耐心、恒心、动力和勇气。我幸福地生活着，缘于他们的爱与友善，我珍惜这难得的缘分！

感谢我的家人。他们是我最强大的后盾，给了我很多物质和精神上的支持，谢谢他们一直以来的默默奉献。尤其是女儿常与我同坐灯下，各自思索，愿我们一起努力，共同进步！

感谢书中被我引用或参考的论著的作者们。有的做出标识，有的可能疏漏，在此表示感谢和歉意。由于我学识水平有限和搜集资料能力有限，书中难免会有一些缺点和遗漏，恳请学者、读者不吝赐教并提出批评意见。

许志红

2016 年初春

谨识于未名园